临床医学检验概论

张进稳　等主编

黑龙江科学技术出版社
HEILONGJIANG SCIENCE AND TECHNOLOGY PRESS

图书在版编目（CIP）数据

临床医学检验概论 / 张进稳等主编. -- 哈尔滨 :
黑龙江科学技术出版社, 2020.12（2024.1重印）
ISBN 978-7-5719-0748-8

Ⅰ. ①临… Ⅱ. ①张… Ⅲ. ①临床医学－医学检验
Ⅳ. ①R446.1

中国版本图书馆 CIP 数据核字(2020)第 200118 号

临床医学检验概论
LINCHUANG YIXUE JIANYAN GAILUN

张进稳 等 主编

责任编辑	回　博	
封面设计	史晟睿	
出　　版	黑龙江科学技术出版社	
	地址：哈尔滨市南岗区公安街 70-2 号　邮编：150007	
	电话：（0451）53642106　传真：（0451）53642143	
	网址：www.lkcbs.cn	
发　　行	全国新华书店	
印　　刷	三河市铭诚印务有限公司	
开　　本	787 mm×1092 mm　　1/16	
印　　张	14.75	
字　　数	450 千字	
版　　次	2020 年 12 月第 1 版	
印　　次	2020 年 12 月第 1 次印刷　2024 年 1 月第 2 次印刷	
书　　号	ISBN 978-7-5719-0748-8	
定　　价	125.00元	

编委会

作者简介

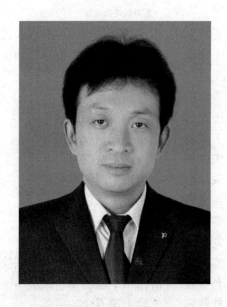

　　张进稳，山东菏泽市中医医院检验科主任、输血科副主任，副主任技师，山东中西医结合学会检验医学专业委员会委员，菏泽市输血委员会副主任委员。主要参与《实用临床检验及影像技术》（主编）、《新编临床检验诊断学》（副主编）等著作。发表科研文章数篇，参加全国、地区等各种级别的专业学术会议。

前　言

　　随着基础医学和临床医学的飞速发展，相应的新知识、新技能不断涌现，新的仪器设备及治疗手段不断被采用和推广，使得临床检验在临床应用中日臻完善。检验医学作为"古老"而又"新兴"的边缘学科，发生了本质的变化，从检验技术转变为"检验医学"，其服务范围、学科建设内涵、技术人员的知识结构和专业设置均发生了相应的变化。

　　本书以医学检验为主线，以疾病诊断、治疗为目标，以检验临床结合为中心，论述详尽，内容新颖，科学性与实用性强。本书编者结合多年临床经验，参考国内外有关书籍和文章，深入思索、详细总结，并加以汇总、提炼编写而成，适合广大医学检验工作者、临床医师、实验医学科研人员、医学院校师生参考使用。

　　由于水平和时间有限，难免有诸多疏漏和欠妥之处，恳请各位读者、同仁谅解并提出宝贵意见。

前 言

目 录

第一章 尿液检验 ·· 1
    第一节 尿液一般性状检查 ·· 1
    第二节 尿液渗量测定 ·· 4
    第三节 尿液化学检查 ·· 5
    第四节 尿沉渣检查 ·· 14

第二章 粪便检验 ·· 22
    第一节 一般性状检查 ·· 22
    第二节 粪便显微镜检查 ·· 23
    第三节 粪便隐血试验 ·· 30

第三章 体液及排泄物检查 ·· 33
    第一节 脑脊液检查 ·· 33
    第二节 精液检查 ·· 37
    第三节 阴道分泌物检查 ·· 42
    第四节 痰液检查 ·· 43

第四章 临床血液一般检验 ·· 46
    第一节 血液标本采集与处理 ······································ 46
    第二节 血红蛋白测定 ·· 51
    第三节 红细胞检验 ·· 53
    第四节 白细胞计数 ·· 56
    第五节 血小板计数 ·· 59
    第六节 红细胞沉降率测定 ·· 61

第五章 骨髓细胞检验 ·· 63
    第一节 适应证 ·· 63
    第二节 检查步骤 ·· 63
    第三节 临床意义 ·· 64
    第四节 常用细胞化学染色 ·· 66

第六章 血液成分的临床应用 ·· 68
    第一节 成分输血概述 ·· 68
    第二节 全血输注 ·· 73
    第三节 红细胞输注 ·· 75
    第四节 血小板输注 ·· 78
    第五节 血浆输注 ·· 81

第七章 出血与血栓性疾病检验 ·· 83
    第一节 血栓与止血常用筛选实验 ·································· 83
    第二节 血栓性疾病的检验诊断 ···································· 97

第三节　出血性疾病的检验诊断 ·························· 102

第四节　抗血栓与溶血栓治疗中的检验诊断 ·················· 109

第五节　全自动血液凝固分析仪及临床应用 ·················· 112

第六节　流式细胞术检测血小板功能及临床意义 ················ 115

第七节　过敏性紫癜 ································· 118

第八节　血友病 ·································· 124

第九节　原发性血小板减少性紫癜 ······················ 139

第十节　继发性血小板减少性紫癜 ······················ 147

第八章　血脂检验 ··································· 152

第一节　血清总胆固醇检验 ·························· 152

第二节　血清三酰甘油检验 ·························· 153

第三节　血清高密度脂蛋白胆固醇检验 ···················· 155

第四节　血清低密度脂蛋白胆固醇检验 ···················· 156

第五节　血清载脂蛋白检验 ·························· 158

第六节　脂蛋白（a）检验与血清脂蛋白电泳 ················· 159

第七节　血浆脂代谢相关蛋白与酶的测定 ··················· 160

第九章　细菌检验技术 ································ 161

第一节　细菌形态学检查 ··························· 161

第二节　培养基的种类和制备 ························· 163

第三节　细菌的接种和培养 ·························· 169

第四节　常用染色技术 ···························· 176

第五节　细菌数量测定 ···························· 181

第六节　细菌的生化反应 ··························· 182

第七节　分子微生物学检验技术 ························ 190

第八节　免疫学检测技术 ··························· 193

第九节　生物芯片技术 ···························· 195

第十节　菌株保存和管理 ··························· 198

第十章　常见病毒检验 ································ 201

第一节　呼吸道病毒 ····························· 201

第二节　人类肠道病毒 ···························· 206

第三节　甲型肝炎病毒 ···························· 213

第四节　乙型肝炎病毒 ···························· 215

第五节　丙型肝炎病毒 ···························· 220

第六节　丁型肝炎病毒 ···························· 223

第七节　戊型肝炎病毒 ···························· 224

第一章　尿液检验

第一节　尿液一般性状检查

一、尿量

使用量筒或其他带刻度的容器直接测定尿量。

随气候、出汗量、饮水量等不同而异，一般健康成人为 1.0～1.5L/24h，即 1ml/（kg•h 体重）；小儿按千克体重计算尿量较成人多 3～4 倍。

增多见于：

（1）生理性：饮水过多，饮浓茶、咖啡及乙醇类或精神紧张等。

（2）病理性：常见于糖尿病、尿崩症、慢性肾炎及神经性多尿等。

减少见于：

（1）生理性：饮水少、出汗多等。

（2）病理性：常见于休克、脱水、严重烧伤、急慢性肾炎、心功能不全、肝硬化腹水、流行性出血热少尿期、尿毒症、急慢性肾衰竭等。

二、尿液颜色

根据尿的颜色进行报告。正常尿液因含尿色素可呈淡黄色。尿液浓缩时，颜色可呈深黄色，并受某些食物及药物的影响。病理性尿色可呈无色、深黄色、浓茶色、红色、紫红色、棕黑色、绿蓝色、乳白色等，均应报告。尿色深红如浓茶样见于胆红素尿；红色见于血尿、血红蛋白尿；紫红色见于卟啉尿；棕黑色见于高铁血红蛋白尿、黑色素尿；绿蓝色见于胆绿素尿和尿蓝母；乳白色可能为乳糜尿、脓尿。

三、尿液透明度

根据尿的外观理学性状，将透明度分为清晰透明、微混、混浊、明显混浊等 4 个等级。清晰透明指没有肉眼可见的颗粒物质；微混指出现少数可见的颗粒物质，但透过尿液能看清本书上的字迹；混浊指出现可见的颗粒物质，通过尿液所见本书上的字迹模糊不清。明显混浊指透过尿液看不见本书上的字迹。

浑浊尿的鉴别步骤和顺序为：①加热，混浊消失，为尿酸盐结晶；②加入乙酸数滴，混浊消失且产生气泡，为碳酸盐结晶；混浊消失但无气泡，为磷酸盐结晶；③加入 2%盐酸数滴，混浊消失，为草酸盐结晶；④加入 10%氢氧化钠数滴，混浊消失，为尿酸盐结晶；呈现胶状，为脓尿；⑤在 1 份尿液中，加入乙醚 1 份和乙醇 2 份，振荡，混浊消失，为脂肪尿；⑥经上述处理方法尿液仍呈混浊，为菌尿。

四、尿液酸碱度

（一）试带法

尿三联或多联试带（包括 pH，采用双指示剂系统原理）或 pH 试纸（1～10，1～14）。手工操作时，将试带或试纸一端浸入尿中，按试带说明书规定的时间取出，与标准比色板颜色对比，记录报告；或使用尿液分析仪，按照仪器说明书进行操作。

（二）指示剂法

洁净玻片或试管放入尿液少许，加溴麝香草酚蓝试剂 1 滴（溴麝香草酚蓝 0.1g，0.01mol/L NaOH 16ml，研磨溶解，加蒸馏水至 250ml；也可取溴麝香草酚蓝 0.1g 溶于 20%乙醇 100ml 内），其呈色范围为 pH6.0～7.6。观察结果，黄色为酸性，绿色为中性，蓝色为碱性尿。

（三）pH 计法

pH 计由指示电极（银-氯化银）和参比电极（汞-氯化汞）组成，能准确提供尿液 pH。pH 计需按照厂商提供的操作方法使用。

正常尿液可呈弱酸性（pH 为 6），但因饮食种类不同，pH 波动范围可为 4.5～8.0。肉食者多为酸性，食用蔬菜水果可致碱性。测定尿液酸碱反应时，标本必须新鲜，久置腐败尿或泌尿道感染、脓血尿均可呈碱性。磷酸盐、碳酸盐结晶见于碱性尿；尿酸盐、草酸盐、胱氨酸结晶多见于酸性尿。酸中毒及服用氯化铵等酸性药物时尿可呈酸性。

五、尿液比密

（一）折射计法

尿折射率和尿比密有较好相关性，二者相关系数为 0.98。尿折射率和尿渗量在正常及基本正常尿的范围内，相关系数为 0.97。因此，在正常情况下，尿比密的末二位数×40≈尿渗量[mOsm/(kg·H₂O)]。使用折射计测定尿液比密，方法简单，精密度和准确度较比密计法高，而且标本用量只要 1～2 滴（也可用于测其他体液比密），解决了少尿患者无法测比密的实际困难。它是目前我国测尿比密的确证方法。

1.原理

入射角为 90°的光线进入另一介质（密度不同）时，被折射的角度称为临界角，在终端观察时，依折射临界角的大小，可见明暗视物的改变，进而求出相对折射率。

2.操作

（1）手提式折射计：在测量玻璃板上加一滴尿标本，然后把上面平板放下，紧压在液滴上，使两块玻璃板平行。手持仪器，面对光源，使光线通过标本和棱镜，用眼观察目镜，从专用的刻度标尺上，在明暗场交界线处读出比密值。

（2）座式折射计：开通光路后，按测定标本的程序，用蒸馏水调整基准线位置。测试标本时，滴加尿液 2 滴，盖上塑料盖（防止产生气泡），即可在目镜中读出相应的比密值。

（3）全自动尿液干化学分析仪：按照仪器说明书进行操作。

3.附注

（1）折射计的校正：可用 10g/L、40g/L 和 100g/L 蔗糖溶液校正折射计，它们的折射率分别为 1.3344、1.3388 和 1.3479。

（2）折射计法：被美国临床检验标准委员会（CUS/NCCLS）推荐为参考方法，具有标本用量少、在 15～37℃温度下自动进行温度补偿的优点。

（3）混浊尿会影响结果判读，应加热透明后再测定比密。

（二）比密计法

1.原理

尿比密计是一种液体比密计，可测出规定温度下尿液的比密。物质的重量与同体积的纯水在一定温度下（4.0℃、15.5℃）相比，得到的密度为该物质的比密（俗称比重）。

2.操作

（1）充分混匀尿液后，沿管壁缓慢倒入小量筒或小量杯中，如有气泡，可用滴管或吸水纸吸去。

（2）比密计放入杯中，使其悬浮于中央，勿触及杯壁或杯底。

（3）等比密计停稳后，读取与尿液凹面相切的刻度，即为被测尿液的比密。

3.附注

（1）比密计的校正：购置的新比密计应用纯水在规定温度下观察比密是否准确。蒸馏水15.5℃应为1.000；8.5g/L氯化钠液在15.5℃应为1.006；50g/L氯化钠液在15.5℃应为1.035。

（2）温度影响：温度高时，液体的比密低，反之则比密高，故一般比密计上都注明测定温度。如不在指定的温度下测定时，则每高于指定温度3℃时，比密应加0.001，每低3℃，则减去0.001。

（3）尿内容物的影响：①尿内含糖、蛋白时，可增高比密。②盐类析出，比密下降，应待盐类溶解后测比密。③尿素分解，比密下降。④尿液含造影剂，可使比密大于1.050。

（4）目前，比密计法因操作烦琐和影响因素多，已不再是测定尿液比密的准确方法。

（三）试带法

1.原理

尿中电解质释放出阳离子，阳离子与试带中的离子交换体中的氢离子交换，使之释放出氢离子，氢离子再与其中的酸碱指示剂反应，根据指示剂显示的颜色可推知尿中的电解质浓度，以电解质浓度来代表密度，从而得出比密值。

2.操作

使用尿液分析仪，并按照仪器说明书进行操作。

3.参考区间

正常成人随机尿标本比密1.003～1.030，晨尿＞1.020，新生儿1.002～1.004。

4.附注

（1）测定受酸碱度、中等相对分子质量化合物影响较大。

（2）仅适用于正常人体检。

（3）与比密计法结果存在一定差异。

5.临床意义

（1）比密增高：尿少时，比密可增高，见于急性肾炎、高热、心功能不全、脱水等；尿量增多同时比密增加，常见于糖尿病。

（2）比密降低：慢性肾小球肾炎、肾功能不全、尿崩症等。

连续测定尿比密比一次测定更有价值，慢性肾功能不全呈现持续低比密尿。

第二节　尿液渗量测定

一、原理

尿液渗量检查是反映尿中具有渗透活性粒子（分子或离子等）数量的一种指标，与粒子大小及电荷无关。相对分子质量大的蛋白对尿液渗量影响小，因此是评价肾脏浓缩功能较理想的指标。

用以表示溶液中有效粒子状态，可采用该溶液沸点上升（从液态到气态）或冰点下降（液态到固态）的温度变化。1 个 Osm（Osmolality）浓度可使 1kg 水的冰点下降 1.858℃，因此渗摩尔量：Osm/（kg·H_2O）=观察取得冰点下降℃数/1.858。

冰点渗透压计，包括标本冷却室、热敏电阻，其工作原理是根据溶液的结冰曲线。溶液的浓度、温度过低、样品的容量和热传导状态等均会影响结冰曲线的形态，继而影响冰点测定结果。

二、操作

（1）标本应收集在清洁干燥的容器中，不加防腐剂。用较高速度离心，除去全部不溶性颗粒。但尿中盐类沉淀应使之溶解，不可除去。如不能立即测定，应置冰箱内保存，临用前将标本预温，使盐类沉淀完全溶解。在测定尿渗量的同时，常需测定血浆的渗量，必须用肝素抗凝，而不能用草酸盐抗凝。

（2）使用时，应先接通标本冷却室的循环水，继而注入不冻液，调试并保持不冻液温度为-7～-8℃后再开始标本的测定。在测试过程中，要保持搅动探针的适当振幅（1.0～1.5cm）。

（3）用氯化钠（GR 级）12.687g/（kg·H_2O）校正 400mOsm/（kg·H_2O）读数。

（4）测定尿及血浆的渗量，记录读数。

三、参考区间

尿液渗量一般为 600～1000mOsm/（kg·H_2O），24h 内最大范围为 40～1400mOsm/（kg·H_2O），血浆渗量为 275～305mOsm/（kg·H_2O），尿与血浆渗量之比为（3.0～4.7）：1.0。

四、附注

（1）在理想条件下，1mol 的不离解溶质（如蔗糖）溶于 1kg 纯水中，产生 1 重量摩尔浓度（1molal），含有 $6.023×10^{23}$ 粒子数（Avagadro 常数）。与纯水相比，此溶液的沸点上升 0.52℃，冰点下降 1.858℃。

在电解质溶液中，电解质可离解成 2 个粒子（如 NaCl）或 3 个质粒子（如 $CaCl_2$）。因此，该溶液的综合渗透效应要乘以每分子溶质所解离的粒子数。然而，在实际工作中，大都是在非理想常态，生物体液的渗透效应更为复杂。

（2）渗透浓度的表示。

1）渗透重量摩尔浓度（Osmolality）：以溶剂的质量（g）表示浓度，1Osmolal 溶液的定义为含有 1Osmol/（kg·H_2O）。

2）渗透体积摩尔浓度（Osmolarity）：以溶液的体积（L）表示浓度，1Osmolar 的定义为含有 1Osmol/L 溶液。

OsmoWity（Osmol/kg·H$_2$O）在热力学上较为准确，因为重量不受温度变化的影响。体液中的渗较低，一般用 mOsm（milliosmol）表示。

五、临床意义

（1）禁水 12h，尿渗量＞800mOsm/（kg·H$_2$O），若低于此值时，表示肾脏浓缩功能不全。正常人禁水 12h 后，尿渗量与血浆渗量之比应大于 3。

（2）急性肾小管功能障碍时，尿与血浆渗量之比＜1.2，且尿 Na$^+$大于 20mmol/L。

（3）应结合血液电解质考虑，如糖尿病、尿毒症时，血液渗量升高，但尿 Na$^+$下降。

第三节　尿液化学检查

一、尿蛋白质定性试验

（一）加热乙酸法

1.原理

加热可使蛋白质变性凝固，加酸可使蛋白质接近等电点，促使蛋白沉淀。此外，加酸还可溶解碱性盐类沉淀物。

2.试剂

（1）5%乙酸溶液。

（2）饱和氯化钠溶液。

3.操作

（1）将约 10ml 新鲜清晰尿液移入一耐热的 12mm×100mm 试管内。

（2）将试管斜置在火焰上，煮沸上部尿液。

（3）滴加 5%乙酸 3～4 滴，再煮沸后，立即观察结果。如有混浊或沉淀，提示尿内含有蛋白质。

4.结果判断

阴性（-）：不显浑浊。

可疑（±）：在黑色背景下呈轻微浑浊。

阳性（+）：呈明显白雾状，含蛋白量为 0.1～0.5g/L。

（2+）：呈浑浊，有明显颗粒，含蛋白质量为 0.5～2.0g/L。

（3+）：大量絮片状沉淀，浑浊，含蛋白质量为 2.0～5.0g/L。

（4+）：出现凝块并有大量絮片状沉淀，含蛋白质量为＞5.0g/L。

5.附注

（1）加 5ml 尿液、50%乙酸液 1ml 及饱和氯化钠溶液 3ml 混匀，如有黏蛋白存在，可防止其沉淀。

（2）本法干扰因素少，敏感度为 0.15g/L。

（3）加酸过多，远离蛋白等电点，蛋白质微粒获得电荷增加，可呈假阴性。

（4）无盐或低盐饮食的患者因尿内电解质含量少，可致假阴性。试验时可先加 1～2 滴饱和氯化钠溶液于尿液中，再进行操作。

（二）磺基水杨酸法

1.原理

磺基水杨酸为生物碱试剂，在酸性环境下，其阴离子可与带正电荷的蛋白质结合成不溶性蛋白盐而沉淀。

2.试剂

（1）100g/L 磺基水杨酸乙醇溶液：取磺基水杨酸 20g，加水至 100ml，取此液与等量 95%乙醇或甲醇液混合。

（2）200g/L 磺基水杨酸溶液：取磺基水杨酸 20g，加水至 100ml。

3.操作

（1）取小试管加尿液 3～5ml。

（2）滴加 100g/L 磺基水杨酸乙醇溶液 3～4 滴或 200g/L 磺基水杨酸溶液 1～2 滴，形成界面。

（3）如尿显混浊，表示有蛋白存在，浑浊深浅表示含量多少。

4.结果判断

阴性：不显混浊，尿液外观仍清晰透明。

可疑（±）：轻微混浊，隐约可见，含蛋白量为 0.05～0.20g/L。

阳性（+）：明显白色混浊，但无颗粒出现，含蛋白量约为 0.3g/L。

（2+）：稀薄乳样混浊，出现颗粒，含蛋白量约为 1g/L。

（3+）：乳浊，有絮片状沉淀，含蛋白量约为 3g/L。

（4+）：絮状混浊，有大凝块下沉，含蛋白量＞5g/L。

5.附注

（1）磺基水杨酸法较敏感（0.05～0.10g/L 蛋白质）。

（2）如尿液混浊，应先离心或过滤；强碱性尿易出现假阴性，应加 5%乙酸溶液数滴酸化后再做试验。

（3）有机碘造影剂、超大剂量使用青霉素等均可致假阳性。

（4）尿中含高浓度尿酸或尿酸盐时，可呈假阳性。但出现的反应与尿蛋白不同，加试剂 1～2min 后出现白色点状物，向周围呈毛刺状突起，并慢慢形成雾状。

（三）试带法

1.原理

采用 pH 指示剂的蛋白质误差原理。在缓冲液中 pH 恒定（pH=3），当有蛋白质存在时，指示剂释放 H^+离子，产生颜色变化。这种色泽变化与蛋白质含量成正比。

2.操作

选用优质试带，使用方法详见商品说明书；若使用尿液分析仪，最好使用配套试带，按照仪器说明书进行操作。

3.参考区间

阴性。

4.附注

（1）试带法对尿中白蛋白敏感，对其他蛋白，如球蛋白、肌红蛋白、血红蛋白、本-周氏蛋白和黏蛋白不敏感，通常检测结果为阴性。

（2）尿中含有本-周氏蛋白时，本法常阴性，应再用加热乙酸法或磺基水杨酸法复查，以免阳性结果漏诊。

（3）强碱性尿液可致假阳性结果。

（4）试带法仅适用于正常人及肾病筛查，不适用于肾病患者疗效观察，预后判断及病情轻重的估计。

5.临床意义

分为功能性、体位性、偶然性、病理性蛋白尿，后者见于肾炎、肾病综合征等。

二、尿蛋白质定量测定

使用丽春红 S 法。

1.原理

在尿液标本中，加入蛋白沉淀剂三氯乙酸和丽春红 S 染料后离心沉淀，蛋白-染料结合物被沉淀出来，将沉淀物加碱液溶解后，比色测定，计算蛋白含量。

2.试剂

（1）三氯乙酸-丽春红 S 试剂原液：称取丽春红 S 1.0g，溶解在 300g/L 三氯乙酸溶液1000ml 中。

（2）三氯乙酸-丽春红 S 试剂应用液：原液 100ml 用蒸馏水稀释至 1000ml，在室温下数月稳定。

（3）蛋白定性试剂：如 100g/L 磺基水杨酸乙醇溶液。

（4）0.2mol/L 氢氧化钠溶液。

（5）蛋白标准曲线：取蛋白标准液（50g/L），用盐水稀释成每升含蛋白 200、400、600、800、1000、1200、1600mg 的标准液，各取 100μl，与测定标本操作相同，用 560nm 波长比色，制成标准曲线。

3.操作

（1）先作蛋白定性试验，测定标本中含蛋白质的半定量，依蛋白浓度调整标本用量：①1g/L 以下时，标本用量为 100μl。②1~3g/L 时，标本用量为 50μl（测得值×2）。③3~10g/L时，标本用量为 10μl（测得值×10）。

（2）取 12mm×100mm 的试管 1 支，按上述要求量加入标本，再加入三氯乙酸-丽春红S 试剂 1.0ml，混匀后以 3500r/min 离心 10min，将上清液缓缓倒出后，倒置于滤纸上数分钟，并用小滤纸条吸去附着于管壁的多余试剂（注意勿触及管底沉淀物）。

（3）加 0.2mol/L 氢氧化钠溶液 2.0ml 于沉淀物中，混合使沉淀溶解，用 560nm 波长测定吸光度，查标准曲线得蛋白含量。

4.参考区间

（46.5±18.1）mg/L。

5.附注

（1）标本蛋白含量在 0.1g/L 以下时，可用标本 1.0ml 加试剂原液 0.1ml，混匀，离心后弃去上清液，吸去管壁上多余试剂，加 0.2mol/L 氢氧化钠液 2.0ml 检测。

（2）本法较比浊法误差小，胆红素<68μmol/L（即<4mg/L）时对结果无影响；也不受室温的影响。

（3）离心沉淀后上清液必须全部倾去，但不能损失沉淀物，否则可影响比色结果。

（4）丽春红 S 法比较灵敏，对白蛋白的敏感性远比球蛋白高。双缩脲法虽不太敏感，但能正确反映肾病患者尿中蛋白排泄量。

三、尿本-周氏蛋白定性试验

（一）过筛法

1.热沉淀反应法

（1）原理：本-周氏蛋白又称凝溶蛋白，是一种免疫球蛋白的轻链或其聚合体。此种蛋白在一定的 pH 条件下加热至 40～60℃时有沉淀发生，温度升高至 100℃时，沉淀消失，再冷却时又可重现沉淀。

（2）试剂：

1）200g/L 磺基水杨酸溶液。

2）2mol/L 乙酸盐缓冲溶液（pH4.9±0.1）。取乙酸钠（$CH_3COONa•3H_2O$）17.5g，加冰乙酸 4.1ml，再加蒸馏水至 100ml，调 pH 至 4.9。

（3）操作：

1）先将尿液用磺基水杨酸法做蛋白定性试验，如呈阴性反应，则可认为尿液标本中本-周氏蛋白阴性。

2）取透明尿液 4ml 于试管中，再加入乙酸盐缓冲溶液 1ml，混匀后，放置 56℃水浴中 15min。如有混浊或出现沉淀，再将试管放入沸水中，煮沸 3min，观察试管中混浊或沉淀的变化，如混浊变清、混浊减弱或沉淀减少，均提示本-周氏蛋白阳性。若煮沸后，混浊增加或沉淀增多，表明此尿液中还有其他蛋白质，此时应将试管从沸水中取出，立即过滤。如滤液开始透明，温度下降后浑浊，再煮沸时又透明，提示本-周氏蛋白为阳性。

2.对甲苯磺酸法

（1）原理：利用本-周氏蛋白在酸性条件下，能与对甲苯磺酸形成沉淀的原理。一般蛋白质的等电点大部分在 5.0 以下，而本-周氏蛋白略高于一般蛋白质，所以本法是相对特异的。

（2）试剂：对甲苯磺酸溶液：对甲苯磺酸 12g，加冰乙酸至 100ml，溶解后即可使用。

（3）操作：

1）取透明尿液 2ml 于试管中。

2）加对甲苯磺酸溶液 1ml，混匀，室温静置 15～30min。

3）5min 内出现沉淀或浑浊，提示本-周氏蛋白为阳性。

（4）附注：

1）尿液应新鲜，否则因白蛋白、球蛋白分解变性而干扰试验。

2）混浊尿不能用，应离心沉淀，取用上清尿液做试验。

3）过多的本-周氏蛋白在 90℃ 以上不易完全溶解，故需与对照管比较，也可将尿液稀释后再测。

4）煮沸过滤除去尿中白、球蛋白时，动作要迅速，并需保持高温，否则本-周氏蛋白也会滤去。

5）对甲苯磺酸法比热沉淀反应法灵敏度高，但有假阳性。

（二）确诊试验－电泳免疫分析法

如本-周氏蛋白含量少时，应将尿液透析浓缩约 50 倍，在乙酸纤维素薄膜上点样进行电泳，本-周氏蛋白可在α～γ球蛋白区出现一条浓集的区带。为进一步确诊，可将尿液与抗κ轻链及抗λ轻链血清进行免疫学测定，以区分轻链类型。

临床意义：

（1）一般认为，当浆细胞恶性增殖时，可能有过多的轻链产生或重链的合成被抑制，致使过多的轻链通过尿液排出。

（2）约 50%的多发性骨髓瘤患者及约 15%的巨球蛋白血症患者，其尿液可出现本-周氏蛋白。

（3）肾淀粉样变、慢性肾盂肾炎及恶性淋巴瘤患者等，亦可出现本-周氏蛋白。

四、尿肌红蛋白定性试验

1.原理

肌红蛋白（Mb）和血红蛋白（Hb）一样，分子中含有血红素基团，具有过氧化物酶样活性，能催化 H_2O_2 作为电子受体使色原（常用的有邻联甲苯胺、氨基比林、联苯胺等）氧化呈色，其颜色的深浅与肌红蛋白或血红蛋白含量成正比。肌红蛋白能溶于 80%饱和度的硫酸铵溶液中，而血红蛋白则不能，可以此区别。

2.试剂

（1）10g/L 邻联甲苯胺（o-tolidine）溶液：取邻联甲苯胺 1g，溶于冰乙酸和无水乙醇各 50ml 的混合液中，置棕色瓶中，放冰箱内保存，可用 8～12 周，若溶液变深褐色，应重新配制。

（2）过氧化氢溶液：冰乙酸 1 份，加 3%过氧化氢溶液 2 份。

（3）硫酸铵粉末：用化学纯制品。

3.操作

（1）首先测试尿液中有无血红素的存在：即依次加入新鲜尿液 4 滴，邻联甲苯胺（或四甲基联苯胺）溶液 2 滴，混匀后，加入过氧化氢溶液 3 滴，如有蓝色或蓝绿色出现，表示尿中有 Hb 或（和）Mb 的存在。

（2）离心或过滤：使尿液透明，吸取 5ml，加入硫酸铵粉末 2.8g，使之溶解混合，约为 80%饱和度，静置 5min，用滤纸过滤。取滤液重复测试有无血红素存在，如显蓝色，表示 Mb 阳性。如不显蓝色，表示血红素已被硫酸铵沉定，为 Hb 阳性。

4.附注

（1）标本必须新鲜，并避免剧烈搅拌。

（2）本法为过筛试验，在少部分正常人中可出现假阳性，进一步可用超滤检查法、电泳法、分光光度检查法和免疫化学鉴定法等加以鉴别。

5.临床意义

肌红蛋白尿症可见于下列疾病：

（1）遗传性肌红蛋白尿：磷酸化酶缺乏、未知的代谢缺陷，可伴有肌营养不良、皮肌炎或多发性肌炎等。

（2）散发性肌红蛋白尿：当在某些病理过程中发生肌肉组织变性、炎症、广泛性损伤及代谢紊乱时，大量肌红蛋白自受损伤的肌肉组织中渗出，从肾小球滤出而成肌红蛋白尿。

五、尿血红蛋白定性试验

（一）化学法

1.原理

血红蛋白具有过氧化物酶样作用，以催化 H_2O_2 作为电子受体使色原氧化呈色，其颜色的深浅与血红蛋白含量成正比，又称为尿隐血试验。

2.试剂

同肌红蛋白定性试验方法。

（1）10g/L 邻联甲苯胺溶液。

（2）过氧化氢溶液。

3.操作

于 12mm×100mm 试管中置尿液 4 滴，加 10g/L 邻联甲苯胺溶液 2～3 滴，混匀。再加过氧化氢溶液 1～2 滴，混匀。如呈现蓝色，为阳性反应。

若需要鉴别肌红蛋白，则参照肌红蛋白定性试验操作。

（二）试带法

1.原理

检测原理基于化学法。

2.操作

使用尿液分析仪，按照仪器说明书进行操作。完整红细胞在试带上溶解，释放血红蛋白，呈绿色斑点状，血红蛋白或肌红蛋白尿则呈均匀绿色。

3.附注

（1）标本必须新鲜：由于红细胞易于沉淀，所以测试前标本必须混匀。

（2）试带法检测血红蛋白的灵敏度约为 0.3mg/L，相当于红细胞数量为每微升 5～10 个。

（3）化学法中 3%过氧化氢溶液易变质，检测过程中应设立阳性对照。

（4）尿液中含有强氧化剂或某些产过氧化物酶细菌时，可致试带法结果呈假阳性。为了防止此类假阳性，可将尿液煮沸 2min，再用试带进行检测。

（5）大剂量维生素 C 可致假阴性结果。部分品牌试带因使用含碘酯盐清洁剂的试剂垫，而排除了维生素 C 的干扰。

4.临床意义

尿液中含有游离血红蛋白称为血红蛋白尿，为透明的鲜红色（含氧血红蛋白）或暗红色（含高铁血红蛋白），严重者呈浓茶色或酱油色，离心后颜色也不改变。沉渣中无红细胞，隐血试验呈阳性。

正常人尿液中无游离血红蛋白。当体内大量溶血，尤其是血管内溶血，血液中游离血红蛋白可大量增加。当超过 1g/L 时，即出现血红蛋白尿。此种情况常见于血型不合输血、阵发性睡眠性血红蛋白尿、寒冷性血红蛋白尿症、急性溶血性疾病等，还可见于各种病毒感染、链球菌败血症、疟疾、大面积烧伤、体外循环、肾透析、手术后所致的红细胞大量破坏等。

六、尿酮体定性试验

（一）酮体检查

含酮体的尿液中加硝普钠后，与氨液接触时出现紫色环。在试验中加少量冰乙酸可防止过量肌酐所引起的假阳性。

1.朗格（Lange）法

（1）操作：取新鲜尿液约 5ml，置试管内，加硝普钠约 250mg，再加冰乙酸约 0.5ml，反复振荡使其溶解，混匀均匀，沿管壁缓慢加入 280g/L 氢氧化铵液（浓氨水）约 2ml，使之与尿液形成界面，静置后观察。

（2）结果判断：见表 1-1。

表 1-1 尿酮体判断标准

定性	反映情况	相当含量/（mg/L）	
		乙酰乙酸	丙酮
阴性	5min 后无紫色环	–	–
可疑	只出现淡紫色环	50	200～400
阳性+	逐渐出现紫色环	100	1000
2+	较快出现紫色环	200～1000	2500～5000
3+～4+	立即出现紫色环	1000～3000	8000～10000

（3）附注：

1）酮体浓度低时紫色明显，酮体浓度高时则红色明显。

2）氨水挥发，浓度过低，显色不佳。

3）如尿中含大量非晶形尿酸盐时，则产生黄至褐色环。

2.粉剂法

（1）试剂：酮体试剂粉：硝普钠 0.5g，放入乳钵内研细，加入无水碳酸钠 10g，硫酸铵 10g，研匀成细粉，装入棕色瓶中，塞紧，防潮保存。

（2）操作：

1）于凹玻片凹孔内加入一小匙酮体试剂粉。

2）滴加新鲜尿于粉剂上，完全浸湿。

（3）结果判断：试剂粉出现紫色为阳性。根据颜色出现的快慢和颜色的深浅报告：阳性（+）、（2+）、（3+）、（4+）。5min 内不出现紫色或仅出现淡黄色或棕黄色为阴性。

（4）附注：

1）灵敏度：丙酮约为 1000mg/L，乙酰乙酸约为 80mg/L。

2）本反应需在试剂与水接触呈碱性并产热时使氨放出，因此，冬季最好放 30℃左右的水浴中完成。

3.试带法

（1）操作：使用尿液分析仪，最好使用配套试带，按照仪器说明书进行操作。部分品牌试带含甘氨酸组分，能同时检测丙酮和乙酰乙酸。

（2）附注：

1）试带法检测乙酰乙酸的灵敏度为 50～100mg/L，丙酮的灵敏度为 500～700mg/L，不能检出 β-羟丁酸。

2）含游离巯基基团的物质均可致假阳性结果。

3）尿液必须新鲜。

（二）乙酰乙酸检查

1.原理

尿中乙酰乙酸与氯化高铁形成赭红色乙酰乙酸铁。

2.试剂

100g/L 氯化高铁水溶液。

3.操作

取新鲜尿约 5ml 于试管中，滴加 100g/L 氯化高铁溶液，至尿中磷酸盐完全沉淀为止。如上清液呈赭红色即为阳性。

4.附注

（1）尿液必须新鲜，久置后乙酰乙酸可转变为丙酮。

（2）尿中如含安替比林、酚类或磺基水杨酸盐类等药物时均可呈假阳性反应。

（3）如需鉴别其他物质干扰时，可取尿液 10ml，加蒸馏水 10ml，煮沸蒸发剩 10ml，促使乙酰乙酸转变成丙酮挥发。冷却后，再重复上述试验，如由阳性转成阴性，证明为乙酰乙酸。其他原因引起的假阳性则色泽不褪。

5.临床意义

（1）正常尿液中不含酮体。

（2）严重未治疗的糖尿病酸中毒患者酮体可呈强阳性反应。

（3）妊娠剧烈呕吐、长期饥饿、营养不良、剧烈运动后可呈阳性反应。

七、尿胆红素定性试验

（一）Harrison 法

1.原理

用硫酸钡吸附尿中胆红素后，滴加酸性三氯化铁试剂，使胆红素氧化成胆绿素而呈绿色反应。

2.试剂

（1）酸性三氯化铁试剂（Fouchet试剂）：称取三氯乙酸25g，加蒸馏水少许溶解，再加入三氯化铁0.9g，溶解后加蒸馏水至100ml。

（2）100g/L氯化钡溶液。

（3）氯化钡试纸：将优质滤纸裁成10mm×80mm大小，浸入饱和氯化钡溶液内（氯化钡30g，加蒸馏水100ml）数分钟后，放置室温或37℃温箱内待干，贮于有塞瓶中备用。

3.操作

（1）试管法：取尿液5ml，加入100g/L氯化钡溶液约2.5ml，混匀，此时出现白色的硫酸钡沉淀。离心后弃去上清液，向沉淀物加入酸性三氯化铁试剂数滴。若呈现绿色或蓝绿色者为阳性结果。

（2）氯化钡试纸法：将氯化钡试纸条的一端浸入尿中，浸入部分至少50mm，5～10s后取出试条，平铺于吸水纸上。

在浸没尿液的部位上滴加酸性三氯化铁试剂2～3滴，呈绿、蓝色为阳性，色泽深浅与胆红素含量成正比。

4.附注

（1）本法敏感度较高（0.9μmol/L或0.05mg/dl胆红素）。

（2）胆红素在阳光照射下易分解，留尿后应及时检查。

（3）水杨酸盐、阿司匹林可与Fouchet试剂发生假阳性反应。

（4）不能加过多Fouchet试剂，以免生成黄色而不显绿色，导致假阴性。

（二）试带法

1.原理

在强酸性介质中，胆红素与试带上的二氯苯胺重氮盐起偶联作用，生成红色偶氮化合物。

2.操作

将试带浸入被检尿内1min（或按产品说明书要求的时间），取出后与标准色板比色。或使用尿液分析仪，按照仪器说明书进行操作。

3.附注

（1）试带应避光，保存于室温干燥处。注意失效期。

（2）尿液中含有高浓度的维生素C（>0.5g/L）和亚硝酸盐时，抑制偶氮反应，可出现假阴性结果；当患者接受大剂量氯丙嗪治疗以及尿中含有盐酸苯偶氮吡啶（泌尿道止痛药）的代谢产物时，可出现假阳性结果。

（3）试带在使用和保存过程中，不能接触酸碱物质和气体，也不能用手触摸试带上的膜块。

（4）尿标本应新鲜。

（5）试带法灵敏度较低（7～14μmol/L或0.4～0.8mg/dl胆红素）。

4.临床意义

在肝实质性及阻塞性黄疸时，尿中均可出现胆红素。在溶血性黄疸患者的尿中，一般不见胆红素。

第四节 尿沉渣检查

一、规范化尿沉渣检查

（一）尿沉渣定量检查推荐法

1.器材

（1）收集标本的容器。

1）收集和运送尿液的容器：由惰性材料制成，洁净、防漏、防渗，一次性使用；体积应＞50ml，圆形开口的直径＞4.0cm，具有较宽的底部；有易于开启的盖子。

2）用于离心尿液的离心管：应清洁、透明、带刻度，刻度上应至少标明 10.0ml、1.0ml、0.2ml，体积应＞12ml，离心管底部呈锥形或缩窄形，管口有盖子。最好使用不易破碎的一次性塑料或玻璃离心管。

3）用于尿沉渣分析的容器、离心管、玻片必须能进行标记，便于患者标本的识别，且应保持洁净。

（2）尿沉渣计数板：尿沉渣的量和压（涂）片厚度是标准化重要环节，建议使用标准化的沉渣计数板。尿沉渣计数板示意图见图 1-1，该计数板有 10 个均一厚度（0.1mm）的计算池，每个计算池内有固定体积（1μl）的计算区，计算区内划分为 10 个中方格，每一中方格内又划分为 9 个小方格。

（3）离心机：采用有盖的水平式离心机。离心时，机内温度应尽可能＜25℃，离心机相对离心力（RCF）约在 400g（一般采用有效半径 22.5cm 的水平离心机 1200～1300r/min）左右。

（4）显微镜：使用具有内置光源的显微镜，光线强度可调，应具备 40 倍、10 倍的物镜和 10 倍的目镜。同一实验室如有多台显微镜，各显微镜的物镜及目镜的放大倍数应一致。

（5）自动化设备：有条件的实验室可使用各类全自动、半自动的尿有形成分分析仪，但此类仪器必须经权威机构认可。

（6）计算机数据处理系统：有条件的实验室可使用带计算机成像系统的显微镜、标准化沉渣检测系统和相关辅助软件来自动处理结果，但检查方法和尿沉渣结果报告方式须规范化。

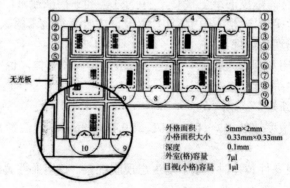

图 1-1 尿沉渣计数板示意图

2.操作

（1）在离心管中倒入充分混匀的尿液至 10ml 刻度处，RCF 400g（1200～1300r/min），离心 5min。

（2）离心后倾倒或吸去上清液，离心管底部残留尿液的量应在 0.2ml 处，使之浓缩 50 倍。

（3）沉渣液混匀后，取 1 滴（15～20μl）充液到标准尿沉渣计数板内（按说明书操作）。

（4）先用低倍镜观察，后用高倍镜，显微镜检查内容应包括：①细胞：红细胞、白细胞、吞噬细胞、上皮细胞（肾小管上皮细胞、移行上皮细胞、鳞状上皮细胞）、异形细胞等；②管型：透明管型、细胞管型、颗粒管型、蜡样管型、脂肪管型、混合细胞管型、宽形管型等；③结晶：磷酸盐、草酸钙、尿酸结晶和药物结晶等；④细菌、寄生虫或卵、真菌、精子、黏液等；⑤临床医生特殊要求的其他成分。

3.结果判断

（1）计数细胞或管型，按每微升个报告。

（2）尿结晶、细菌、真菌、寄生虫等以（+）～（3+）形式报告，报告方法见表1-2。

表 1-2 显微镜观察尿结晶、细菌、真菌、寄生虫等的报告方式

	−	±	1+	2+	3+
结晶	0		1～4 个/HP	5～9 个/HP	10 个/HP
原虫、寄生虫卵	0		1 个/全片～4 个/HP	5～9 个/HP	10 个/HP
细菌、真菌	0	数个视野散在可见	各个视野均可见	数量多或呈团状聚散	无数
盐类	无		少量	中等量	多量

（二）尿沉渣离心沉淀检查法

1.操作

（1）取刻度离心管，倒入混合后的新鲜尿液 10ml，用 1200～1300r/min 转速，离心 5min。

（2）待离心停止后，取出离心管，弃去上层清液，留下 0.2ml 沉渣，轻摇离心管，使尿沉渣有形成分充分混匀。

（3）取尿沉渣 0.02ml，滴在载玻片上，用 18mm×18mm 的盖玻片覆盖。

2.结果判断

尿沉渣镜检观察，用 10×10 镜头，观察其中有形成分的全貌及管型。用 10×40 镜头观察鉴定细胞成分和计算数量，应观察 10 个视野所见最低和最高值，记录结果。管型用高倍镜鉴定，但计数数量按低倍镜观察 20 个视野，算出一个视野的平均值，记录结果。

（三）染色尿沉渣检查法

1.Sternheimer-Malbin 染色法

（1）试剂：Sternheimer-Malbin 染色液。

1）溶液Ⅰ：结晶紫 3.0g，95%乙醇 20.0ml，草酸铵 0.8g，蒸馏水 80.0ml。

2）溶液Ⅱ：沙黄 0.25g，95%乙醇 10.0ml，蒸馏水 100.0ml。将上述两种溶液分别置冰箱保存。配制应用染液时，取 3 份溶液Ⅰ加 97 份溶液Ⅱ，混合过滤，贮于棕色瓶中，室温

下可保存 3 个月。

（2）操作：操作时，在 0.2ml 沉渣中加入 1 滴染色液，混合，覆以盖片或充入计数板，3min 后镜检。

（3）结果判断：红细胞染成淡紫色，多形核白细胞的核染成橙红色，细胞质内可见颗粒，透明管型染成粉红色或淡紫色，细胞管型染成深紫色。

2.Sternheimer 染色法

（1）试剂：Sternheimer 染色液。

1）溶液Ⅰ：2%阿尔新蓝 8GS 水溶液。

2）溶液Ⅱ：1.5%派若宁 B 水溶液。将上述两种溶液过滤，然后按照 2∶1 比例混合，贮于棕色瓶中，冷藏可保存 3 个月。

（2）操作：操作时，在 0.2ml 沉渣中加入 1 滴染色液，混合后镜检。

（3）结果判断：红细胞染成红色或无色，多形核白细胞染成深蓝、淡蓝或无色，鳞状上皮细胞染成淡粉红色或紫红色，移行上皮细胞、肾小管上皮细胞染成紫红色，细胞管型染成淡或深蓝色，颗粒管型染成粉红或深紫色。

（4）参考区间：尿沉渣检查因每个实验室的方法各异，所用标本量、离心力大小、沉渣浓度、观察沉渣量、沉渣计数板规格等都不尽相同，参考区间应由实验室自行制订。

（5）附注：

1）清晨空腹第一次尿，及时送检。急诊患者可用随机尿。

2）应准备干净、干燥采尿杯，在一般情况下，由患者自己采集中段尿。女性患者应清洁外阴部后留取。检测标本量应＞10ml；标本量＜10ml 时，应在结果报告单中注明。

3）为了保持尿沉渣中细胞成分维持原来的形态特征，要求迅速送检，应在留尿后 2h 内检查完毕。管型、红细胞、白细胞在比密小于 1.010 的碱性尿液中容易溶解。

（6）临床意义。

1）尿内白细胞增加：表示泌尿系统有感染性、非感染性炎症。嗜酸性粒细胞出现，对间质性肾炎诊断有价值。红细胞增加，常见于肾小球肾炎、泌尿系结石、结核或恶性肿瘤。

2）透明管型：可偶见于正常人清晨浓缩尿中；当有轻度或暂时性肾或循环功能改变时，尿内可有少量透明管型；在肾实质性病变如肾小球肾炎时，可见较多的颗粒管型。

3）红细胞管型：常见于急性肾小球肾炎等。颗粒管型的出现，提示肾单位有淤滞的现象。脂肪管型的出现，见于慢性肾炎肾病型及类脂性肾病。

4）在慢性肾功能不全时，尿内出现宽形管型（即肾衰竭管型），提示预后不良。

5）蜡样管型的出现提示肾脏有长期而严重的病变，见于慢性肾小球肾炎的晚期和肾淀粉样变时。

二、自动化尿有形成分检查

目前，在国内外已推出了能对尿有形成分进行自动分析的仪器，这些系统多数采用流式细胞术和影像分析术的原理，已逐步成为尿液有形成分检查的筛查试验。

1.原理

采用流式细胞术和电阻抗法原理。先用荧光染料菲啶和羰花青对尿中各类有形成分进行染色。菲啶（phenanthridine）对细胞核着色，碳菁（carbocyanine）对细胞膜着色。然后经激光照射每一有形成分发出荧光强度、散射光强度及电阻抗大小进行综合分析，得出红细胞、白细胞、上皮细胞、管型和细菌定量数据，各种有形成分的散射图和 RBC、WBC 直方图，尿中红细胞形态信息和病理性管型、小圆上皮细胞、结晶、酵母样菌、精子等信息。

有的采用影像分析术和自动粒子识别系统原理。仪器将自动吸取未离心尿液标本，先用 CCD 数字摄像机自动捕获 500 幅照片，然后进行数字化图像分析，与储存有 26000 幅图像的自动粒子识别软件进行比较，最后定量报告尿中 12 种有形成分的数量，包括红细胞、白细胞、白细胞聚集、透明管型、未分类管型、鳞状上皮细胞、非鳞状上皮细胞、细菌、酵母样菌、结晶、黏液和精子等。

2.试剂

根据仪器所需试剂按说明书进行使用。

3.操作

各种仪器操作步骤不尽相同，操作前应仔细阅读仪器说明书。简单步骤如下：

（1）将收集新鲜尿液标本充分混匀，倒入洁净的试管中（标本量约 10ml）。

（2）打开仪器电源开关，仪器启动自动核查程序，待背景核查通过后，仪器进入样本分析界面。

（3）在仪器上，输入样本号，按开始键手工进样，或由自动进样架自动进样。

（4）检测结束后，仪器会自动传输结果，并打印报告单。

（5）检测患者标本前，应进行质控测试。

4.参考区间

下列参考范围仅供参考（表 1-3）。实验室应根据所用仪器和试剂，建立符合自身实验室要求的参考范围。

表 1-3 全自动尿沉渣分析仪 Sysmex UF 系列参考范围（Ito，2000 年）

项目	<18 岁（2170 例）		≥18 岁（1952 例）	
	男性	女性	男性	女性
红细胞（个/μl）	0～11.4	0～14.8	0～9.9	0～17.6
白细胞（个/μl）	0～7.2	0～11.0	0～10.4	0～15.4
上皮细胞（个/μl）	0～2.7	0～8.8	0～5.0	0～8.7
管型（个/μl）	0～0.78	0～0.39	0～0.89	0～0.62
细菌（个/μl）	0～2306	0～3395	0～1991	0～3324

5.附注

（1）自动化方法常采用不离心新鲜尿液标本。

（2）应确保标本收集容器的洁净，不能有任何污染物存在，否则影响检测结果准确性。

（3）尿中存在大量黏液、结晶、真菌、精子、影红细胞等会使管型、红细胞、细菌等项目计数结果假性增高或减低。

（4）注意严格执行质量控制，建立和执行复检标准。

三、尿有形成分形态学特点

（一）细胞类

1.红细胞

呈双凹圆盘状，浅黄色，直径约 8μm，厚约 3μm，中度折光性，侧面观呈沙漏状。高渗尿中呈锯齿形，有时可见表面呈颗粒状。低渗尿中为无色的影细胞。病理情况下可见异形红细胞，呈：①大细胞形；②小细胞形；③棘形，细胞质向一侧或多侧瘤状突起；④环形，面包圈样；⑤新月形；⑥颗粒形，细胞质内有颗粒状的间断沉积，血红蛋白丢失；⑦碎片状等各种形态。

2.白细胞

（1）中性粒细胞：圆形或椭圆形，直径 10～14μm，呈灰白色、绿黄色，核较模糊，多分叶状，细胞质内可见颗粒，单个或成堆出现。低渗尿中，细胞质常胀大，细胞质内颗粒呈布朗分子运动，又称为闪光细胞。

脓细胞是指破坏或死亡的中性粒细胞，细胞质呈明胶样，外形多变，不规则，结构模糊，细胞质内充满粗大颗粒，核不清楚，细胞常成团，边界不清。

（2）嗜酸性粒细胞：未染色时不能与中性粒细胞区别，涂片用瑞氏染色可鉴别。

（3）淋巴细胞：未染色时不易识别，用瑞氏染色易于识别。直径 6～9μm，核呈圆形或类圆形，多偏位，细胞质少。

（4）单核细胞：直径 20～40μm，核单个，较大，呈圆形或卵圆形，细胞质多，含嗜苯胺蓝颗粒，有大的空泡，含碎片或微生物。

（5）吞噬细胞：来源于单核细胞，直径均值为 30～40μm，小者为 10μm，大者为 100μm，核呈肾形或不规则形，细胞质丰富，常有空泡，未染色时很难识别。

3.上皮细胞

（1）鳞状上皮细胞：最常见，直径 40～60μm，薄的石板状，细胞质丰富，有细小颗粒，核小，致密，居中，有时无核，细胞边缘常卷折。

（2）移行上皮细胞：形态多变。表层移行上皮细胞较大，直径 30～40μm，呈圆形或梨形。中层移行上皮细胞较小，直径 20～30μm，呈柱状，移行上皮细胞核呈圆形或卵圆形，细胞质丰富。

（3）肾小管上皮细胞：尿中肾小管上皮细胞分为近、远曲小管细胞和集合管细胞。近曲小管上皮细胞较大，直径为 20～60μm，细胞质有颗粒，呈长的椭圆形或雪茄形，核致密，偏位，可见多核。远曲小管上皮细胞，直径为 14～25μm，呈圆形或卵圆形，核小且致密，偏位，细胞质颗粒状。集合管细胞直径为 12～20μm，呈立方形，多边样或柱状，罕见圆形或卵圆形，核大，中度致密，占细胞体积 2/3 左右。可 3 个以上细胞成群出现。

（4）卵圆脂肪小体：由肾小管上皮细胞吞噬脂肪形成。部分细胞含有大的、强折光性脂滴，部分细胞含有小的闪光颗粒。脂肪做苏丹Ⅲ或油红 O 染色后更易识别。

（二）管型类

1.透明管型

最常见，主要由 T-H 蛋白构成。无色透明，规则圆柱体状，但大小、长短不一，折光性低。偶见透明管型内含一个上皮细胞或血细胞，或呈类圆柱体状，即一端呈尾形的透明管型。

2.蜡样管型

呈蜡样，无色、灰色或黄色，折光性强，质地均匀，末端易折断，呈切迹状、泡沫状或不均一状。

3.细胞管型

（1）红细胞管型：有的管型内充满红细胞，有的管型内含有数个清晰可见的红细胞。管型呈黄色或红褐色，易折断，碎裂成片状。当红细胞管型退变成为色素状、颗粒状管型时，称之为血红蛋白管型，此时管型内含有红色或金褐色颗粒，无清晰可见的红细胞。

（2）白细胞管型：为白细胞包被于透明管型基质上。当细胞折光性良好时，镜下很容易识别，可见核分叶状，细胞质颗粒状。但是细胞蜕变后，有时很难与肾小管上皮细胞区分。

（3）肾小管上皮细胞管型：当细胞折光性强时，可见细胞体积大，核大，偏位，镜下易于识别。有时上皮细胞呈瓦片状排列，充满整个管型。但是细胞蜕变后，很难与白细胞区别。

（4）混合细胞管型：2种以上细胞出现于管型中，如肾小管上皮细胞和白细胞，或白细胞和红细胞。若能明确，则应报告为细胞管型。

（5）细菌管型：镜下很难识别，呈颗粒状，或出现在白细胞管型内，需借助电子显微镜判别。

4.颗粒管型

管型内含有各种大小不等的颗粒，从小的细颗粒到大的粗颗粒。管型形态大小多变，折光性强，呈无色或黄色。颗粒来自崩解变性的细胞残渣、血浆蛋白及其他物质。

5.脂肪管型

透明管型或颗粒管型内含有脂肪滴、卵圆脂肪小体。管型内脂肪滴大小不等，折光性较强，卵圆脂肪小体则可见细胞膜。

6.色素管型

管型内含有血红蛋白、肌红蛋白或胆红素等，呈黄色或棕色，出现胆红素颗粒则呈金褐色。

7.宽形管型

源自肾小管或集合管。体积大，多为颗粒管型或蜡样管型。

（三）结晶类

1.非晶形尿酸盐结晶

小的黄褐色颗粒，似沙子样。

2.尿酸盐结晶

小的黄褐色球形颗粒。

3.尿酸钠结晶

无色至淡黄色的针状，单个或小堆状出现。

4.尿酸结晶

钻石形、立方形或堆积成玫瑰花形，薄的结晶常无色，厚的结晶呈黄色至红褐色。

5.草酸钙结晶

无色，大小各异，多数呈八面体形或信封状，单水草酸钙结晶呈小的卵圆形或哑铃形。

6.胆红素结晶

黄褐色，成束针状或小块状。

7.胱氨酸结晶

无色、六边形，边缘不整，折光性强，薄片状结晶。

8.亮氨酸与酪氨酸结晶

亮氨酸结晶呈黄色、褐色、球形，表面有密集辐射状条纹，折光性强，似脂肪滴。酪氨酸结晶呈无色、黄色、细针状，成堆或羽毛状。

9.胆固醇结晶

缺角的长方形或方形，无色透明薄片状。

10.药物结晶和放射造影剂

氨苄西林结晶呈无色、长的、薄的、菱形或针状结晶。磺胺结晶形态多变，折光性强；磺胺嘧啶结晶呈黄色至褐色针束状结晶；磺胺甲基异噁唑结晶呈棕色，玫瑰花样或球形，有不规则辐射状条纹。放射造影剂呈无色、长的、针状、单个或成堆出现，或呈平板状、缺角的结晶。

11.非晶形磷酸盐结晶

无色，细小，似沙子样颗粒。

12.三联磷酸盐结晶

无色，形态大小各异，呈方柱状、屋顶状或羽毛状，折光性强。

13.磷酸钙结晶

无色、薄的、楔形或玫瑰花样，具有针状末端。单水磷酸钙结晶呈不规则形，针束状或平板状。

14.尿酸铵结晶

黄褐色球形、树根状或刺苹果状。

15.碳酸钙结晶

无色、小的颗粒状结晶，常成对出现，似哑铃形，也可聚集成堆，与非晶形磷酸盐结晶无法区分。

（四）其他有形成分

1.黏液丝

长条形，边缘不清，末端尖细卷曲。

2.细菌

长的薄杆状或短的圆杆状，单个或呈链状。

3.酵母样菌

无色卵圆形，似红细胞，折光性较强，可见芽孢和假菌丝。

4.脂肪

球形，折光性强，大小不等，无色至黄绿色，或棕色。

5.含铁血黄素

黄褐色粗颗粒状，与非晶形结晶很难区分。

6.精子

头部呈卵圆形，3～5μm，尾部长，呈线状，40～60μm。

7.滴虫

呈梨形，平均长度约15μm，小者为5μm，大者30μm，有4根前鞭毛，1根后鞭毛，体表有波动膜，活体时易于识别。

8.粪便污染物

出现部分消化的蔬菜细胞，肌肉纤维。

9.淀粉小体

大小不一，中央有小坑，呈不规则圆形，边缘扇形或平面形，折光性强。

10.纤维

如头发、棉花和织物等都属于各种类型的纤维。其体积大，中度或高度折光性，边缘暗而厚实。

11.寄生虫和（或）卵

可见溶组织阿米巴、蛔虫、蓝氏贾第鞭毛虫等虫卵，多为粪便污染。埃及血吸虫卵也可直接由膀胱壁黏膜进入尿液中。

第二章　粪便检验

第一节　一般性状检查

一、颜色

可根据观察所见报告得知颜色，如黄色、褐色、灰白色、绿色、红色、柏油样等。

正常粪便因粪胆素而呈棕黄色，但可因饮食、药物或病理原因影响而改变粪便颜色。灰白色见于钡餐后、服硅酸铝、患阻塞性黄疸、胆汁减少或缺乏。绿色见于食用含叶绿素的蔬菜后及含胆绿素时。红色见于下消化道出血，食用西红柿、西瓜等。柏油样便见于上消化道出血等。酱色常见于阿米巴痢疾，食用大量咖啡、巧克力等。米泔水样见于霍乱、副霍乱等。

二、性状

可报告为软、硬、糊状、泡沫样、稀汁样、血水样、血样、黏液血样、黏液脓样、有不消化食物等。

正常时为有形软便。

1.球形硬便

便秘时可见。

2.黏液稀便

见于肠壁受刺激或发炎时，如肠炎、痢疾和急性血吸虫病等。

3.黏液脓性血便

多见于细菌性痢疾。

4.酱色黏液便（可带脓）

多见于阿米巴痢疾。

5.稀汁样便

可见于急性肠胃炎，大量时见于伪膜性肠炎及隐孢子虫感染等。

6.米泔样便并有大量肠黏膜脱落

见于霍乱、副霍乱等。

7.扁平带状便

可能因直肠或肛门狭窄所致。

三、寄生虫虫体

蛔虫、蛲虫、绦虫节片等较大虫体，肉眼即可分辨。钩虫虫体常需将粪便冲洗过筛后方可看到。服驱虫剂后排便时应检查有无虫体。驱绦虫后应仔细寻找有无虫头。

第二节　粪便显微镜检查

一、直接涂片镜检

（1）洁净玻片上加等渗盐水 1~2 滴，选择粪便的不正常部分，或挑取不同部位的粪便做直接涂片检查。

（2）制成涂片后，应覆以盖片。涂片的厚度以透过玻片隐约可辨认本书上的字迹为宜。

（3）在涂片中如发现疑似包囊，则在该涂片上于盖玻片边缘近处加 1 滴碘液或其他染色液，在高倍视野下仔细鉴别，如仍不能确定时，可另取粪便做浓缩法检查。

（4）虫卵的报告方式：未找到者注明"未找到虫卵"，找到一种报告一种，找到几种报告几种，并在该虫卵后面注明数量若干，以低倍视野或高倍视野计算，建议逐步实施定量化报告。

（5）应注意将植物纤维及其细胞与寄生虫、人体细胞相鉴别，并应注意有无肌纤维、结缔组织、弹力纤维、淀粉颗粒、脂肪小滴球等。若大量出现，则提示消化不良或胰腺外分泌功能不全。

（6）细胞中应该注意红细胞、白细胞、嗜酸性粒细胞（直接涂片干后用瑞氏染色）、上皮细胞、巨噬细胞等。

（7）脂肪：粪便脂肪由结合脂肪酸、游离脂肪酸和中性脂肪组成。经苏丹Ⅲ染液（将 1~2g 苏丹Ⅲ溶于 100ml 70%乙醇溶液）直接染色后镜检，脂肪呈较大的橘红色或红色球状颗粒，或呈小的橘红色颗粒。若显微镜下脂肪球个数＞60 个/HP 表明为脂肪泻。

（8）夏科-雷登（Charcot-Leyden）结晶：为无色或浅黄色，两端尖而透明，具有折光性的菱形结晶，大小不一。其常见于肠道溃疡，尤以阿米巴感染粪便中最易检出。过敏性腹泻及钩虫病患者粪便亦常可见到。

（9）细菌约占粪便净重的 1/3，正常菌群主要是大肠杆菌、厌氧菌和肠球菌，约占 80%；而过路菌（如产气杆菌、变形杆菌、绿脓杆菌等）不超过 10%；芽孢菌（如梭状菌）和酵母样菌为常住菌，但总量不超过 10%。

正常菌群消失或比例失调可因大量应用抗生素所致，除涂片染色找细菌外，应采用不同培养基培养鉴定。

二、直接涂片镜检细胞的临床意义

1.白细胞

正常粪便中不见或偶见。小肠炎症时，白细胞数量较少（＜15 个/HP），均匀混合于粪便中，且细胞已被部分消化，难以辨认。患结肠炎症如细菌性痢疾时，白细胞大量出现，可见白细胞呈灰白色，细胞质中充满细小颗粒，核不清楚，呈分叶状，细胞肿大，边缘已不完整或已破碎，出现成堆的脓细胞。若滴加冰乙酸，细胞质和核清晰可见。过敏性肠炎、肠道寄生虫病（阿米巴痢疾或钩虫病）时还可见较多的嗜酸性粒细胞，同时常伴有夏科-雷登结晶。

2.红细胞

正常粪便中无红细胞。上消化道出血时，红细胞多因胃液及肠液而破坏，可通过隐血试验予以证实。下消化道炎症（如细菌性痢疾、阿米巴痢疾、溃疡性结肠炎）、外伤、肿瘤及其他出血性疾病时，可见到多少不等的红细胞。在阿米巴痢疾的粪便中以红细胞为主，成堆存在，并有破碎现象。在细菌性痢疾时红细胞少于白细胞，常分散存在，形态多正常。

3.巨噬细胞

细胞较中性粒细胞大，核形态多不规则，细胞质常有伪足状突起，内常吞噬有颗粒或细胞碎屑等异物。粪便中出现提示为急性细菌性痢疾，也可见于急性出血性肠炎或偶见于溃疡性结肠炎。

4.肠黏膜上皮细胞

整个小肠和大肠黏膜的上皮细胞均为柱状上皮细胞。在生理情况下，少量脱落的上皮细胞大多被破坏，故正常粪便中不易发现。当肠道发生炎症，如霍乱、副霍乱、坏死性肠炎等时，上皮细胞增多。患假膜性肠炎时，粪便的黏膜块中可见到数量较多的肠黏膜柱状上皮细胞，多与白细胞共同存在。

5.肿瘤细胞

乙状结肠癌、直肠癌患者的血性粪便涂片染色，可见到成堆的癌细胞，但形态多不典型，不足以为证。

三、虫卵及原虫直接检查法

粪便检查是诊断寄生虫病常用的病原学检测方法。要取得准确的结果，粪便必须新鲜，送检时间一般不宜超过24h。如检查肠内原虫滋养体，最好立即检查，或暂时保存在35~37℃条件下待查。盛粪便的容器须洁净、干燥，并防止污染；粪便不可混入尿液及其他体液等，以免影响检查结果。

（一）直接涂片法

该法适用于检查蠕虫卵、原虫的包囊和滋养体。方法简便，对临床可疑患者可连续数天采样检查，提高检出率，但结果阴性，并不排除有寄生虫感染。

1.试剂

（1）生理盐水：称取氯化钠8.5g，溶于1000ml蒸馏水中。

（2）碘液：有多种配方，较实用的介绍下列两种。

1）Lugol碘液：碘化钾10g，碘5g，蒸馏水100ml。先用25~50ml水溶解碘化钾，再加入碘，待溶解后，加水稀释至100ml，此时，再加入碘少许即难溶解，有助于溶液长期稳定，棕色瓶贮存，置于暗处可稳定6个月以上。工作液为贮存液按1:5水稀释，贮存于棕色滴瓶，供日常应用，每1~2周更新1次。

2）D'Autoni碘液：碘化钾1.0g，碘1.5g，蒸馏水100ml。配制操作同Lugol碘液。

2.操作

（1）用蜡笔或其他记号笔在玻片的左缘写下标本号。

（2）置1滴等渗盐水于玻片左半侧的中央，置1滴碘液于玻片右半侧的中央。

（3）用木棍或火柴挑起粪便约2mg，火柴头大小，加入等渗盐水滴中，并加入相似量粪便到碘液滴中。混合粪便与液滴已形成悬液。

（4）用盖玻片盖住液滴。操作时应首先持好盖玻片，使之与玻片成一角度，然后接触液滴边缘，并轻轻放下盖玻片到玻片上，以避免气泡产生。

（5）用低倍镜检查，如需要鉴定，在高倍镜下，以上下或横向移动方式检查，使全部盖玻片范围都能被检查到。当见到生物体或可疑物时，调至高倍镜以观察其更细微的形态。

3.附注

（1）用 2mg 粪便制备的理想涂片应是均一的，既不要过厚以致粪渣遮住虫体，也不要过薄而存在空白区域。

（2）涂片的厚度以透过玻片隐约可辨认本书上的字迹为宜。

（3）应注意虫卵与粪便中的异物鉴别。虫卵都具有一定形状和大小；卵壳表面光滑整齐，具固定的色泽；卵内含卵细胞或幼虫。对可疑虫卵或罕见虫卵应请上级技师复核，或送参考实验室确认。

（4）气温越接近体温，滋养体的活动越明显。秋冬季检查原虫滋养体，为保持原虫的活力，应先将载玻片及生理盐水略加温，必要时可用保温台保持温度。应尽可能在 15min 内检查完毕。

（5）近年已有不少资料表明，人芽囊原虫（blastocystis hominis，曾称为人体酵母样菌，人体球囊菌）为人类肠道的致病性或机会致病性寄生原虫，如有查见应予报告，且注明镜下数量，以供临床积累资料，进一步评估其致病性。

（二）厚涂片透明法－加藤法（WHO 推荐法）

适用于各种蠕虫卵的检查。

1.器材

（1）不锈钢、塑料或纸平板：不同国家生产的平板的规格不同。厚 1mm，孔径 9mm 的平板可通过 50mg 粪便；厚 1.5mm，孔径 6mm 的平板可通过 41.7mg 粪便；厚 0.5mm，孔径为 6.5mm 的平板可通过 20mg 粪便。在实验室内，平板的大小、厚度及孔径大小都应标准化，应坚持使用同一规格的平板以保证操作的可重复性及有关流行与感染强度方面资料的可比性。

（2）亲水性玻璃纸条：厚 40～50μm，大小 25mm×30mm 或 25mm×35mm。

2.试剂

（1）甘油-孔雀绿溶液：3%孔雀绿水溶液 1ml，甘油 100ml 和蒸馏水 100ml，彻底混匀。

（2）甘油-亚甲蓝溶液：3%亚甲蓝水溶液 1ml，甘油 100ml 和蒸馏水 100ml，彻底混匀。

3.操作

（1）置少量粪便标本在报纸或小纸片上，用滤网在粪便标本上加压，使部分粪便标本通过滤网积聚于网上。

（2）以刮片横刮滤网以收集筛过的粪便标本。

（3）在载玻片中央部位放置带孔平板，用刮片使孔内填满粪便标本，并用刮片边缘横刮板面以去除孔边过多的粪便（刮片和滤网用后可弃去，如经仔细清洗，也可再使用）。

（4）小心取下平板，使粪便标本成矮小圆柱状留在玻片上。

（5）以在甘油-孔雀绿或甘油-亚甲蓝溶液中浸过的玻璃纸条覆盖粪便。粪便标本较干时，玻璃纸条必须很湿；如为软便，则玻璃纸条水分可略少（如玻璃纸条表面有过多的甘油，可用卫生纸擦去）。在干燥的气候条件下，过多的甘油只能延缓而不能防止粪便标本的干燥。

（6）翻转玻片，在另一张玻片或在表面平滑、坚硬的物体上，朝向玻璃纸条挤压粪便标本，以使标本在玻片与玻璃纸条间均匀散开。澄清后，应能透过涂片读出本书上的字迹。

（7）轻轻从侧面滑动并移下上层玻片，避免与玻璃纸条分离或使之掀起。将玻片置于实验台上，玻璃纸条面朝上。此时，甘油使粪便标本清晰，水分随之蒸发。

（8）除检查钩虫卵外，标本玻片应置室温下数小时，使标本清晰。为加速清晰及检查过程，也可将标本玻片置于40℃温箱或直射阳光下数分钟。

（9）本法制片中的蛔虫及鞭虫卵可在相当长时间内保存，钩虫卵在制片后30～60min就不能看到，血吸虫卵可保存数月。

（10）应以上下或横向移动方式检查涂片，并报告所发现的每种虫卵的计数。然后乘以适宜的数值得出每克粪便中虫卵的数目。如使用50mg平板，乘以20；使用41.7mg平板，乘以24；使用20mg平板，乘以50。

4.附注

（1）玻璃纸条准备：将玻璃纸浸于甘油-孔雀绿溶液或甘油，亚甲蓝溶液中至少24h。

（2）使用此法需掌握粪膜的合适厚度和透明的时间，如粪膜厚透明时间短，虫卵难以发现；如透明时间过长则虫卵变形，也不易辨认。如检查钩虫卵时，透明时间宜在30min以内。

四、虫卵及包囊浓聚法

（一）沉淀法

原虫包囊和蠕虫卵的比密大，可沉积于水底，有助于提高检出率。但比密小的钩虫卵和某些原虫包囊则效果较差。

1.重力沉淀法（自然沉淀法）

（1）操作：

1）取粪便20～30g，置小搪瓷杯中，加适量水调成混悬液。

2）通过40～60目/in（1in=2.54cm）铜丝筛或2层纱布滤入500ml的锥形量杯中，再加清水冲洗筛网上的残渣，尽量使黏附在粪渣上的虫卵能被冲入量杯。

3）再加满水，静置25～30min（如收集原虫包囊则需静置6～8h）。

4）缓慢倾去上清液，重新加满水，以后每隔15～20min换水1次（查原虫包囊换水间隔为6h换1次），如此反复数次，至上清液清澈为止。

5）最后倾去上清液，取沉渣用显微镜检查。

（2）附注：

1）本法主要用于蠕虫卵检查，蠕虫卵比密大于水，可沉于水底，使虫卵浓集。加之，经水洗后，视野清晰，易于检查。有些虫卵如钩虫卵，比密较轻，应用此法效果不佳。

2）本法缺点为费时，操作烦琐。

2.离心沉淀法

本法省时省力，适用于临床检验。

操作：

（1）取粪便0.5～1.0g，放入小杯内加清水调匀。

（2）用双层纱布或铜丝筛滤去粗渣。

（3）将粪液置离心管中，以 1500～2000r/min，离心 2min，倾去上液，再加水调匀后离心沉淀，如此反复沉淀 2～3 次，直至上液澄清为止。

（4）最后倾去上清液，取沉渣用显微镜检查。

3.甲醛–乙酸乙酯沉淀法（WHO 推荐方法）

（1）试剂：

1）10%甲醛。

2）生理盐水。

3）Lugol 碘液。

4）乙酸乙酯试剂。

（2）操作：

1）用小木棍将 1.0～1.5g 粪便加到含 10ml 甲醛液的离心管内，并搅动形成悬液。

2）将悬液通过铜丝筛或 2 层湿纱布直接过滤到另一离心管或小烧杯中，然后弃掉纱布。

3）补足 10%甲醛到 10ml。

4）加入 3.0ml 乙酸乙酯，塞上橡皮塞，混匀后，剧烈振荡 10s。

5）除去橡皮塞，将离心管放入离心机，以 1500r/min 离心 2～3min。

6）取出离心管，内容物分为 4 层：最顶层是乙酸乙酯，黏附于管壁的脂性碎片层，甲醛层和沉淀物层。

7）以木棍做螺旋运动，轻轻地搅动脂性碎片层后，将上面 3 层液体 1 次吸出，再将试管倒置至少 5s 使管内液体流出。

8）用一次性玻璃吸管混匀沉淀物（有时需加 1 滴生理盐水），取 1 滴悬液制片检查，也可做碘液制片。

9）先以低倍镜检查。如需鉴别，用高倍镜做检查，观察整个盖玻片范围。

（3）附注：

1）本法不仅浓集效果好，而且不损伤包囊和虫卵的形态，易于观察和鉴定。

2）对于含脂肪较多的粪便，本法效果优于硫酸锌浮聚法。但对布氏嗜碘阿米巴包囊、蓝氏贾第鞭毛虫包囊及微小膜壳绦虫卵等的检查效果较差。

（二）浮聚法

利用比密较大的液体，使原虫包囊或蠕虫卵上浮，集中于液体表面。

1.饱和盐水浮聚法

此法用以检查钩虫卵效果最好，也可用于检查其他线虫卵和微小膜壳绦虫卵，但不适于检查吸虫卵和原虫包囊。

（1）试剂：饱和盐水配制：将食盐 400g 徐徐加入盛有 1000ml 沸水的容器内，不断搅动，直至食盐不再溶解为止，冷却后，取上清液使用。

（2）操作：

1）取拇指（蚕豆）大小粪便 1 块，放于大号青霉素瓶或小烧杯内，先加入少量饱和盐水，用玻棒将粪便充分混合。

2）加入饱和盐水至液面略高于瓶口，以不溢出为度。用洁净载玻片覆盖瓶口，静置 15min

后，平执载玻片向上提拿，翻转后镜检。

2.硫酸锌离心浮聚法

此法适用于检查原虫包囊、球虫卵囊、线虫卵和微小膜壳绦虫卵。

（1）试剂：33%硫酸锌溶液：称硫酸锌330g，加水670ml，混匀，溶解。

（2）操作：

1）取粪便约1g，加10～15倍的水，充分搅碎，按离心沉淀法过滤，反复离心3～4次（500g离心10min），至上液澄清为止。

2）最后倒去上清液，在沉渣中加入硫酸锌溶液，调匀后再加硫酸锌溶液至距管口约1cm处，以1500r/min离心2min。

3）用金属环取表面的粪液置于载玻片上，加碘液1滴（查包囊），镜检。取标本时，用金属环轻轻接触液面即可，切勿搅动。离心后应立即取标本镜检，如放置时间超过1h以上，会因包囊或虫卵变形而影响观察效果。

常见蠕虫卵和原虫包囊的比密见表2-1。

表2-1 蠕虫卵和原虫包囊的比密

未受精蛔虫卵	1.210～1.230
肝片形吸虫卵	1.200
日本血吸虫卵	1.200
姜片吸虫卵	1.190
迈氏唇鞭毛虫包囊	1.180
华支睾吸虫卵	1.170～1.190
鞭虫卵	1.150
带绦虫卵	1.140
毛圆线虫卵	1.115～1.130
受精蛔虫卵	1.110～1.130
蛲虫卵	1.105～1.115
结肠内阿米巴包囊	1.070
微小内蜒阿米巴包囊	1.065～1.070
溶组织内阿米巴包囊	1.060～1.070
钩虫卵	1.055～1.080
微小膜壳绦虫卵	1.050
蓝氏贾第鞭毛虫包囊	1.040～1.060

五、寄生虫幼虫孵育法

本法适用于血吸虫病的病原检查。

（一）常规孵化法

1.操作

（1）取新鲜标本约30g，放入广口容器内，加入少量清水，用长柄搅拌器将粪调匀成糊状。

（2）通过铜丝筛或 2 层纱布滤去粪渣，将滤液放入 500ml 锥形量杯或三角烧瓶内。

（3）加清水至容器口，静置 20～30min，倾去上清液，将沉渣移入三角烧瓶内，加清水至接近瓶口，静置 15min。

（4）如此操作共 3 次，待上层液体澄清即可，勿超过 2h。

（5）也可用自动换水装置小心地洗至上液澄清，不冲去沉淀。

（6）放入 25～30℃温箱或温室中，孵化 2～6h，观察有无做一定方向运动的毛蚴。

（7）次晨复查，出具报告。

（8）孵化阴性应吸取沉渣涂片，注意有无寄生虫卵。

报告方式："毛蚴沉孵阳性"或"毛蚴沉孵阴性"。

2.附注

（1）自来水中如含氯或氨浓度较高，应将水预先煮沸，或用大缸预先将水储存以去氯。也可在水中加硫代硫酸钠（120kg 水中加 50g/L 硫代硫酸钠 6ml）以除去水中的氯或氨。

（2）农村如使用河水，应防止水中杂虫混入，对所换的水应先煮沸，冷却后使用。

（3）如水质混浊，可先用明矾澄清（100kg 水约用明矾 3g）。

（4）毛蚴孵出时间与温度有密切关系，>30℃仅需 1～3h，25℃需 4～6h，而<25℃应过夜观察。如室温过高，为防止毛蚴逸出过早，可用 10g/L 盐水换洗，但最后换水孵化时，必须用淡水，不可含盐。

（二）尼龙袋集卵孵化法

1.操作

（1）先将 120 目/in（1in=2.54cm，孔径略大于血吸虫卵）的尼龙袋套于 260 目/in（孔径略小于血吸虫卵）的尼龙袋内（两袋的底部均不黏合，分别用金属夹夹住）。

（2）取粪便 30g，放入搪瓷杯内加水捣碎调匀，经 60 目/in 铜丝筛滤入内层尼龙袋。

（3）然后将两个尼龙袋一起放在清水桶内，缓慢上下提动洗滤袋内粪液，或在自来水下缓慢冲洗，至袋内流出清水为止。

（4）将 120 目/in 尼龙袋提出，弃去袋内粪渣，取下 260 目/in 尼龙袋下端金属夹，将袋内粪渣全部洗入三角量杯内，静置 15min。

（5）倒去上清液，吸沉渣镜检。

（6）将沉渣倒入三角烧瓶内做血吸虫毛蚴孵化。

2.附注

本法有费时短、虫卵丢失少，并可避免在自然沉淀过程中孵出的毛蚴被倒掉等优点，但需专用尼龙袋。

六、隐孢子虫卵囊染色检查法

目前，隐孢子虫卵囊染色检查最佳的方法为金胺-酚改良抗酸染色法，其次为金胺-酚染色法和改良抗酸染色法。对于新鲜粪便或经 10%福尔马林固定保存（4℃1 个月内）的含卵囊粪便都可用下列方法染色，不经染色难以识别。

（一）金胺-酚染色法

1.试剂

金胺-酚染色液：①第一液：1g/L 金胺-酚染色液，金胺 0.1g，酚 5.0g，蒸馏水 100ml；②第二液：3%盐酸乙醇，盐酸 3ml，95%乙醇 100ml；③第三液：5g/L 高锰酸钾溶液，高锰酸钾 0.5g，蒸馏水 100ml。

2.操作

（1）制备粪便标本薄涂片，空气中干燥后，在甲醇中固定 2～3min。

（2）滴加第一液于晾干的粪膜上，10～15min 后水洗。

（3）滴加第二液，1min 后水洗。

（4）滴加第三液，1min 后水洗，待干。

（5）置荧光显微镜检查。

（6）低倍荧光镜下，可见卵囊为一圆形小亮点，发出乳白色荧光。高倍镜下卵囊呈乳白色或略带绿色，卵囊壁为一薄层，多数卵囊周围深染，中央淡染，呈环状，核深染结构偏位，有些卵囊全部为深染。但有些标本可出现非特异的荧光颗粒，应注意鉴别。

（二）改良抗酸染色法

1.试剂

改良抗酸染色液：第一液酚复红染色液：碱性复红 4g，95%乙醇 20ml，酚 8ml，蒸馏水 100ml；第二液 10%硫酸溶液：纯硫酸 10ml，蒸馏水 90ml（边搅拌边将硫酸徐徐倾入水中）。第二液可用 5%硫酸或 3%盐酸乙醇；第三液 2g/L 孔雀绿溶液：取 20g/L 孔雀绿原液 1ml，与蒸馏水 9ml 混匀。

2.操作

（1）制备粪便标本薄涂片，空气中干燥后，在甲醇中固定 2～3min。

（2）滴加第一液于晾干的粪膜上，1.5～10.0min 后水洗。

（3）滴加第二液，1～10min 后水洗。

（4）滴加第三液，1min 后水洗，待干。

（5）置显微镜下观察。

（6）经染色后，卵囊呈玫瑰红色，圆形或椭圆形，背景为绿色。

3.附注

（1）如染色（1.5min）和脱色（2min）时间短，卵囊内子孢子边界不明显；如染色时间长（5～10min），脱色时间需相应延长，子孢子边界明显。卵囊内子孢子均染为玫瑰红色，子孢子呈月牙形，共 4 个。其他非特异颗粒则染成蓝黑色，容易与卵囊区分。

（2）不具备荧光镜的实验室，亦可用本方法先染色，然后在光镜低、高倍下过筛检查。如发现小红点再用油镜观察，可提高检出速度和准确性。

第三节　粪便隐血试验

上消化道有少量出血时，红细胞被消化而分解破坏，由于显微镜下不能发现，故称为隐血。

一、免疫学检测法

1.原理

粪便隐血的免疫检测法是一个高灵敏度的免疫测定法，已有胶乳凝集试验、EIA法、胶体金法、免疫层析法、免疫-化学并用法等，此外还有半自动、全自动的仪器。该法采用抗人血红蛋白的单克隆抗体和多克隆抗体，特异性针对粪便样品中的人血红蛋白。因此，本试验不受动物血红蛋白的干扰，试验前不需禁食肉类。

2.操作

根据不同试剂盒的说明书操作。

3.附注

（1）敏感性和特异性如下所述。

1）敏感性：样品中血红蛋白浓度超过 0.2μg/ml，就可得到阳性结果。

2）特异性：粪便隐血免疫一步检验法对人血红蛋白特异性很强，样品中鸡、牛、马、猪、羊等动物血液血红蛋白含量在 500μg/ml 以下时，不出现假阳性结果。

（2）试验局限性如下所述。

1）本法可以帮助医生早期发现胃肠道因病变导致的出血，然而，由于家族性息肉或直肠癌可能不出血，或出血在粪便中分布不均匀，或粪便处理不当（高温、潮湿、放置过久等），都可造成阴性结果。

2）本法对正常人检验有时也会得到阳性结果，这是某种刺激胃肠道的药物造成粪便隐血所致。

3）本检验法只能作为筛查或辅助诊断用，不能替代胃镜、直肠镜、内窥镜和 X 线检查。

4）上消化道出血，本法阳性率低于化学法。

4.临床意义

（1）消化道出血时，如溃疡病、恶性肿瘤、肠结核、伤寒、钩虫病等，本试验可为阳性。一般而言，上消化道出血时化学法比免疫法阳性率高，下消化道出血时免疫法比化学法灵敏度高。

（2）消化道恶性肿瘤发生时，一般粪便隐血可持续阳性，溃疡病发生时呈间断性阳性。本法对消化道恶性肿瘤的早期检出率为 30%～40%,进行期为 60%～70%,如果连续检查 2d，阳性率可提高 10%～15%。

（3）作为大批量肠癌筛查，仍以匹拉米酮为主。愈创木脂化学法更价廉、方便。

二、试带法

国内外生产以匹拉米酮、四甲基联苯胺为显色基质的隐血试验试带，使用方便，患者也可自留标本检测。

三、邻联甲苯胺法

1.原理

血红蛋白中的亚铁血红素有类似过氧化物酶的活性，能催化 H_2O_2 作为电子受体使邻联甲苯胺氧化成邻甲偶氮苯而显蓝色。

2.试剂

（1）10g/L 邻联甲苯胺（o-tolidine）溶液：取邻联甲苯胺 1g，溶于冰乙酸及无水乙醇各 50ml 的混合液中，置棕色瓶中，保存于 4℃冰箱中，可用 8～12 周，若变为深褐色，应重新配制。

（2）3%过氧化氢液。

3.操作

（1）用竹签挑取少量粪便，涂在消毒棉签上或白瓷板上。

（2）滴加 10g/L 邻联甲苯胺冰乙酸溶液 2～3 滴于粪便上。

（3）滴加 3%过氧化氢 2～3 滴。

（4）立即观察结果，在 2min 内显蓝色为阳性。

4.结果判断

阴性：加入试剂 2min 后仍不显色。

阳性（+）：加入试剂 10s 后，由浅蓝色渐变蓝色。

（2+）：加入试剂后初显浅蓝褐色，逐渐呈明显蓝褐色。

（3+）：加入试剂后立即呈现蓝褐色。

（4+）：加入试剂后立即呈现蓝黑褐色。

5.附注

（1）o-tolidine[3，3'-Dimethyl-（1，1'-biphenyl）4，4'-Diamine，$C_{14}H_{16}N_2$，MW212.3]，中文名称为邻联甲苯胺，亦称邻甲联苯胺。另有，o-toluidine（2-Aminotoluene，C_7H_9N，MW107.2），中文名称邻为甲苯胺，可用于血糖测定，两者应予区别。

（2）粪便标本必须及时检查，以免灵敏度降低。

（3）3%过氧化氢易变质失效，应进行阳性对照试验，将过氧化氢滴在血片上可产生大量泡沫。

（4）强调实验前 3d 内禁食动物血、肉、肝脏及富含叶绿素食物、铁剂、中药，以免产生假阳性反应。齿龈出血、鼻出血、月经血等均可导致阳性反应。

（5）用具应加热处理，如试管、玻片、滴管等，以破坏污染的过氧化物酶。

（6）也可选用中等敏感的愈创木脂（gum guaiacum）法，但必须选购质量优良的愈创木脂，配制成 20g/L 愈创木脂乙醇溶液，或用匹拉米酮溶液代替 10g/L 邻联甲苯胺乙醇溶液，操作同上。

第三章　体液及排泄物检查

第一节　脑脊液检查

一、标本处理

（1）标本收集后应立即送检，一般不能超过 1h。将 CSF 分别收集于三个无菌试管（或小瓶）中，每管第一管做细菌培养，必须留于无菌小试管中；第二管做化学或免疫学检查；第三管做一般性状检查和显微镜检查。

（2）收到标本后应立即检验，久置可致细胞破坏，影响细胞计数及分类检查；葡萄糖含量降低；病原菌破坏或溶解。

（3）细胞计数管应避免标本凝固，遇高蛋白标本时，可用 EDTA 盐抗凝。

二、一般性状检查

主要观察颜色与透明度，可记录为水样透明（白细胞 200/μl 或红细胞 400/μl 可致轻微混浊）、白雾状混浊、微黄混浊、绿黄混浊、灰白混浊等。脓性标本应立即直接涂片进行革兰染色检查细菌，并应及时接种相应培养基。

1.红色

如标本为血性，为区别蛛网膜下隙出血或穿刺性损伤，应注意以下情况：

（1）将血性脑脊液试管离心沉淀（1500r/min），如上层液体呈黄色，隐血试验阳性，多为蛛网膜下隙出血，且出血的时间已超过 4h，约 90%患者为 12h 内发生出血。如上层液体澄清无色，红细胞均沉管底，多为穿刺损伤或因病变所致的新鲜出血。

（2）红细胞皱缩，不仅见于陈旧性出血，在穿刺外伤引起出血时也可见到。因脑脊液渗透压较血浆高所致。

2.黄色

除陈旧性出血外，在脑脊髓肿瘤所致脑脊液滞留时，也可呈黄色。黄疸患者（血清胆红素 171～257μmol/L）的脑脊液也可呈黄色。但前者呈黄色透明的胶冻状。脑脊液蛋白多为1.50g/L，红细胞≥100×10^9 个/L 也可呈黄色。橘黄色见于血液降解及进食大量胡萝卜素。

3.米汤样

由于白（脓）细胞增多，可见于各种化脓性细菌引起的脑膜炎。

4.绿色

可见于绿脓假单胞菌、肺炎链球菌、甲型链球菌引起的脑膜炎、高胆红素血症和脓性脑脊液。

5.褐或黑色

见于侵犯脑膜的中枢神经系统黑色素瘤。

三、蛋白定性试验

1.原理

脑脊液中球蛋白与苯酚结合，可形成不溶性蛋白盐而下沉，产生白色浑浊或沉淀，即潘氏（Pandy）试验。

2.试剂

5%酚溶液：取纯酚 25ml，加蒸馏水至 500ml，用力振摇，置 37℃温箱内 1～2d，待完全溶解后，置棕色瓶内室温保存。

3.操作

取试剂 2～3ml，置于小试管内，用毛细滴管滴入脑脊液 1～2 滴，衬以黑背景，立即观察结果。

4.结果判断

阴性：清晰透明，不显雾状。

极弱阳性（±）：微呈白雾状，在黑色背景下，才能看到。

阳性（+）：灰白色云雾状。

（2+）：白色浑浊。

（3+）：白色浓絮状沉淀。

（4+）：白色凝块。

5.临床意义

正常时多为阴性或极弱阳性。有脑组织和脑脊髓膜疾患时常呈阳性反应，如化脓性脑脊髓膜炎、结核性脑脊髓膜炎、梅毒性中枢神经系统疾病、脊髓灰质炎、流行性脑炎等。脑出血时多呈强阳性反应，如外伤性血液混入脑脊液中，亦可呈阳性反应。

四、有形成分检查

（一）细胞总数

1.器材及试剂

（1）细胞计数板。

（2）红细胞稀释液（与血液红细胞计数稀释液相同）。

2.操作

（1）对澄清的脑脊液可混匀后用滴管直接滴入计数池，计数 10 个大方格内红、白细胞数，其总和即为每微升的细胞数，再换算成每升脑脊液中的细胞数。如细胞较多，可计数一大格内的细胞×10，即得每微升脑脊液中细胞总数。如用"升"表示，则再乘以 10^6。

（2）混浊或带血的脑脊液可用血红蛋白吸管吸取混匀的脑脊液 20μl，加入含红细胞稀释液 0.38ml 的小试管内，混匀后滴入计数池内，用低倍镜计数 4 个大方格中的细胞总数，乘以 50，即为每微升脑脊液的细胞总数。

（二）白细胞计数

1.非血性标本

小试管内放入冰乙酸 1～2 滴，转动试管，使内壁沾有冰乙酸后倾去之，然后滴加混匀的脑脊液 3～4 滴，数分钟后，混匀充入计数池，按细胞总数操作中的红、白细胞计数法计数。

2.血性标本

将混匀的脑脊液用 1%乙酸溶液稀释后进行计数。为剔除因出血而来的白细胞数，用下式进行校正：

脑脊液白细胞校正数=脑脊液白细胞测定值-出血增加的白细胞数

出血增加的白细胞数=外周血白细胞数×脑脊液红细胞数/外周血红细胞数

3.参考区间

正常人脑脊液中无红细胞，仅有少量白细胞。白细胞计数：成人（0～8）×10^6/L；儿童（0～15）×10^6/L；新生儿：（0～30）×10^6/L。以淋巴细胞及大单核细胞为主，两者之比约为7：3，偶见内皮细胞。

4.附注

（1）计数应及时进行，以免脑脊液凝固，使结果不准确。

（2）细胞计数时，应注意新型隐球菌与白细胞的区别：前者不溶于乙酸，加优质墨汁后可见不着色的荚膜。

（3）计数池用后，应用 75%乙醇消毒 60min。忌用酚消毒，因会损伤计数池的刻度。

（三）细胞分类

1.直接分类法

白细胞计数后，将低倍镜换为高倍镜，直接在高倍镜下根据细胞核的形态分别计数单个核细胞（包括淋巴细胞及单核细胞）和多核细胞，应数 100 个白细胞，并以百分率表示。若白细胞少于 100 个应直接写出单核、多核细胞的具体数字。

2.染色分类法

如直接分类不易区分细胞时，可将脑脊液离心沉淀，取沉淀物 2 滴，加正常血清 1 滴，推片制成均匀薄膜，置室温或 37℃温箱内待干，进行瑞氏染色后用油镜分类。如见有不能分类的细胞，应请示上级主管，并另行描述报告，如脑膜白血病或肿瘤细胞等。

3.参考区间

脑脊液白细胞分类计数中，淋巴细胞成人为 40%～80%，新生儿为 5%～35%；单核细胞成人为 15%～45%，新生儿为 50%～90%；中性粒细胞成人为 0～6%，新生儿为 0～8%。

4.临床意义

（1）中枢神经系统病变的脑脊液，细胞数可增多，其增多的程度及细胞的种类与病变的性质有关。

（2）中枢神经系统病毒感染、结核性或霉菌性脑脊髓膜炎发生时，细胞数可中度增加，常以淋巴细胞为主。

（3）细菌感染（化脓性脑脊髓膜炎）时，细胞数显著增加，以中性粒细胞为主。

（4）脑寄生虫病时，可见较多的嗜酸性粒细胞。

（5）脑室或蛛网膜下隙出血时，脑脊液内可见多数红细胞。

五、细菌直接涂片检查

（一）革兰染色

临床怀疑为流行性脑脊髓膜炎或化脓性脑脊髓膜炎时，应做细菌学涂片检查，未治疗细菌性脑脊髓膜炎患者，革兰染色阳性率可达 60%～80%。操作如下：

（1）将脑脊液立即以 2000r/min 离心 15min，取沉淀物涂片 2 张。

（2）涂片应在室温中，或置 37℃温箱中干燥，切勿以火焰烤干。

（3）已干燥涂片经火焰固定后，一张涂片用 0.5%～1%亚甲蓝染色 30s，另一张做革兰染色。

（4）注意细胞内外的细菌形态，报告时应予以描述。

（二）抗酸染色

临床怀疑为结核性脑脊髓膜炎时，应做抗酸染色。单张涂片抗酸染色阳性率较低，但如将检查涂片增至 4 张，阳性率可达 80%以上。

（三）湿片浓缩检查

可查见原虫、蠕虫感染等。

六、真菌检查－新型隐球菌检查

（1）取脑脊液，以 2000r/min 离心 15min，以沉淀物做涂片，加经过滤的优质细墨汁 1 滴，混合，加盖玻片检查。

（2）先用低倍镜检查，如发现在黑色背景中有圆形透光小点，中间有一细胞大小的圆形物质，即转用高倍镜仔细观察结构，新型隐球菌直径为 5～20μm，可见明显的厚荚膜，并有出芽的球形孢子。

（3）每次镜检应用空白墨水滴作为对照，以防墨汁污染。

（4）新型隐球菌患者约有 50%阳性率。

报告方式：墨汁涂片找到"隐球菌属"。

七、脑脊液分光分析法检查

1.原理

当红细胞混入脑脊液后，经过一定时间，红细胞破坏，可释放出血红蛋白，以氧合血红蛋白、高铁血红蛋白（MetHb）或胆红素等色素形式存在。它们的最大吸收峰值有差异，可用分光光度法鉴别。

2.器材

可用波长能自动扫描的各类型分光光度计或国产 721 型分光光度计等。

3.操作

（1）取得脑脊液后，立即以 3000r/min 离心 5min。

（2）上清液在分光光度计上自动描记，波长选择 220～700nm。用蒸馏水调空白，然后按吸收曲线形态和吸光度数值加以分析，如病理标本致脑脊液色泽过深者，可用生理盐水稀释 3～5 倍后再扫描。

（3）如没有连续自动描记的分光光度计时，则可分别在 415nm、460nm、540nm、575nm、

630nm 波长读取吸光度。

4.结果判断

（1）正常脑脊液，仅可见 280nm 处的蛋白吸收峰，而无其他吸收峰出现。

（2）如在 415nm、460nm、540nm、575nm、630nm 有色素吸收峰为阳性。

（3）HbO_2 为主时，最大吸收峰在 415nm；出现少量 MetHb 后，最大吸收峰向 406nm 移动，同时 630nm 处出现 MetHb 另一特异吸收峰；若脑脊液中以 MetHb 为主时，最大吸收峰移至 406nm。

5.附注

（1）临床上采取脑脊液标本时，应按先后两管收集法立即送检。这样将先后两管脑脊液的分光分析结果进行比较，将有助于损伤血性与病理血性脑脊液的鉴别。

（2）穿刺损伤的血性脑脊液标本如未及时检验，则可因红细胞在试管内破坏后释出血红蛋白，造成假阳性。

6.临床意义

（1）新鲜出血时，氧合血红蛋白出现最早，经 2～3d 达最高值，以后逐渐减低。而胆红素则在 2～3d 后开始出现，并逐渐增高。如在蛛网膜下隙出血的脑脊液中，发病 2h 内即可发现氧合血红蛋白，3～4d 后出现胆红素吸收峰，其量逐渐增加，而氧合血红蛋白则有减少的倾向，至第 3 周逐渐吸收消失。

（2）脑脊液中氧合血红蛋白的出现，可作为新鲜出血或再出血的指标；高铁血红蛋白的出现，为出血量增多或出血时间延长的标志；胆红素的出现可说明为陈旧性出血。

第二节 精液检查

一、标本收集

（1）在 3 个月内检查 2 次至数次，二次之间间隔应＞7d，但不超过 3 周。

（2）采样前至少禁欲 3d，但不超过 7d。

（3）采样后 1h 内送到检验科。

（4）用清洁干燥广口塑料或玻璃小瓶收集精液，不宜采用避孕套内的精液。某些塑料容器具有杀精子作用，但是否合适应事先做试验。

（5）应将射精精液全部送验。

（6）传送时温度应在 20～40℃。

（7）容器必须注明患者姓名和（或）识别号（标本号或条码），标本采集日期和时间。

（8）和所有体液一样，精液也必须按照潜在生物危害物质处理，因为精液内可能含有肝炎病毒、人类免疫缺陷病毒和疱疹病毒等。

二、一般性状检查

一般性状检查包括记录精液量、颜色、透明度、黏稠度和是否液化。

1.外观

正常精液呈灰白色或乳白色，不透明。棕色或红色提示出血。黄色提示可能服用某种药物。精子浓度低时精液略显透明。

正常精液是一种均匀黏稠的液体，射精后立即凝固，30min 后开始液化。若液化时间超过 60min 考虑为异常，应记录这种情况。正常精液可含有不液化的胶冻状颗粒。

2.量

用刻度量筒或移液管测定。正常一次全部射精精液量为 2～5ml。精液量过多或过少是不育的原因之一。

3.黏稠度

在精液全部液化后，用 Pasteur 滴管吸入精液，然后让精液依靠重力滴落，并观察拉丝长度。正常精液呈水样，形成不连续小滴。黏稠度异常时，形成丝状或线状液滴（长度大于 2cm）。也可使用玻璃棒或注射器测定黏稠度。

4.酸碱度

用精密试带检查。正常人值 pH 为 7.2～8.0，平均值为 7.8。

三、精子存活率

精子存活率（motility）用活精子比例来反映。

1.伊红染色法

（1）试剂：5g/L 伊红 Y 染色液：伊红 Y 0.5g，加生理盐水至 100ml。

（2）操作：

1）在载玻片上加新鲜精液和伊红溶液各 1 滴，混匀后，加上盖玻片，30s 后在高倍镜下观察，活精子不着色，死精子染成红色。

2）计数 200 个精子，计算未着色（活精子）的百分率。

2.伊红-苯胺黑染色法

（1）试剂：

1）10g/L 伊红 Y 染色液：伊红 1g，加蒸馏水至 100ml。

2）100g/L 苯胺黑染色液：苯胺黑 10g，加蒸馏水至 100ml。

（2）操作：

1）取小试管，加新鲜精液和伊红溶液各 1 滴，混匀。

2）30s 后，加苯胺黑溶液 3 滴，混匀。

3）30s 后，在载玻片上，加精液-伊红-苯胺黑混合液 1 滴，制成涂片，待干。

4）油镜下观察，活精子为白色，死精子染成红色，背景呈黑色，计数 200 个精子，计算未着色活精子的百分率。

3.精子低渗膨胀试验（HOS）

（1）试剂：膨胀液为枸橼酸钠 0.735g，果糖 1.351g，加蒸馏水至 100ml。分装，-20℃ 冷冻保存，使用前解冻，并充分混匀。

（2）操作：

1）取小试管，加 1ml 膨胀液，37℃预温 5min。

2）加 0.1ml 液化精液，轻轻搅匀，在 37℃孵育至少 30min。

3）在相差显微镜下观察精子，膨胀精子为尾部形状发生变化的精子，即活精子（图 3-1）。

计数 200 个精子，计算膨胀精子的百分率。

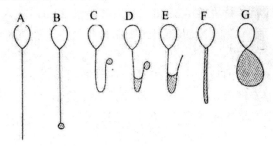

图 3-1　低渗情况人类精子典型变化图

A：无变化；B～G：尾部变化的不同类型，画线部分代表尾部膨胀区

（3）参考区间：在排精 30～60min 内，有 70% 以上精子应为活动精子。精子低渗膨胀试验应有 60% 以上精子出现尾部膨胀。

（4）附注：

1）如室温低于 10℃ 时，应将标本先放入 37℃ 温育 5～10min 后镜检。

2）某些标本试验前就有尾部卷曲的精子，在 HOS 试验前，计算未处理标本中尾部卷曲精子的百分数，实际 HOS 试验结果百分率就等于测定值减去未处理标本中尾部卷曲精子的百分率。

3）HOS 也是精子尾部膜功能试验。

四、精子活力

WHO 推荐了一种无需复杂设备而能进行简单精子活力（activity）分级的方法。

1.操作

取标本涂片，连续观察至少 5 个视野，对 200 个精子进行分级，首先计数 a 级和 b 级精子，随后在同一视野内计数 c 级和 d 级精子。

2.结果判断

根据下述标准把精子活力分为 a、b、c、d 四级。

a 级：快速前向运动：37℃ 时速度 ≥25μm/s，或 20℃ 速度 ≥20μm/s（25μm 大约相当于精子 5 个头部的长度，或半个尾部的长度）。

b 级：慢速或呆滞的前向运动。

c 级：非前向运动（<5μm/s）。

d 级：不动。

3.参考区间

正常精液采集后 60min 内，a 级+b 级精子达 50% 以上。

五、精子计数

1.试剂

精子稀释液：碳酸氢钠 5g，40% 甲醛溶液 1ml，蒸馏水 100ml，待完全溶解过滤后使用。

2.操作

（1）于小试管内加精子稀释液 0.38ml，吸液化精液 20μl，加入稀释液内摇匀。

（2）充分摇匀后，滴入改良 Neubauer 血细胞计数池内，静置 1～2min，待精子下沉后，以精子头部作为基准进行计数。

（3）如每个中央中方格内精子少于 10 个，应计数所有 25 个中方格内的精子数。

（4）如每个中央中方格内精子在 10～40 个，应计数 10 个中方格内的精子数。

（5）如每个中央中方格内精子多于 40 个，应计数 5 个中方格内的精子数。

3.结果判断

$$\text{精子数} = \frac{\text{计算结果}}{\text{计数中方格数}} \times \frac{1}{\text{计数池高度}} \times 20 \times 10^3 / ml$$

$$= \frac{\text{计算结果}}{\text{计数中方格数}} \times \frac{1}{\text{计数池高度}} \times 5 \times 10^5 / ml$$

4.参考区间

正常男性≥20×10⁶/ml。

4.参考区间
正常男性 $\geq 20 \times 10^6$/ml。

5.附注

（1）收集精液前避免性生活 3～7d。收集精液标本后应在 1h 内检验，冬季应注意保温。

（2）出现一次异常结果，应隔 1 周后复查，反复查 2～3 次方能得出比较正确的结果。

（3）如低倍镜、高倍镜检查均无精子，应将精液离心沉淀后再做涂片检查，如两次均无精子，报告无精子。

六、精子形态观察

1.试剂

改良巴氏染色液、Shorr 染色液、Diff-Quik 快速染色液。商品化染色液一般质均佳，但实验室也可自行配制。

2.操作

（1）在载玻片上滴 1 滴精液，5～20μl，采用压拉涂片法或推片法制片。

（2）待干后，巴氏染色法用等量 95%乙醇和乙醚混合液固定 5～15min；Shorr 染色法用 75%乙醇固定 1min；Diff-Quik 快速染色法用甲醇固定 15s。

（3）做改良巴氏、Shorr 或 Diff-Quik 染色，然后在油镜下观察。

（4）精子头部顶体染成淡蓝色，顶体后区域染成深蓝色，中段染成淡红色，尾部染成蓝色或淡红色，细胞质小滴位于头部后面或中段周围，巴氏染色染成绿色。

3.结果判断

评估精子正常形态时应采用严格标准，只有头、颈、中段和尾部都正常的精子才正常。精子头的形状必须是椭圆形，巴氏染色精子头部长 4.0～5.0μm，宽 2.5～3.5μm，长宽之比应在 1.50～1.75，顶体的界限清晰，占头部的 40%～70%。中段细，宽度<1μm，约为头部长度的 1.5 倍，且在轴线上紧贴头部，细胞质小滴应小于正常头部大小的一半。尾部应是直的、均一的，比中段细，非卷曲，其长度约为 45μm。

所有形态学处于临界状态的精子均列为异常。异常精子可有：①头部缺陷：大头、小头、锥形头、梨形头、圆头、无定形头、有空泡头、顶体过小头、双头等；②颈段和中段缺陷：颈部弯曲、中段非对称地接在头部、粗的或不规则中段、异常细的中段等；③尾部缺陷：短尾、多尾、发卡形尾、尾部断裂、尾部弯曲、尾部宽度不规则、尾部卷曲等。

4.参考区间

正常人精液中正常形态者≥30%（异常精子应少于20%，如超过20%为不正常）。WHO参考范围见表3-1。

七、精子凝集

精子凝集是指活动精子以各种方式，如头对头，尾对尾或头对尾等彼此粘在一起。以分级方式报告，从"-"（没有凝集）～"3+"（所有可动的精子凝集到一起）。凝集的存在，提示可能为免疫因素引起不育。

八、非精子细胞

精液含有的非精子细胞成分，称为"圆细胞"，这些细胞包括泌尿生殖道上皮细胞、前列腺细胞、生精细胞和白细胞。正常人精液中：圆细胞$<5\times10^6$/ml。

正常精液中，白细胞主要是中性粒细胞，数量不应超过1×10^6/ml。过多提示感染，为白细胞精子症。

九、其他成分

精液中可以有结晶体、卵磷脂小体、淀粉样体、脂滴、脱落上皮细胞等。

十、参考区间

见表3-1。

表 3-1 WHO 精液检查参考区间

检查项目	1987 年	1992 年	1999 年
射精量/ml	≥2	≥2	≥2
pH 值	7.2～8.0	7.2～8.0	≥7.2
精子计数/（10^6/ml）	≥20	≥20	≥20
总精子数/射精/（10^6/次）	≥40	≥40	≥40
精子形态（%正常）	≥50	≥30	≥15（严格正常标准）
精子存活率（%）精子活力	≥75	≥75	≥50
（a、b、c、d）a 级（%）	≥25	≥25	≥25
a 级+b 级（%）	≥50	≥50	≥50

注：表中列举了 WHO 1987－1999 年的精液检查参考区间，其中主要差别为精子正常形态百分率，严格正常标准精子是 Kruger 等研究的成果，形态正常百分率仅为 WHO 1992 年版标准的 1/2，但是，应用此参考区间涉及专业培训和实践，目前，与我国情况不一定相适应，各实验室应根据实际情况建立自身的参考区间。如果正常形态的精子数低于 15%时，体外受精率降低。

十一、临床意义

（1）正常精液呈灰白色，久未排精者可呈淡黄色；离体 30min 后，完全液化。根据精液检查结果，临床上常用于诊断男子不育症及观察输精管结扎术后的效果。

（2）正常精子活力一般在 a 级≥25%。如活力 a 级＜25%，a 级+b 级＜50%，可成为男性不育的原因。

（3）精索静脉曲张症患者精液中常出现形态不正常的精子。

（4）血液中有毒性代谢产物、接触铅等污染物、应用大剂量放射线及细胞毒药物等可使精子形态异常。

第三节　阴道分泌物检查

阴道分泌物是女性生殖系统分泌的液体，其中主要是由阴道分泌的液体。

一、清洁度

取阴道分泌物，用生理盐水涂片，高倍镜检查，根据所含白细胞（或脓细胞）、上皮细胞、杆菌、球菌的多少，分成Ⅰ～Ⅳ度，判定结果见表 3-2。

表 3-2　阴道涂片清洁度判定表

清洁度	杆菌	球菌	上皮细胞	脓细胞或白细胞个数
Ⅰ	多	-	满视野	0～5 个/高倍视野
Ⅱ	中	少	1/2 视野	5～15 个/高倍视野
Ⅲ	少	多	少	15～30 个/高倍视野
Ⅳ	-	大量	-	＞30 个/高倍视野

清洁度在Ⅰ～Ⅱ度内视为正常，Ⅲ、Ⅳ度为异常，多数为阴道炎，可发现阴道霉菌、阴道滴虫等病原体。

单纯不清洁度增高而不见滴虫、霉菌者，可见于细菌性阴道炎。

二、滴虫检查

阴道滴虫呈梨形，比白细胞大 2 倍，顶端有鞭毛 4 根，在 25～42℃温度下可活动。因此，在寒冷天，标本要采取保温措施。滴虫活动的最适 pH 值为 5.5～6.0。

三、霉菌检查

在湿片高倍镜下见卵圆形孢子，革兰染色油镜下可见革兰阳性孢子或假菌丝与出芽细胞相连接，成链状及分枝状。找到阴道霉菌是霉菌性阴道炎的诊断项目。

四、线索细胞及胺试验

该实验是加德纳菌、动弯杆菌属（mobiluncus）等阴道病的实验室诊断依据。

1.线索细胞（clue cell）

线索细胞为阴道鳞状上皮细胞黏附大量加德纳菌及其他短小杆菌后形成。生理盐水涂片高倍镜下可见该细胞边缘呈锯齿状，细胞已有溶解，核模糊不清，其上覆盖有大量加德纳菌及厌氧菌，使其表面毛糙，出现斑点和大量的细小颗粒。涂片革兰染色后，显示黏附于脱落上皮细胞内的细菌为革兰阴性或染色不定的球杆菌，其中，柯氏动弯杆菌（M.curtisii）是一短小的（平均约 1.5μm）革兰染色不定菌，羞怯动弯杆菌（M.mulieris）是一长的（平均约 3.0μm）革兰染色阴性菌，阴道加德纳菌（Gardnerella vaginalis）是一种微需氧的、多形性的革兰染色不定杆菌。线索细胞是诊断细菌性阴道病的重要指标。

2.pH 值

pH 试纸法检查。细菌性阴道病 pH＞4.5。

3.胺试验

阴道分泌物加 2.5mol/L KOH 溶液时出现鱼腥样气味。细菌性阴道病呈阳性。

第四节　痰液检查

痰液是肺泡、支气管和气管的分泌物。痰液检查对某些呼吸系统疾病如肺结核、肺吸虫、肺肿瘤、支气管哮喘、支气管扩张及慢性支气管炎等的诊断、疗效观察和预后判断有一定价值。

一、标本收集

痰液标本收集法因检验目的不同而异，但所用容器须加盖，痰液勿污染容器外（用不吸水容器盛留）。

（1）痰液的一般检查应收集新鲜痰，患者起床后刷牙，漱口（用 3%H_2O_2 及清水漱 3 次），用力咳出气管深处真正的呼吸道分泌物，而勿混入唾液及鼻咽分泌物。

（2）细胞学检查用上午 9：00～10：00 深咳的痰液及时送检（清晨第一口痰在呼吸道停留时间久，细胞变性结构不清），应尽量送含血的病理性痰液。

（3）浓缩法找抗酸杆菌应留 24h 痰（量不少于 5ml），细菌检验应避免口腔、鼻咽分泌物污染。

（4）幼儿痰液收集困难时，可用消毒棉拭子刺激喉部引起咳嗽反射，用棉拭子采取标本。

（5）观察每日痰排出量和分层时，须将痰放入广口瓶内。

（6）检验完毕后的标本及容器应煮沸 30～40min 消毒，痰纸盒可烧毁，不能煮沸的容器可用 5%苯酚或 2%来苏儿溶液消毒后才能用水冲洗。

二、检查

（一）一般性状检查

1.痰量

正常人无痰或仅有少量泡沫痰。在呼吸系统疾病时，痰量可增多，超过 50～100ml。大量增加见于支气管扩张、肺结核、肺内有慢性炎症、肺空洞性病变。肺脓肿或脓胸的支气管溃破时，痰液呈脓性改变。

2.颜色

有白色、黄色、铁锈色、绿色、黑色等。

3.性状

黏液性、黏液脓性、脓性、浆液性、血性痰、泡沫痰等。

4.血液

记录血丝、血块、血痰混合（注意颜色鲜红或暗红）。

5.有无异常物质

将痰置于培养皿内，衬以黑色背景，用两只竹签挑动，使其展开成薄层后，观察有无支气管管型、库什曼（Curschmann）螺旋体、栓子、肺结石、肺组织坏死的碎片或干酪块等。

6.临床意义

通常呈无色或灰白色。化脓感染时，可呈黄绿色；明显绿色见于绿脓杆菌感染；大叶性肺炎时可呈铁锈色；阿米巴肺脓肿时呈咖啡色；呼吸系统有病变时痰可呈黏液性、浆液性、脓性、黏液脓性、浆液脓性、血性等。

（二）显微镜检查

选择脓样、干酪样或带脓样血液部分，取 1 小块置玻片上，直接与生理盐水混合，涂成薄片，加盖片后轻压之，用低倍镜及高倍镜检查。注意有无红细胞、白细胞、上皮细胞、弹力纤维、库什曼螺旋体、夏科-雷登结晶、胆红素结晶、硫黄样颗粒（放线菌块）、真菌孢子、心力衰竭细胞、载炭细胞、癌细胞等。

（三）寄生虫检查

痰中可能查见肺吸虫卵、溶组织内阿米巴滋养体、棘球蚴的原头蚴、粪类圆线虫幼虫、蛔蚴、钩蚴、尘螨等；卡氏肺孢子虫的包囊也可出现于痰中，但检出率很低。

1.肺吸虫卵检查

可先用直接涂片法检查，如为阴性，改为浓集法集卵，以提高检出率。

直接涂片法：在洁净载玻片上先加 1～2 滴生理盐水，挑取痰液少许。最好选带铁锈色的痰，涂成痰膜，加盖片镜检。如未发现肺吸虫卵，但见有夏科-雷登结晶，提示可能是肺吸虫患者，多次涂片检查为阴性者，可改用浓集法。

浓集法：收集 24h 痰液，置于玻璃杯中，加入等量 10% NaOH 溶液，用玻棒搅匀后，放入 37℃温箱内，数小时后痰液消化成稀液状。分装于数个离心管内，以 1500r/min 离心 5～10min，弃去上清液，取沉渣数滴涂片检查。

2.溶组织内阿米巴大滋养体检查

取新鲜痰液做涂片。天冷时应注意镜台上载玻片保温。用高倍镜观察，如为阿米巴滋养体，可见其伸出伪足并做定向运动。

3.其他

蠕虫幼虫及螨类等宜用浓集法检查。

（四）嗜酸性粒细胞检查

取痰液做直接涂片，干燥后用瑞氏或伊红-亚甲蓝染色液染色，油镜下计数 100 个白细胞，报告嗜酸性粒细胞百分数。

（五）细菌检查

取痰液涂成薄片，干燥后行革兰染色，查找肺炎链球菌、螺旋体、梭形杆菌、霉菌等；用抗酸染色找抗酸杆菌。

（六）其他检查

检查内容包括分泌型 IgA、乳酸脱氢酶、唾液酸等。正常人痰中分泌型 IgA 为（2.03±0.21）g/L，在慢性支气管炎急性发作时可降低，治疗后可回升。

慢性支气管炎患者痰中乳酸脱氢酶、唾液酸比正常人高 1.5 倍或更多，治疗后明显减少，因此可反映临床疗效。

第四章　临床血液一般检验

第一节　血液标本采集与处理

一、静脉采血法

（一）普通采血法

1.试剂与器材

（1）30g/L 碘酊。

（2）75%乙醇。

（3）其他：一次性注射器、压脉带、垫枕、试管、消毒棉签。

2.操作

（1）取试管 1 支（需抗凝者应加相应抗凝剂）。

（2）打开一次性注射器包装，取下针头无菌帽，将针头与针筒连接，针头斜面对准针筒刻度，抽拉针栓检查有无阻塞和漏气，排尽注射器内的空气，套上针头无菌帽，备用。

（3）受检者取坐位，前臂水平伸直置于桌面枕垫上，选择容易固定、明显可见的肘前静脉或手背静脉，幼儿可用颈外静脉采血。

（4）用 30g/L 碘酊自所选静脉穿刺处从内向外、顺时针方向消毒皮肤，待碘酊挥发后，再用 75%乙醇以同样方式脱碘，待干。

（5）在穿刺点上方约 6cm 处系紧压脉带，嘱受检者紧握拳头，使静脉充盈显露。

（6）取下针头无菌帽，以左手拇指固定静脉穿刺部位下端，右手拇指和中指持注射器针筒，示指固定针头下座，针头斜面和针筒刻度向上，沿静脉走向使针头与皮肤成 30°角，快速刺入皮肤，然后成 5°角向前刺破静脉壁进入静脉腔。见回血后，将针头顺势深入少许。穿刺成功后右手固定注射器，左手松压脉带后，再缓缓抽动注射器针栓至所需血量。受检者松拳，消毒干棉球压住穿刺孔，拔出针头。嘱受检者继续按压针孔数分钟。

（7）取下注射器针头，将血液沿试管壁缓缓注入试管中。抗凝血需立即轻轻混匀，盖紧试管塞，及时送检。

3.附注

（1）采血部位通常选择肘前静脉，如此处静脉不明显，可采用手背、手腕、腘窝和外踝部静脉。幼儿可采用颈外静脉。

（2）采血一般取坐位或卧位：体位影响水分在血管内外的分布，从而影响被测血液成分浓度。

（3）压脉带捆扎时间不应超过 1min，否则会使血液成分浓度发生改变。

（4）血液注入试管前应先取下注射器针头，然后将血液沿试管壁缓缓注入试管中，防止溶血和泡沫产生。需要抗凝时应与抗凝剂轻轻颠倒混匀，切忌用力振荡试管。

（5）如遇受检者发生晕针，应立即拔出针头，让其平卧。必要时可用拇指压掐或针刺人中、合谷等穴位，或嗅吸芳香酊等药物。

（二）真空采血管采血法

1.原理

将有头盖胶塞的采血试管预先抽成不同的真空度，利用其负压自动定量采集静脉血样。

2.试剂与器材

目前真空采血器有软接式双向采血针系统（头皮静脉双向采血式）和硬接式双向采血针系统（套筒双向采血式）两种，都是一端为穿刺针，另一端为刺塞针。另附不同用途的一次性真空采血管，有的加有不同抗凝剂，或其他添加剂，均用不同颜色头盖标记便于识别。真空采血法符合生物安全措施。

3.操作

（1）消毒：为受检者选静脉与消毒。

（2）采血：①软接式双向采血针系统采血：拔除采血穿刺针的护套，以左手固定受检者前臂，右手拇指和示指持穿刺针，沿静脉走向使针头与皮肤成30°角，快速刺入皮肤，然后成5°角向前刺破静脉壁进入静脉腔，见回血后将刺塞针端（用橡胶管套上的）直接刺穿真空采血管盖中央的胶塞中，血液自动流入试管内，如需多管血样，将刺塞端拔出，刺入另一真空采血管即可。达到采血量后，松压脉带，嘱受检者松拳，拔下刺塞端的采血试管。将消毒干棉球压住穿刺孔，立即拔除穿刺针，嘱受检者继续按压针孔数分钟。②硬连接式双向采血针系统采血：静脉穿刺如上，采血时将真空采血试管拧入硬连接式双向采血针的刺塞针端中，静脉血就会自动流入采血试管中，拔下采血试管后，再拔出穿刺针头。

（3）抗凝血：需立即轻轻颠倒混匀。

4.附注

（1）使用真空采血器前应仔细阅读厂家说明书，严格按说明书要求操作。

（2）尽量选粗大的静脉进行穿刺。

（3）刺塞针端的乳胶套能防止拔除采血试管后继续流血污染周围，达到封闭采血防止污染环境的作用，因此不可取下乳胶套。

（4）带乳胶套的刺塞端须从真空采血试管的胶塞中心垂直穿刺。

（5）采血完毕后，先拔下刺塞端的采血试管，后拔穿刺针端。

（6）使用前勿松动一次性真空采血试管盖塞，以防采血量不准。

（7）如果一次采血要求采取几个标本时，应按以下顺序采血：血培养管，无抗凝剂及添加剂管，凝血象管，有抗凝剂（添加剂）管。

二、毛细血管采血法

1.试剂与器材

（1）一次性采血针。

（2）消毒干棉球。

（3）75%乙醇棉球。

（4）经过校正的20μl吸管。

2.操作

（1）采血部位：成人以左手无名指为宜，1岁以下婴幼儿，通常对其大拇指或足跟部两侧采血。

（2）轻轻按摩采血部位，使其自然充血，用75%乙醇棉球消毒局部皮肤，待干。

（3）操作者用左手拇指和示指紧捏刺血部位两侧，右手持无菌采血针，自指尖内侧迅速穿刺。

（4）用消毒干棉球擦去第一滴血，按需要依次采血。

（5）采血完毕，用消毒干棉球压住伤口，止血。

3.附注

（1）除特殊情况外，不要在耳垂采血。应避免在冻疮、炎症、水肿等部位采血。

（2）皮肤消毒后一定要待乙醇挥发，干燥后采血，否顺血液会四处扩散而不成滴。

（3）穿刺深度一般以2.0～2.5mm为宜，稍加挤压血液能流出。

（4）进行多项检验时，采集标本次序为：血小板计数、红细胞计数、血红蛋白测定、白细胞计数及涂血片等。

三、抗凝剂的选用

临床血液学检验中常用的抗凝剂有以下3种。

1.枸橼酸钠（柠檬酸钠）

枸橼酸能与血液中的钙离子结合形成螯合物，从而阻止血液凝固。市售枸橼酸钠多含2分子结晶水，相对分子质量为294.12，常用浓度为109mmol/L（32g/L）。枸橼酸钠与血液的比例多采用1：9（V：V），常用于凝血象和红细胞沉降率测定（魏氏法血沉测定时抗凝剂为1：4，即抗凝剂0.4ml加血1.6ml）。

2.乙二胺四乙酸二钾（EDTA·K_2-$2H_2O$，MW404.47）

抗凝机制与枸橼酸钠相同。全血细胞分析用EDTA·$K_2$1.5～2.2mg可阻止1ml血液凝固。适用于全血细胞分析，尤其适用于血小板计数。但由于其影响血小板聚集及凝血因子检测，故不适合做凝血象和血小板功能检查。

3.肝素

肝素是一种含有硫酸基团的黏多糖，相对分子质量为15000，与抗凝血酶Ⅲ（AT-Ⅲ）结合，可促使其对凝血因子Ⅻ、Ⅺ、Ⅸ、Ⅹ和凝血酶活性的抑制，抑制血小板聚集从而达到抗凝。通常用肝素钠盐或锂盐粉剂（125U=1mg）配成1g/L肝素水溶液，即每毫升含肝素1mg。取0.5ml置小瓶中，37～50℃烘干后，能抗凝5ml血液。适用于红细胞比容测定，不适合凝血象和血液学一般检查，因其可使白细胞聚集，并使血涂片染色后产生蓝色背景。

四、血涂片制备

1.器材

清洁、干燥、无尘、无油脂的载玻片（25mm×75mm，厚度为0.8～1.2mm）。

2.操作

血涂片制备方法很多，目前临床实验室普遍采用的是手工推片法，在玻片近一端1/3处，加1滴（约0.05ml）充分混匀的血液，握住另一张边缘光滑的推片，以30°～45°角使血滴沿推片迅速散开，快速、平稳地推动推片至载玻片的另一端。

3.附注

（1）血涂片通常呈舌状或楔形，分头、体、尾三部分。

（2）推好的血涂片应在空气中晃动，使其尽快干燥。天气寒冷或潮湿时，应于37℃恒温箱中保温促干，以免细胞变形缩小。

（3）涂片的厚度、长度与血滴的大小、推片与载玻片之间的角度、推片时的速度及红细胞比容有关。一般认为血滴大，角度大，速度快则血膜厚；反之则血膜薄。红细胞比容高于正常时，血液黏度较高，保持较小的角度，可得满意结果；相反，红细胞比容低于正常时，血液较稀，则应用较大角度、推片速度应较快。

（4）血涂片应在1h内染色或在1h内用无水甲醇（含水量<3%）固定后染色。

（5）新购置的载玻片常带有游离碱质，必须用浓度约1mol/L HCl浸泡24h后，再用清水彻底冲洗，擦干后备用。用过的载玻片可放入含适量肥皂或其他洗涤剂的清水中煮沸20min，洗净，再用清水反复冲洗，蒸馏水最后浸洗，擦干备用。使用时，切勿用手触及玻片表面。

（6）血液涂片既可直接用非抗凝的静脉血或毛细血管血，也可用EDTA抗凝血制备。由于EDTA能阻止血小板聚集，故在显微镜下观察血小板形态时非常合适。

（7）使用EDTA·K$_2$抗凝血液样本时，应充分混匀后再涂片。抗凝血样本应在采集后4h内制备血涂片，时间过长可引起中性粒细胞和单核细胞的形态改变。注意制片前，样本不宜冷藏。

五、血涂片染色

（一）瑞氏（Wright）染色法

1.原理

瑞氏染色法使细胞着色既有化学亲和反应，又有物理吸附作用。各种细胞由于其所含化学成分不同，对染料的亲和力也不一样，因此，染色后各种细胞呈现出各自的染色特点。

2.试剂

（1）瑞氏染液：

瑞氏染料　0.1g

甲醇（AR）　60.0ml

瑞氏染料由酸性染料伊红和碱性染料亚甲蓝的氧化物（天青）组成。将瑞氏染料放入清洁干燥的研钵里，先加少量甲醇，充分研磨使染料溶解，将已溶解的染料倒入棕色试剂瓶中，未溶解的再加少量甲醇研磨，直至染料完全溶解，甲醇全部用完为止。配好后放于室温下，1周后即可使用。新配染液效果较差，放置时间越长，染色效果越好。久置应密封，以免甲醇挥发或氧化成甲酸。染液中也可加中性甘油2~3ml，除可防止甲醇过早挥发外，也可使细胞着色清晰。

（2）pH值为6.8磷酸盐缓冲液：

磷酸二氢钾（KH$_2$PO$_4$）0.3g

磷酸氢二钠（Na$_2$HPO$_4$）0.2g

加少量蒸馏水溶解，再加至1000ml。

3.操作

（1）采血后推制厚薄适宜的血涂片（见"血涂片制备"）。

（2）用蜡笔在血膜两头画线，然后将血涂片平放在染色架上。

（3）加瑞氏染液数滴，以覆盖整个血膜为宜，固定血膜约 1min。

（4）滴加约等量的缓冲液与染液混合，室温下染色 5～10min。

（5）用流水冲去染液，待干燥后镜检。

4.附注

（1）pH 对细胞染色有影响：由于细胞中各种蛋白质均为两性电解质，所带电荷随溶液 pH 而定。对某一蛋白质而言，如环境 pH<pI（蛋白质的等电点），则该蛋白质带正电荷，即在酸性环境中正电荷增多，易与酸性伊红结合，染色偏红；相反，则易与美蓝天青结合，染色偏蓝。为此，应使用清洁中性的载玻片，稀释染液必须用 pH 值为 6.8 的缓冲液。冲洗玻片必须用流水。

（2）未干透的血膜不能染色，否则染色时血膜易脱落。

（3）染色时间与染液浓度、染色时温度成反比；而与细胞数量成正比。

（4）冲洗时不能先倒掉染液，应用流水冲去，以防染料沉淀在血膜上。

（5）如血膜上有染料颗粒沉积，可加少许甲醇溶解，但需立即用水冲掉甲醇，以免脱色。

（6）染色过淡，可以复染。复染时应先加缓冲液，创造良好的染色环境，而后加染液，或加染液与缓冲液的混合液，不可先加染液。

（7）染色过深可用水冲洗或浸泡水中一定时间，也可用甲醇脱色。

（8）染色偏酸或偏碱时，均应更换缓冲液再重染。

（9）瑞氏染液的质量好坏除用血涂片实际染色效果评价外，还可采用吸光度比值（ratio of absorp-tion，RA）评价。瑞氏染液的成熟指数以 RA（A650nm/A525nm）=1.3±0.1 为宜。

（10）目前已有商品化瑞氏染液及缓冲液供应。

（二）瑞氏-姬姆萨（Wright-Giemsa）复合染色法

姬姆萨染色原理与瑞氏染色相同，但提高了噻嗪染料的质量，加强了天青的作用，对细胞核着色效果较好，但对中性颗粒着色较瑞氏染色差。因此，瑞氏-姬姆萨复合染色法可取长补短，使血细胞的颗粒及胞核均能获得满意的染色效果。

1.试剂

瑞氏-姬姆萨复合染色液。

Ⅰ液：取瑞氏染料 1g、姬姆萨染料 0.3g，置洁净研钵中，加少量甲醇（分析纯），研磨片刻，吸出上层染液。再加少量甲醇继续研磨，再吸出上层染液。如此连续几次，共用甲醇 500ml。收集于棕色玻璃瓶中，每天早、晚各振摇 3min，共 5d，以后存放 1 周即能使用。

Ⅱ液：pH 值为 6.4～6.8 磷酸盐缓冲液

磷酸二氢钾（无水）　6.64g

磷酸氢二钠（无水）　2.56g

加少量蒸馏水溶解，用磷酸盐调整 pH 值，加水至 1000ml。

2.操作

瑞氏-姬姆萨染色法与瑞氏染色法相同。

第二节　血红蛋白测定

一、氰化高铁血红蛋白（HiCN）测定法

1.原理

血红蛋白（除硫化血红蛋白外）中的亚铁离子（Fe^{2+}）被高铁氰化钾氧化成高铁离子（Fe^{3+}），血红蛋白转化成高铁血红蛋白。高铁血红蛋白与氰离子（CN^-）结合，生成稳定的氰化高铁血红蛋白（hemoglobin cyanide，HiCN）。氰化高铁血红蛋白在波长540nm 处有一个较宽的吸收峰，它在 540nm 处的吸光度同它在溶液中的浓度成正比。常规测定可从 HiCN 参考液制作的标准曲线上读取结果。

2.试剂

HiCN 试剂：

氰化钾（KCN）　0.050g

高铁氰化钾[$K_3Fe（CN）_6$] 0.200g

无水磷酸二氢钾（KH_2PO_4）0.140g

非离子表面活性剂[Triton X-100，Saponic218 等] 0.5～1.0ml

上述成分分别溶于蒸馏水中，混合，再加蒸馏水至1000ml，混匀。试剂为淡黄色透明溶液，pH 值在 7.0～7.4。血红蛋白应在 5min 内完全转化为高铁血红蛋白。

3.操作

（1）标准曲线制备：将市售氰化高铁血红蛋白（HiCN）参考液稀释为 4 种浓度（200g/L，100g/L，50g/L，25g/L），然后以 HiCN 试剂调零，分别测定各自在 540nm 处的吸光度。以血红蛋白浓度（g/L）为横坐标，其对应的吸光度为纵坐标，在坐标纸上描点，绘制标准曲线。

（2）常规检测血红蛋白：先将 20μl 血用 5.0ml HiCN 试剂稀释，混匀，静置 5min 后，测定待检标本在 540nm 下的吸光度，查标准曲线求得血红蛋白含量。

4.附注

（1）血红蛋白测定方法很多，但无论采用何种方法，都必须溯源至 HiCN 的结果。

（2）试剂应贮存在棕色硼硅有塞玻璃瓶中，不能贮存于塑料瓶中，否则会使 CN^- 丢失，造成测定结果偏低。

（3）试剂应置于 4～10℃保存，不能放 0℃以下保存，因为结冰可引起试剂失效。

（4）试剂应保持新鲜，至少 1 个月配制 1 次。

（5）氰化钾是剧毒品，配试剂时要严格按剧毒品管理程序操作。

（6）高脂血症或标本中存在大量脂质可产生混浊，引起血红蛋白假性升高。白细胞数>20×10^9/L、血小板计数>700×10^9/L 及异常球蛋白增高也可出现混浊，均可使血红蛋白假性升高。煤气中毒或大量吸烟引起血液内碳氧血红蛋白增多，也可使测定值增高。若是因

白细胞数过多引起的混浊，可离心后取上清液比色；若是因球蛋白异常增高（如肝硬化患者）引起的混浊，可向比色液中加入少许固体氯化钠（约 0.25g）或碳酸钾（约 0.1g），混匀后可使溶液澄清。

（7）测定后的 HiCN 比色液不能与酸性溶液混合（目前大都用流动比色，共用 1 个废液瓶，尤须注意），因为氰化钾遇酸可产生剧毒的氢氰酸气体。

（8）为防止氰化钾污染环境，比色测定后的废液集中于广口瓶中处理：①首先以水稀释废液（1∶1），再按每升上述稀释废液加次氯酸钾（安替福民）35ml，充分混匀后敞开容器口放置以上，使 CN^- 氧化成 CO_2 和 N_2 挥发，或水解成 CO_3^{2-} 和 NH_4^+，再排入下水道。②如果没有安替福民，可用"84"消毒液 40ml 代替，除毒效果基本相同。③碱性硫酸亚铁除毒：硫酸亚铁和 KCN 在碱性溶液中反应，生成无毒的亚铁氰化钾，取硫酸亚铁（$FeSO_4 \cdot 7H_2O$）50g，氢氧化钠 50g，加水至 1000ml，搅匀制成悬液。每升 HiCN 废液，加上述碱性硫酸亚铁悬液 40ml，不时搅匀，置 3h 后排入下水道。但除毒效果不如前两种方法好。

（9）HiCN 参考液的纯度检查：①波长 450～750nm 的吸收光谱曲线形态应符合文献所述，即峰值在 540nm，谷值在 504nm。②A540nm/A504nm 的吸光度比值应为 1.59～1.63。③用 HiCN 试剂做空白，波长 710～800nm 处，比色杯光径为 1cm 时，吸光度应小于 0.002。

二、十二烷基硫酸钠血红蛋白（SLS-Hb）测定法

由于 HiCN 试剂含剧毒的氰化钾会污染环境，对环境保护不利，因此，各国均已相继研发不含 KCN 的测定血红蛋白方法，如 SLS-Hb 现已应用于血细胞分析仪上，但其标准应溯源到 HiCN 量值。

1.原理

除 SHb 外，血液中各种血红蛋白均可与十二烷基硫酸钠（sodium lauryl sulfate，SLS）发生作用，生成 SLS-Hb 棕色化合物，SLS-Hb 波峰在 538nm，波谷在 500nm。本法可用 HiCN 法标定的新鲜血，再制备本法的标准曲线。

2.试剂

（1）60g/L 十二烷基硫酸钠的磷酸盐缓冲液：称取 60g 十二烷基硫酸钠溶解于 33.3mmol/L 磷酸盐缓冲液（pH7.2）中，加 TritonX-100 70ml 于溶液中混匀，再加磷酸盐缓冲液至 1000ml，混匀。

（2）SLS 应用液：将上述 60g/L SLS 原液用蒸馏水稀释 100 倍，SLS 最终浓度为 2.08mmol/L。

3.操作

（1）准确吸取 SLS 应用：5.0ml 置于试管中，加入待测血 20μl，充分混匀。5min 后置 540nm 下以蒸馏水调零，读取待测管吸光度，查标准曲线即得 SLS-Hb 结果。

（2）标准曲线绘制：取不同浓度血红蛋白的全血标本，分别用 HiCN 法定值。再以这批已定值的全血标本用 SLS-Hb 测定，获得相应的吸光度，绘制出标准曲线。

4.参考区间

男：131～172g/L*

女：113～151g/L*

新生儿：180～190g/L**

婴儿：110～120g/L**

儿童：120～140g/L**

*：丛玉隆，金大鸣，王鸿利，等.中国人群成人静脉血血细胞分析参考范围调查.中华医学杂志，2003，83（14）：1201-1205.

**：胡亚美，江载芳.诸福棠实用儿科学（下册）.第 7 版.北京：人民卫生出版社，2003：2685.

5.附注

（1）注意选用 CP 级以上的优质十二烷基硫酸钠[$CH_3（CH_2）_3SO_4Na$，MW288.38]。本法配方溶血力很强，因此不能用同一管测定液同时测定血红蛋白和白细胞计数。

（2）如无 TritonX-100 可用国产乳化剂 OP 或其他非离子表面活性剂替代。

（3）其他环保的血红蛋白测定方法还很多，如间羟血红蛋白等。

6.临床意义

生理性增加：新生儿、高原地区居住者。

减少：主要见于婴幼儿、老年人及妊娠中晚期等。

病理性增加：真性红细胞增多症、代偿性红细胞增多症，如先天性青紫性心脏病、慢性肺部疾病、脱水。

减少：各种贫血、白血病、产后、手术后、大量失血。

在各种贫血发生时，由于红细胞内血红蛋白含量不同，红细胞和血红蛋白减少程度可不一致。血红蛋白测定可以用于了解贫血的程度。如需要了解贫血的类型，还需做红细胞计数和红细胞形态学检查及红细胞其他相关的指标测定。

第三节 红细胞检验

一、红细胞计数

1.原理

用等渗稀释液将血液按一定倍数稀释，充入计数池后在显微镜下计数一定体积内红细胞数，换算求出每升血液中的红细胞数量。

2.试剂与器材

（1）红细胞稀释液如下所述。

枸橼酸钠 1.0g

36%甲醛液 1.0ml

氯化钠 0.6g

加蒸馏水至 100ml，混匀、过滤两次后备用。

（2）其他：显微镜、改良 Neubauer 血细胞计数板等。

3.操作

（1）取中号试管 1 支，加红细胞稀释液 2.0ml。

（2）用清洁干燥的微量吸管取末梢血或抗凝血 10μl，擦去管外余血后加至红细胞稀释液底部，再轻吸上层清液清洗吸管 2~3 次，立即混匀。

（3）混匀后，用干净的微量吸管将红细胞悬液充入计数池，不得有空泡或外溢，充池后静置 2~3min 后计数。

（4）高倍镜下依次计数中央大方格内四角和正中共 5 个中方格内的红细胞。对压线细胞按"数上不数下、数左不数右"的原则进行计数。

4.计算

$$红细胞数/L = 5 个中方格内红细胞数 \times 5 \times 10 \times 200 \times 10^6$$
$$= 5 个中方格内红细胞数 \times 10^{10}$$
$$= 5 个中方格内的红细胞数 \times 10^{12}/100$$

式中×5——5 个中方格换算成 1 个大方格。×10——1 个大方格容积为 0.1μl，换算成 1.0μl。×200——血液的实际稀释倍数应为 201 倍，按 200 是便于计算。×10^6——由 1μl 换算成 1L。

5.参考区间

男：（4.09~5.74）×10^{12}/L*

女：（3.68~5.13）×10^{12}/L*

新生儿：（5.2~6.4）×10^{12}/L**

婴儿：（4.0~4.3）×10^{12}/L**

儿童：（4.0~4.5）×10^{12}/L**

**：丛玉隆，金大鸣，王鸿利，等.中国人群成人静脉血血细胞分析参考范围调查.中华医学杂志，2003，83（14）：1201-1205.

**：胡亚美，江载芳.诸福棠实用儿科学（下册）.第 7 版.北京：人民卫生出版社，2003：2685.

6.附注

（1）采血时不能挤压过甚，因此针刺深度必须适当。

（2）稀释液要过滤，试管、计数板均须清洁，以免杂质、微粒等被误认为红细胞。

（3）参考范围数值内，两次红细胞计数相差不得超过 5%。

（4）不允许以血红蛋白浓度来折算红细胞数。

7.临床意义

红细胞增加或减少的临床意义与血红蛋白测定相似。一般情况下，红细胞数与血红蛋白浓度之间有一定的比例关系。但在病理情况下，此比例关系会被打破，因此，同时测定二者对贫血诊断和鉴别诊断有帮助。

二、红细胞形态学检查

各种贫血患者的红细胞形态和着色有不同程度的改变，观察外周血红细胞形态有助于贫血的诊断和鉴别诊断。外周血红细胞变化有以下几种类型：

（一）大小异常

正常红细胞大小较为一致，直径为 6~9μm。在各种贫血时，红细胞可出现大小不一。凡直径＞10μm 者称大红细胞，＞15μm 者称巨红细胞，常见于巨幼细胞性贫血、肝脏疾病等；

直径<6μm 者称为小红细胞，多见于缺铁性贫血等疾病。

（二）形态异常

1.球形红细胞（spherocyte）

红细胞直径通常<6μm，厚度增加通常>2.6μm，因而红细胞呈小圆球形，细胞中心区血红蛋白含量较正常红细胞多，常见于下列疾病。

（1）遗传性球形细胞增多症。

（2）自身免疫性溶血性贫血。

（3）异常血红蛋白病（HbS 及 HbC 病等）。

2.椭圆形红细胞（elliptocyte）

红细胞呈椭圆形，横径缩短，长径增大，有时可呈畸形。正常人血液中也可见到，但最多不超过 15%。这种红细胞增多见于以下疾病。

（1）遗传性椭圆形细胞增多症，一般要达到 25%～50%才有诊断价值。

（2）其他各类贫血都可有不同程度的增多。

3.靶形红细胞（target cell）

比正常红细胞扁薄，中心有少许血红蛋白，部分可与周围的血红蛋白连接，边缘部染色较中央深，故呈靶状。其主要见于以下疾病。

（1）珠蛋白生成障碍性贫血。

（2）严重缺铁性贫血。

（3）一些血红蛋白病（血红蛋白 C、D、E、S 病）。

（4）肝病、脾切除后及阻塞性黄疸等。

4.镰形红细胞（sickle cell）

细胞狭长似镰刀，也可呈麦粒状或冬青叶样，主要见于遗传性镰形红细胞增多症。

5.口形红细胞（stomatocyte）

红细胞淡染区呈裂口状狭孔，正常<4%。增高见于以下疾病。

（1）口形细胞增多症。

（2）急性乙醇中毒。

6.棘形红细胞（acanthocyte）

棘形红细胞是一种带刺状的红细胞，刺呈针刺状或尖刺状，见于以下疾病。

（1）患棘细胞增多症（遗传性血浆β脂蛋白缺乏症）时，棘形红细胞可高达 70%～80%。

（2）严重肝病或制片不当。

7.锯齿细胞（crenated cell）

锯齿细胞也称短棘形细胞（echinocyte），细胞突起较棘细胞短，但分布较均匀，主要见于尿毒症、微血管病性溶血性贫血、丙酮酸激酶缺乏症、阵发性睡眠性血红蛋白尿症等。

8.裂红细胞（schistocyte）

裂红细胞指红细胞碎片，包括盔形红细胞等，多见于 DIC 和心源性溶血性贫血等。其他也见于化学中毒、肾功能不全、血栓性血小板减少性紫癜等。

（三）染色异常

1.着色过浅

红细胞中心淡染区扩大，多见于缺铁性贫血、地中海贫血及其他血红蛋白病。

2.着色过深

中心淡染区不见，着色较深，多见于溶血性贫血及大细胞性贫血。

3.嗜多色性红细胞

红细胞经瑞氏染色染成灰蓝色、灰红色、淡灰色，胞体较正常红细胞稍大，这是一种尚未完全成熟的网织红细胞，多染性物质是核糖体，随着细胞的成熟而逐渐消失，主要见于各种增生性贫血。

（四）结构异常

1.嗜碱性点彩红细胞

用亚甲基蓝染色（或瑞氏染色），成熟红细胞内有散在的深蓝色嗜碱性颗粒，外周血中点彩红细胞增多，表示贫血时骨髓再生旺盛或有紊乱现象，某些重金属中毒时可大量出现。

2.卡波环（Cabot ring）

成熟红细胞内有染成紫红色的细线状环，呈圆形或8字形，可能是残留核膜所致，见于恶性贫血、溶血性贫血、铅中毒等。

3.染色质小体（Howell-Jolly body）

成熟红细胞中含有紫红色圆形小体，大小不等，数量不一，可能是残留的核染色质微粒，见于增生性贫血、脾切除后、巨幼细胞性贫血、恶性贫血等。

4.有核红细胞

正常成人血片中不会出现，新生儿出生1周内可能有少量有核红细胞出现。溶血性贫血、急、慢性白血病、红白血病、髓外造血及严重缺氧等在外周血片中常见到有核红细胞。

第四节　白细胞计数

一、白细胞计数

1.原理

血液经白细胞稀释液稀释，成熟红细胞全部被溶解，充入计数池后，在显微镜下计数一定体积内白细胞数，换算出每升血液中白细胞数量。

2.试剂

白细胞稀释液：

冰乙酸 2ml

蒸馏水 98 ml

10g/L 亚甲蓝溶液 3 滴

混匀过滤后备用。

3.操作

（1）取小试管 1 支，加白细胞稀释液 0.38ml。

（2）用微量吸管准确吸取末梢血 20μl，擦去管外余血，将吸管插入小试管中稀释液的底部，轻轻将血放出，并吸取上清液清洗吸管 2 次，混匀。

（3）待红细胞完全破坏，液体变为棕褐色后，再次混匀后充池，静置 2～3min，待白细胞下沉。

（4）用低倍镜计数四角 4 个大方格内的白细胞数，对压线细胞按"数上不数下、数左不数右"的原则进行计数。

4.计算

$$白细胞数/L=N/4×10×20×10^6=N/20×10^9$$

式中：N——4 个大方格内白细胞总数。÷4——每个大方格（即 0.1μl）内白细胞平均数。×10——1 个大方格容积为 0.1μl，换算成 1.0μl。×20——血液稀释倍数。×10^6——由 1μl 换算成 1L。

5.参考区间

成人：男（3.97～9.15）×10^9/L*

女（3.69～9.16）×10^9/L*

儿童：（8～10）×10^9/L**

婴儿：（11～12）×10^9/L**

新生儿：20×10^9/L**

**：丛玉隆，金大鸣，王鸿利，等.中国人群成人静脉血血细胞分析参考范围调查.中华医学杂志，2003，83（14）：1201-1205.

**：胡亚美，江载芳.诸福棠实用儿科学（下册）.第 7 版.北京：人民卫生出版社，2003：2685.

6.附注

（1）采血时不能挤压过甚，因此针刺深度必须适当。

（2）小试管、计数板均须清洁，以免杂质、微粒等被误认为细胞。

（3）白细胞总数在参考范围内，大方格间的细胞数不得相差 8 个以上，两次重复计数误差不得超过 10%。

（4）白细胞数量过高时，可加大稀释倍数；白细胞数量过低时，可计数 8 个大方格的白细胞数或加大取血量。

（5）一些贫血患者血液中有核红细胞增多，会当作白细胞计数，应予校正除去。

校正公式：

$$白细胞校正数/L=X×100/（100+Y）$$

式中：X——未校正前白细胞数。Y——在白细胞分类计数时，计数 100 个白细胞的同时计数到的有核红细胞数。

7.临床意义

（1）增加如下所述。

1）生理性增加：新生儿、妊娠晚期、分娩期、月经期、饭后、剧烈运动后、冷水浴后及极度恐惧与疼痛等。

2）病理性增加：大部分化脓性细菌所引起的炎症、尿毒症、严重烧伤、传染性单核细胞增多症、急性出血、组织损伤、手术创伤后、白血病等。

（2）病理性减少：病毒感染、伤寒、副伤寒、黑热病、疟疾、再生障碍性贫血、极度严重感染、X 线照射、肿瘤化疗后和非白血性白血病等。

二、白细胞分类计数

1.原理

把血液制成细胞分布均匀的薄膜涂片，用瑞氏或瑞氏-姬姆萨复合染料染色，根据各类白细胞形态特征予以分类计数，得出各类白细胞相对比值（百分数），同时应观察白细胞的形态变化。

2.试剂

见第一节血涂片染色。

3.操作

（1）见本章的第一节"血涂片染色"，操作步骤（1）～（5）。

（2）先在低倍镜下浏览全片，了解染色好坏和细胞分布情况，观察有无异常细胞。

（3）选择涂片体尾交界处染色良好的区域，在油镜下计数 100 个白细胞，按其形态特征进行分类计数。求出各类细胞所占百分数和绝对值。

4.参考区间

见表 4-1 及 4-2。

表 4-1 成人白细胞分类计数参考范围

细胞类别	百分数/%	绝对数/（×10⁹/L）
中性粒细胞		
杆状核	1～36	0.04～0.60
分叶核	50～70	2～7
嗜酸性粒细胞	0.5～5.0	0.02～0.50
嗜碱性粒细胞	0～1	0～1
淋巴细胞	20～40	0.8～4.0
单核细胞	3～10	0.12～1.00

表 4-2 儿童白细胞分类计数参考范围**

细胞类别	百分数/%
中性粒细胞	50～70（新生儿至婴儿 31～40）
嗜酸性粒细胞	5～50
嗜碱性粒细胞	0～7
淋巴细胞	20～40（新生儿至婴儿 40～60）
大单核细胞	1～8（出生后 2～7d 12）
未成熟细胞	0～8（出生后 2～7d 12）

注：**：胡亚美，江载芳.诸福棠实用儿科学（下册）.第 7 版.北京：人民卫生出版社，2003：2685.

5.附注

（1）分类时应从血膜体尾交界处边缘向中央依次上下呈城垛状迂回移动，计数时不能重复和遗漏。

（2）白细胞数明显减少的血片，应检查多张血片。

（3）分类见有核红细胞，不计入 100 个白细胞内，以分类 100 个白细胞过程中见到多少有核红细胞报告，并注明所属阶段。

（4）除某些病理情况（如慢性淋巴细胞白血病）外，破碎细胞或不能识别细胞的数量不超过白细胞总数的 2%。若破碎细胞仍能明确鉴别，如破碎的嗜酸性粒细胞，应包括在分类计数中。在结果报告中应对破碎细胞或不能识别细胞做适当描述。

（5）分类中应注意观察成熟红细胞、血小板的形态、染色及分布情况，注意有无寄生虫和其他异常所见。

（6）白细胞形态变化较大，遇有疑问应请示上级主管或主任进行核实，以减少错误。

6.临床意义

（1）病理性增多如下所述。

1）中性粒细胞：急性化脓感染、粒细胞白血病、急性出血、溶血、尿毒症、急性汞中毒、急性铅中毒等。

2）嗜酸性粒细胞：过敏性疾病如支气管哮喘、寄生虫病，某些传染病如猩红热，某些皮肤病如湿疹，某些血液病如嗜酸性粒细胞性白血病及慢性粒细胞白血病等。

3）嗜碱性粒细胞：慢性粒细胞白血病、转移癌及骨髓纤维化等。

4）淋巴细胞：百日咳、传染性单核细胞增多症、慢性淋巴细胞白血病、麻疹、腮腺炎、结核、传染性肝炎等。

5）单核细胞：结核、伤寒、亚急性感染性心内膜炎、疟疾、黑热病、单核细胞白血病、急性传染病的恢复期等。

（2）病理性减少如下所述。

1）中性粒细胞：伤寒、副伤寒、疟疾、流感、化学药物中毒、X 线和镭照射、抗癌药物化疗、极度严重感染、再生障碍性贫血、粒细胞缺乏等。

2）嗜酸性粒细胞：伤寒、副伤寒以及应用肾上腺皮质激素后。

3）淋巴细胞：多见于传染病急性期、放射病、细胞免疫缺陷等。

第五节　血小板计数

1.原理

将血液用适当的稀释液做一定量稀释，混匀后充入计数池内，在显微镜下计数一定体积内的血小板数量，换算出每升血液中的血小板数。

2.试剂

1%草酸铵稀释液，分别用少量蒸馏水溶解草酸铵 1.0g 及 EDTA·Na$_2$0.012g，合并后加蒸馏水至 100ml，混匀，过滤后备用。

3.操作

（1）取清洁小试管 1 支，加入血小板稀释液 0.38ml。

（2）准确吸取毛细血管血 20μl，擦去管外余血，置于血小板稀释液内，吸取上清液洗 3 次，立即充分混匀。待完全溶血后再次混匀 1min。

（3）取上述均匀的血小板悬液 1 滴，充入计数池内，静置 10～15min，使血小板下沉。

（4）用高倍镜计数中央大方格内四角和中央共 5 个中方格内的血小板数。

4.计算

公式为：

$$血小板数/L=5 个中方格内血小板数 \times 10^9/L$$

5.参考区间

成人：男（85～303）$\times 10^9$/L**

女（101～320）$\times 10^9$/L**

新生儿：（100～300）$\times 10^9$/L**

儿童：（100～300）$\times 10^9$/L**

**：丛玉隆，金大鸣，王鸿利，等.中华检验医学杂志，2004，27（6）：368-370.

**：胡亚美，江载芳.诸福棠实用儿科学（下册）.第 7 版.北京：人民卫生出版社，2003：2685.

6.附注

（1）血小板稀释液应防止微粒和细菌污染，配成后应过滤。试管及吸管也应清洁、干净。

（2）针刺应稍深，使血流通畅。拭去第一滴血后，首先采血做血小板计数。操作应迅速，防止血小板聚集。采取标本后应在 1h 内计数完毕，以免影响结果。

（3）血液加入稀释液内要充分混匀，充入计数池后一定要静置 10～15min。室温高时注意保持计数池周围的湿度，以免水分蒸发而影响计数结果。

（4）计数时光线要适中，不可太强，应注意有折光性的血小板和杂质、灰尘相区别。附在血细胞旁边的血小板也要注意，不要漏数。

（5）用位相显微镜计数，效果更佳，计数更准确。

7.临床意义

（1）血小板减少（$<100 \times 10^9$/L）。见于：①血小板生成障碍：再生障碍性贫血、急性白血病、急性放射病等；②血小板破坏增多：原发性血小板减少性紫癜（ITP）、脾功能亢进；③血小板消耗过多：如 DIC 等。

（2）血小板增多（$>400 \times 10^9$/L）。见于：①骨髓增生综合征、慢性粒细胞性白血病、真性红细胞增多症等；②急性感染、急性失血、急性溶血等；③其他：脾切除术后。

第六节　红细胞沉降率测定

一、魏氏（Westergren）测定法

1.原理

将枸橼酸钠抗凝血液置于特制刻度血沉管内，垂直立于室温 1h 后，读取上层血浆高度的毫米数值，即为红细胞沉降率（erythrocyte sedimentation rate，ESR）。

2.试剂与器材

（1）109mmol/L 枸橼酸钠溶液：枸橼酸钠（$Na_3C_6H_5O_7 \cdot 2H_2O$，MW294.12）3.2g；用蒸馏水溶解后，再用蒸馏水稀释至 100ml，混匀。此液在室温保存不得超过 2 周。

（2）血沉管：ICSH 规定，血沉管为全长（300±1.5）mm，两端相通，一端有规范的 200mm 刻度魏氏管（玻璃或塑料制品），管内径 2.55mm，管内均匀误差＜5%，横轴与竖轴差＜0.1mm，外径（5.5±0.5）mm，管壁刻度 200mm，误差±0.35mm，最小分度值为 1mm，误差为＜0.2mm。

（3）血沉架：应放置平稳，不摇动，不振动，避免直射阳光，血沉管直立（90°±1°），不漏血。

3.操作

（1）取静脉血 1.6ml，加入含 109mmol/L 枸橼酸钠溶液 0.4ml 试管中，混匀。

（2）用血沉管吸取混匀抗凝血液至"0"刻度处，拭去管外附着的血液，将血沉管直立在血沉架上。

（3）室温静置 1h 后，观察红细胞下沉后血浆高度，读取结果。

4.参考区间

成人：男性＜15mm/h；女性＜20mm/h。

5.附注

（1）目前全血细胞分析均采用 EDTA·K_2 抗凝血。Gambino 提出用 EDTA 抗凝血也可做 ESR，只要检测 ESR 前，用生理盐水或 109mmol/L 枸橼酸钠溶液将 EDTA 抗凝血做 1:4 稀释，立即混匀，置于 West-ergren 血沉管内，垂直立于室温 1h 后，读取上层血浆高度的毫米数值。它与魏氏法有良好的相关性。

（2）红细胞在单位时间内下沉速度与血浆蛋白的量和质、血浆中脂类的量和质、红细胞大小与数量，是否成串钱状聚集以及血沉管的内径、清洁度、放置是否垂直、室温高低等因素有关。

（3）抗凝剂与血液比例要准确。抗凝剂与血液之比为 1:4。

（4）血沉标本应在采血后 3h 内测定。测定前要充分混匀。

（5）血沉管要干燥、洁净，符合 ICSH 规定，血沉架必须稳固，放置要垂直。血沉管直立后不允许漏血，污染周围。

（6）室温过低、过高和贫血时，对结果都有影响。为此，血沉测定室温要求为 18～25℃，在测定期内温度不可上下波动，稳定在±1℃之内。室温过高时血沉加快，可以按温度系数校正。室温过低时血沉减慢，无法校正。

二、自动血沉仪测定法

1.原理

血沉过程可分为三期,第一期为形成串钱期,沉降较慢,一般为 5~20min,快者 5~10min;第二期为快速期,沉降较快;第三期为堆积期,红细胞堆积管底。全自动血沉仪采用红外线定时扫描检测,可记录血沉全过程,并显示和打印出报告,以便做动态分析。仪器还能对多个标本同时扫描检测。

2.试剂与器材

（1）自动血沉仪:均用红外线扫描检测。根据型号不同,可有 5~100 管同时检测的。有的还有恒温装置。

（2）试管:应使用与仪器匹配的试管或一次性专用管。

（3）抗凝剂:109mmol/L 枸橼酸钠溶液。

3.操作

详细阅读说明书,严格按照厂家操作规程进行。有的观察 20min,或 30min,或更短时间,其结果相当于魏氏法（mm/h）。

4.附注

（1）与魏氏法的要求一致。

（2）检测标本全过程应封闭,避免操作者及实验室污染。

5.临床意义

（1）生理性增快:见于月经期、妊娠 3 个月至产后 1 个月的妇女以及 60 岁以上的老年人。

（2）病理性增快:见于急性炎症、结缔组织病、风湿热活动期、组织严重破坏、贫血、恶性肿瘤、高球蛋白和异常球蛋白血症等。

第五章　骨髓细胞检验

第一节　适应证

1.造血系统疾病

（1）贫血病因学诊断如增生性贫血、增生不良性贫血、铁粒幼细胞性贫血及骨髓贮存铁评价。

（2）白血病特别是非白血性类型、全髓细胞白血病、混合细胞白血病诊断和治疗监测。

（3）白细胞减少症、粒细胞缺乏症或类白血病反应诊断和鉴别诊断。

（4）骨髓增生异常综合征、骨髓增殖性疾病（骨髓纤维化、真性红细胞增多症）诊断。

（5）淋巴增殖性疾病，恶性淋巴瘤如 Hodgkin 病等诊断。

（6）浆细胞增殖性疾病如多发性骨髓瘤、原发性巨球蛋白血症、浆细胞白血病诊断。

（7）白血病性网状内皮（单核巨噬）增生症如恶性组织细胞病、毛细胞白血病诊断。

（8）与巨核细胞-血小板相关的出血-血栓性疾病病因学诊断和评价。

2.脂代谢障碍性疾病

Gaucher 病、Niemann-Pick 病诊断。

3.骨髓转移癌

原发于肺、胃、骨、前列腺癌等骨转移诊断。

4.某些感染性疾病

（1）骨髓涂片用于黑热病、疟疾等原虫感染性疾病诊断。

（2）骨髓培养用于发热、系统性感染如伤寒、亚急性细菌性心内膜炎病原学诊断，组织原浆菌病、分枝杆菌感染病因学探讨。

5.其他情况

如不明发热，肝、脾、淋巴结肿大，脾功能亢进症，明显贫血，血象异常而不能明确诊断。

第二节　检查步骤

1.穿刺部位选择

（1）髂前上棘、髂后上棘较安全，但有时不易操作，儿童也可在腓骨小头穿刺。

（2）胸骨造血终生活跃，穿刺方便易于成功，胸骨柄、胸骨体均可穿刺：成人胸骨厚度，胸骨体只有 7～10mm，胸骨柄不过 11～12mm，而前后骨板厚度，胸骨柄各 1.1～1.2mm，胸骨体各 0.9～1.1mm。穿刺部位在胸骨柄正中或胸骨体中线第 3、第 4 肋间水平。胸骨后有大血管，操作不当有一定危险性。穿刺针长度为软组织压缩厚度加 4～5mm，安全挡必须固定牢靠，旋转进针，谨慎操作，不用猛力，可确保安全。

2.吸取骨髓量

（1）细胞学检查 0.2ml，不可多吸，因易致骨髓稀释。

（2）细菌学检查 5ml。

抽吸满意指标：一瞬间疼痛，有骨髓颗粒，镜下有骨髓特有的细胞成分。

3.制片与送检

（1）骨髓极易凝固，应迅速制片，要薄而均匀（推片角度小、速度慢、用力均匀），分出头、体、尾，至少要 5 张，写好姓名、日期。

（2）填好申请单，详细书写患者症状、体征、血液学结果、临床诊断，附血片 2～3 张送检。

骨髓组织分布不均匀，特别是骨髓局限性疾病如骨髓瘤、骨转移癌、岛屿性造血的再生障碍性贫血，不能仅根据一次检验结果肯定或排除诊断，应在不同部位多次穿刺抽吸或骨髓活组织检验。

4.染色

Wright 染色法、Giemsa 染色法、Wright-Giemsa 复合染色法，以后者染色效果最好。

5.低倍镜检查

（1）取材、制片、染色是否满意，不佳的材料影响结果的准确性。

（2）计数全片巨核细胞数。

（3）观察异常细胞如体积巨大、形态和染色性异常的细胞。

（4）根据有核细胞与成熟红细胞的大致比率，判断骨髓增生程度。

6.油浸镜检查

（1）观察骨髓细胞构成、红细胞增生、粒细胞增生、粒细胞/红细胞比值。

（2）观察有核细胞大小、形态、染色性有无异常，核浆发育是否平行；异常细胞形态和结构特征。

（3）对有核细胞进行分类计数，计数各阶段细胞的比例（%），白细胞、有核红细胞各占的比率（%）。

（4）观察成熟红细胞的大小、形态、染色性改变。

（5）观察巨核细胞的形态、发育阶段、胞质颗粒、有无血小板形成及血小板数量和形态。

（6）观察寻找肿瘤细胞和寄生虫。不能分类细胞或异常细胞的形态学特征，应予详细描述。

第三节　临床意义

根据骨髓增生程度，以何种细胞增生为主，增生细胞的形态学特征；粒细胞与有核红细胞比值，各系统各阶段细胞比率，异常细胞的质和量，结合临床资料、CBC、血细胞形态学、必要的细胞组织化学染色和其他检验检查资料提出诊断意见。

1.分析结果及临床意义

（1）粒细胞与有核红细胞比值（G/E 比值）：正常为 3∶1～5∶1。比值＞6 见于各类白血病、类白血病反应；比值＜2 见于增生性贫血、红血病或粒细胞缺乏症。

（2）粒细胞系统：正常占骨髓细胞的多数为 30%～60%，以晚幼粒细胞、杆状核细胞和分叶核细胞为主；分叶核细胞不超过 21%，增多提示骨髓有稀释；原始粒细胞少于 1%，早幼粒细胞少于 3%，二者之和不超过 5%。

1）粒细胞增生为主，G/E 比值增大，形态异常：①以原始粒细胞或早幼粒细胞为主（超过 20%~90%），伴形态异常，见于急性粒细胞白血病或慢性粒细胞白血病急性变，后者有核浆发育不平行，嗜碱性粒细胞增多。②以中幼粒细胞为主，伴有核浆发育不平行，见于亚急性粒细胞白细胞。③以中幼粒细胞、晚幼粒细胞、杆状核细胞为主，见于慢性粒细胞白血病（伴有嗜酸性、嗜碱性粒细胞增多）、感染、中毒、晚期肿瘤（可伴有中毒颗粒、核固缩、胞质空泡形成、Dohle 包涵体等退行性变）。④嗜酸性粒细胞正常少于 5%，增多见于慢性粒细胞白血病、过敏性疾病或寄生虫疾病。⑤嗜碱性粒细胞正常少于 1%，增多见于慢性粒细胞白血病、嗜碱性粒细胞白血病。

2）粒细胞增生减低，G/E 值减小，有成熟停滞，形态异常，见于理化因素所致的粒细胞缺乏症。

（3）红细胞系统：正常占有核细胞的 20%~30%，仅次于粒细胞系统。

1）红细胞系统增多，G/E 值减小：①以原始红细胞及早幼红细胞增多，红细胞系巨幼变，见于红血病；红、粒、巨核三系巨幼变，见于部分巨幼细胞性贫血。②以中幼粒细胞、晚幼粒细胞、早幼红细胞为主，核成熟迟缓，红系细胞巨幼变，同时也有粒细胞、巨核细胞巨幼变，分叶核细胞分叶过多现象，见于巨幼细胞性贫血。③以中幼粒细胞、晚幼红细胞为主，见于溶血性贫血、大失血后、慢性红血病。④以晚幼红细胞为主，见于缺铁性贫血（胞体小、胞质发育延迟）、慢性肾炎。

2）红细胞系统减少：①粒细胞系正常，G/E 值增大，见于单纯红细胞再障。②粒细胞系减少，骨髓增生减低，G/E 值正常，见于再生障碍性贫血。

（4）淋巴细胞系统：正常比率一般不超过 30%。原始及幼淋巴细胞增多，血片见有原始淋巴细胞，见于急性淋巴细胞白血病。以幼淋巴细胞和成熟淋巴细胞为主，见于慢性淋巴细胞白血病、病毒感染（传染性单核细胞增多症、风疹、病毒性肝炎等）。

（5）单核细胞系统：正常不超过 5%。原始及幼单核细胞增多，见于急性单核细胞白血病。成熟单核及幼单核细胞增多，见于慢性单核细胞白血病，慢性细菌感染或寄生虫感染。

（6）浆细胞系统：正常不超过 1%，超过 5%为异常。幼浆细胞增多伴有形态异常，见于浆细胞增殖性疾病，如浆细胞白血病、多发性骨髓瘤等。成熟浆细胞反应性增多，见于再生障碍性贫血、转移性癌、病毒性感染等。

（7）巨核细胞系统：正常幼巨核细胞 0~5%，成熟无血小板巨核细胞 10%~27%，有血小板巨核细胞 45%~60%，裸核及变性型细胞 4%~6%。增多（每片平均超过 20 个）见于慢性粒细胞白血病、骨髓纤维化、急性失血、特发性血小板减少性紫癜（无血小板形成巨核细胞增多）。减少见于各类白血病、急或慢性再生障碍性贫血。

2.诊断意见

（1）血液学可肯定诊断：具有典型、特征性细胞学改变，如各类白血病，包括低增生型白血病、再生障碍性贫血、巨幼细胞性贫血、铁粒幼红细胞性贫血、特发性血小板减少性紫癜、多发性骨髓瘤、恶性组织细胞病、Gaucher 病或 Niemann-Pick 病、Hodgkin 淋巴瘤、转移性癌、寄生虫病等。

（2）血液学可支持诊断：具有支持某些疾病的细胞学特征，但不具备鉴别诊断意义的改变，如增生性贫血、反应性浆细胞增多症、类白血病反应、骨髓增生异常综合征等。

（3）血液学可排除诊断：骨髓细胞学特征不支持某些方面的临床诊断，有助于缩小临床鉴别诊断的范围。

（4）血液学不确定诊断：骨髓细胞学不具有特征性改变，不能肯定或否定诊断时，应详细描述骨髓细胞学的形态学、细胞化学和免疫组化学特征，供临床参考。

对原始细胞、白血病细胞、不明细胞的辨认或鉴别有困难时，应借助细胞化学染色、染色体检查、免疫组织化学、电镜检查或必要时外送会诊。提倡建立病理组织学细胞形态学会诊制度，作为学术活动内容之一，有利于提高医疗质量和细胞学诊断水平。

第四节　常用细胞化学染色

1.过氧化酶染色（peroxidase stain，POX）

用于急性白血病类型鉴别：粒细胞质含量丰富，晚期原始粒细胞以后各阶段均呈阳性反应；单核细胞质含量较少，幼单核细胞及其以后阶段单核细胞呈弱阳性反应；淋巴细胞、浆细胞、红细胞系及巨核细胞系不含有，呈阴性反应。

2.特异性酯酶染色（specific esterase stain，SES）

用于急性白血病类型鉴别：为中性粒细胞所持有，分化型原粒细胞呈弱阳性，早幼粒细胞呈强阳性，随细胞成熟而反应减弱；嗜酸性细胞、淋巴细胞、单核细胞一般呈阴性反应。

3.非特异性酯酶染色（nonspecific esterase stain，NSE）

用于急性白血病类型鉴别：单核细胞呈强阳性反应，并为 NaF 所抑制；粒细胞为阴性或弱阳性反应，不为 NaF 抑制；淋巴细胞呈阴性反应。

4.过碘酸希夫染色、糖原染色（periodic acid schiff stain，PAS）

用于白血病类型和淋巴系增生良恶性鉴别：粒细胞系原始粒细胞多为阴性，早幼粒细胞以后各阶段细胞均呈阳性，并随成熟而增强；单核细胞系幼稚单核细胞为阳性；成熟巨核细胞和血小板呈阳性反应；淋巴细胞系约 20%呈阳性，恶性增生时如恶性淋巴瘤、霍奇金病、急或慢性淋巴细胞白血病，淋巴细胞的积分值升高；病毒性感染淋巴细胞，积分值在正常范围；缺铁性贫血、贫血型地中海贫血，幼红细胞呈强阳性反应；无贫血地中海贫血（地中海特性或性状）、溶血性贫血，幼红细胞呈弱阳性反应。

5.中性粒细胞碱性磷酸酶染色（neutrophil alkaphatase stain，NAP）

每一中性粒细胞按反应强弱确定为 0、1+、2+、3+、4+，计数阳性细胞的百分数为阳性率，"+"号总数为积分。健康成人阳性率有很大差异，一般阳性率在 40%以下，积分在 80%以下。正常人除成熟中性粒细胞外，其他细胞均为阴性反应。用于：病毒感染与细菌感染，特别是化脓性感染的鉴别；前者反应减低或无变化，后者反应增强；慢性粒细胞白血病与类白血病反应的鉴别，前者反应减低，后者反应增强；阵发性睡眠性血红蛋白尿与再生障碍性贫血的鉴别，前者反应减低，后者反应增强；各种应激状态、肾上腺皮质激素或雌激素使用，反应均可明显增强。

6.骨髓铁染色（bone marrow iron stain，BMIS）

利用普鲁士蓝反应对骨髓涂片染色，分细胞外铁和细胞内铁（铁粒细胞），用以评估骨髓铁贮存量，缺铁性与非缺铁性贫血的鉴别和铁利用障碍性贫血的诊断。缺铁性贫血细胞外铁消失，细胞内铁减少；非缺铁性贫血时增多；铁利用障碍时明显增多，而且可见环核铁粒幼红细胞。

第六章　血液成分的临床应用

第一节　成分输血概述

世界卫生组织为临床输血安全提出了三大战略，除了挑选健康的献血者、严格进行血液病毒标志物的筛选检测外，还要合理用血和成分输血。

一、合理用血

合理用血就是只为确实有输血适应证的患者输血，避免一切不必要的输血，从而减少患者经输血感染病毒的风险。目前，我国在临床输血方面还存在着一些陈旧的输血观念。如果不迅速更新这些观念，树立合理用血的新观念，就不可能做到科学用血和合理用血。目前临床输血领域的新观念介绍如下：

（一）全血不全

血液保存液是针对红细胞设计的，在（4±2）℃条件下只对红细胞有保存作用，而对白细胞、血小板以及不稳定的凝血因子毫无保存作用，血液离开血循环，发生"保存损害"；血小板需要在（22±2）℃振荡条件下保存，白细胞中对临床有治疗价值的主要是中性粒细胞，后者在4℃的保存时间最长不超过8h；凝血因子中因子Ⅷ和Ⅴ不稳定，要求在-20℃以下保存其活性。全血中除红细胞外，其余成分浓度低，不足一个治疗量。

（二）通常输注保存血比新鲜血更安全

现代输血不仅提倡成分输血，而且提倡输注保存血，原因如下：

（1）某些病原体在保存血中不能存活。梅毒螺旋体在（4±2）℃保存的血液中存活不超过48h，疟原虫保存2周可部分灭活。

（2）输注保存血以便有充分时间对血液进行仔细检测。

（3）输血目的不同，新鲜全血（fresh whole blood）的含义不一样：补充粒细胞，8h内的全血视为新鲜血；补充血小板，12h内的全血视为新鲜血；补充凝血因子，至少当天的全血视为新鲜血；ACD保存3d内的血以及CPD或CPDA保存7d内的血视为新鲜血。

（4）某些患者宜用新鲜血。新鲜血主要用于：①新生儿，特别是早产儿需要输血或换血者。②严重肝、肾功能障碍需要输血者。③严重心、肺疾病需要输血者。④因急性失血而持续性低血压者。⑤弥散性血管内凝血需要输血者。这些患者需要尽快提高血液的运氧能力且不能耐受高钾，故需要输注新鲜血。需要强调的是，需要输注新鲜血的患者未必要输全血，应以红细胞制剂为主。

（三）需要输新鲜血者未必输全血

1.输全血不良反应多

全血中细胞碎片多，"保存损害产物多"，输注越多，患者的代谢负担越重；全血与红细胞相比更容易产生同种免疫，不良反应多；保存期太长的全血中微聚物多，输血量大可导致肺微血管栓塞。

2.输红细胞能减少代谢并发症

红细胞中细胞碎片少，保存损害产物少。

（四）尽量减少白细胞输入

尽量减少白细胞（尤其是淋巴细胞）输入患者体内已成为现代输血中的新观点。白细胞是血源性病毒传播的主要媒介物，一些与输血相关的病毒也可通过白细胞的偶然输入而传染，如巨细胞病毒（cytomegalovirus，CMV）、人类免疫缺陷病毒（human immunodeficiency virus，HIV）、人类T淋巴细胞病毒（human T-cell lymphotropic virus，HTLV）等。各种血液成分中所含的白细胞数量见表 6-1。保存全血中的白细胞尽管已经部分死亡，但残余的细胞膜仍有免疫原性，可以致敏受血者。临床上输注含白细胞的全血或血液成分，常可引起多种副反应，包括发热性非溶血性输血反应（febrile non-hemolytic transfusion reactions，FNHTR）、急性呼吸窘迫综合征（acute respiratory distress syndrome，ARDS）、血小板输注无效（platelet transfusion refractoriness，PTR）和输血相关性移植物抗宿主病（transfusion associated-graft versushost disease，TA-GVHD）等。很多临床研究资料表明，非溶血性输血反应发生率的高低直接与输入的白细胞含量有关。目前普遍认为，白细胞含量小于 5×10^6 时，即能有效防止非溶血性输血反应的发生。

表 6-1 每单位血液成分中的大约白细胞数量

血液成分	白细胞数量
全血	$\times 10^9$
浓缩红细胞	10^8
洗涤红细胞	10^7
冰冻红细胞	$10^6 \sim 10^7$
过滤产生的少白细胞红细胞	$< 5 \times 10^6$
单采血小板	$10^6 \sim 10^8$
浓缩血小板	10^7
过滤产生的少白细胞血小板	$< 5 \times 10^6$

（五）输血有风险

输血有风险，尽管血液经过严格程序的筛查、检测等处理，但依然存在发生输血传播疾病及其他输血不良反应的可能。

1.输血可能传播多种疾病

（1）可经输血传播的病原体包括病毒、梅毒、疟疾（malaria）和细菌，近年来还证实有一种仅由蛋白质组成的朊病毒（prion）。目前经输血传播的病毒包括 HIV、肝炎病毒[包括乙型肝炎病毒（hepatitis B virus，HBV）、丙型肝炎病毒（hepatitis C virus，HCV）、丁型肝炎病毒等]、微小病毒 B_{19}（parvovirus B_{19}，$B_{19}V$）、CMV 和 EB 病毒等。由于我国人群中肝炎病毒感染者和携带者比例高，因此肝炎病毒是威胁我国输血安全的主要病原体。

（2）血液病毒标志物的检测中存在着窗口期（window period）：所谓窗口期是指病毒感染后直到可以检测出相应的病毒标志物（病毒抗原或抗体）前的时期。处于窗口期的感染者已存在病毒血症，但病毒标志物检测阴性。目前 HIV、HCV 等常规仅检测抗体。因此，常规筛选检测不能检出处于窗口期的病毒携带者。

另外，试剂灵敏度的限制也可造成漏检，对于世界公认的优质试剂，其灵敏度也不可能达到 100%。目前我国卫计委要求试剂灵敏度在 95% 以上。

决定窗口期长短的一个重要因素是试剂中包含的病毒相应抗原或抗体的组成。根据国外报道，目前应用的最新试剂的窗口期如下：抗-HIV，22d；抗-HCV，70d；HBsAg，约 56d。处于窗口期的血液检测结果呈阴性，如果输注给患者将会导致感染。因此，用于检测病毒标志物试剂的窗口期长短将是决定输血传播病毒危险性大小的一个重要因素。目前，我国对献血者常规执行的传染病检查项目包括乙型肝炎表面抗原（hepatitis B surface antigen，HBsAg）、丙型肝能抗体（HCV 抗体）、艾滋病抗体（HIV-1/2 抗体）和梅毒抗体。

受血者经输血后是否发生输血相关的传染病，除与病原体的输入数量有关外，还与受血者的免疫状态有关。

2.输血可能发生输血不良反应

它是指输血过程中或输血后发生的不良反应。由于人类的血型复杂，同型输血实际上输的是异型血，可能作为免疫原输入而在受血者体内产生相应抗体，导致输血不良反应。常见的输血反应包括免疫性溶血反应、非免疫性溶血反应、非溶血性发热反应、变态反应（allergic reactions）、输血相关性急性肺损伤（transfusion-related acute lung injur，TRALI）和 TA-GVHD 等。

因此，临床医生在治疗过程中，要做到安全有效合理地输血，必须了解患者的病情（包括患者生理、病理、生化的失调情况，危险性如何等），进行综合分析，决定是否输血、输注何种血液成分及剂量，严格掌握输血适应证，选择成分输血，减少输血传播病毒的危险，提高输血安全性。

二、成分输血

成分输血（blood component therapy）是把血液中各种细胞成分、血浆和血浆蛋白成分用物理或化学的方法加以分离、提纯，分别制成高浓度、高纯度、低容量的制剂，临床根据病情需要，按照缺什么补什么的原则输用，来达到治疗患者的目的。这是当前输血技术发展的总趋势，也是输血现代化的重要标志之一。1959 年英国医生 Gibson 首先发明成分输血疗法，临床应用成分输血开始于 20 世纪 60 年代末，到 20 世纪 70 年代国外成分输血代替全血输注取得了飞跃性进展，当时在发达国家成分血的比例已达到 60%~70%。随着人们对成分输血的不断认识，到 20 世纪 80 年代末各发达国家成分输血比例均在 95% 以上，基本上不输全血。现在成分输血在输血中所占比例的高低已是衡量一个国家、一个地区、一所医院医疗技术水平高低的重要标志之一。

（一）成分输血的治疗原则

成分输血的原则是只给患者输注其需要的血液成分，临床医生可以根据患者的具体情况制订输血治疗方案。一般需要补充以下内容：补充血容量；纠正贫血，增强携氧能力；补充血小板和凝血因子，纠正出血；补充粒细胞、免疫球蛋白等提高免疫功能，增强机体抵抗力等。针对上述情况，成分输血的治疗原则如下：

1.补充血容量

血容量减少一般有失血性和非失血性血容量减少两种。

（1）失血性血容量减少：主要是指手术、外伤及消化道、妇产科疾病等引起的失血性的血容量减少。失血量在血容的20%以内（800~1000ml）时，输用晶体液和胶体液（代血浆或血浆），补充血容量即可；失血量超过20%，采用晶体液和胶体液扩容，再根据情况输注悬浮红细胞、浓缩红细胞、少白细胞的红细胞、全血等。总之，输血量应根据患者的病情、血压、尿量和实验室检查结果等决定。

（2）非失血性血容量减少：是指不伴有贫血的烧伤早期以及某些内科、儿科疾病引起的血容量减少，以丧失水分或血浆为主，应根据情况补充晶体液、代血浆、血浆和白蛋白溶液等。

2.纠正贫血提高携氧能力

血容量正常的贫血患者可以输用浓缩红细胞、悬浮红细胞、少白细胞的红细胞、洗涤红细胞等。虽然一些患者伴有全血减少，但这并不能作为输全血的指征。

3.补充凝血因子，纠正出血

这类出血患者不应输用全血，尤其是输用采集24h后的全血，因为这时全血中的有效成分已不全，白细胞、血小板以及部分凝血因子丧失活性；可以给患者输用浓缩血小板、新鲜冰冻血浆、冷沉淀凝血因子、凝血因子Ⅷ浓缩剂、纤维蛋白原、凝血酶原复合物等。

4.调节免疫功能，提高机体抵抗力

对于一些免疫功能不全的患者，临床上常用转移因子、干扰素、丙种球蛋白等来纠正。由于白细胞可以导致输血不良反应和传播疾病，一般情况下不主张输用全血或粒细胞。患者中性粒细胞绝对值在 $0.5×10^9/L$ 以下，伴有严重感染而用抗生素无效时可以考虑输注浓缩粒细胞。

5.维持胶体渗透压

血浆的胶体渗透压主要靠血浆蛋白维持，血浆蛋白过低，胶体渗透压随之下降。对于大面积烧伤、肝硬化、慢性肾炎、肠瘘等低血浆蛋白血症的患者以及大出血、大手术患者等，为防止组织水肿，应予补充蛋白质，使血浆总蛋白达到50g/L以上。以输用20%~25%浓缩白蛋白液为宜，100ml浓缩白蛋白液所起的渗透压作用相当于500ml血浆或1000ml全血；无白蛋白制品时，也可输用血浆。

6.有害物质的排除（换血或血浆置换）

氧化碳、苯酚等化学物质中毒，血红蛋白失去运氧能力或不能释放氧供组织利用时，可采用换血法，把不能释放氧的红细胞换出，换进正常红细胞加适量血浆或白蛋白或晶体液等。溶血性输血反应及重症新生儿溶血病的患者，可进行换血治疗。为了清除血浆中的自身抗体，可用血浆置换，即用单采血浆术或在放出全血的同时输给正常血浆、白蛋白或晶体液等，然后分离出红细胞还输给患者。

7.禁忌证

无明确的输血适应证就是禁忌证，尤其对急性肺水肿、肺栓塞、充血性心力衰竭、恶性高血压、真性红细胞增多症等禁止输血，肾功能不全的患者输血亦应谨慎。

（二）成分输血的优点

成分输血的优点很多，包括针对性强、浓度高、疗效好、不良反应少、一血多用等，具体如下：

1.制剂容量小，浓度和纯度高，治疗效果好

因为每种血液成分在制备过程中都要经过提纯、浓缩，其容量很小而浓度和纯度很高，有利于提高临床疗效，例如：400ml全血加保存液50ml，总容量为450ml，但制备成2个单位浓缩血小板的容量只有25～30ml，只相当于全血容量的1/15，却含有全血中60%以上的血小板。应用血细胞分离机从单个献血者可采集到一个治疗量的血小板，容量只有200ml左右。如果靠输注全血来提高患者的血小板数，则有发生循环超负荷的危险。

2.不良反应少

全血的血液成分复杂，引起各种不良反应的机会多。如果使用单一的血液成分，就可避免不需要的成分所引起的反应，减少了输血反应的发生率。

3.减少输血传播性疾病的风险

由于病毒在血液的各种成分中不是均匀分布的，因而各种成分传播病毒的危险性并不一样。白细胞传播病毒的危险性最大，血浆次之，红细胞和血小板相对较安全。如贫血患者，不输注全血而输注红细胞，避免了大量输入不必要的白细胞和血浆，减少了感染病毒的危险。

4.便于保存，使用方便

不同的血液成分有不同的最适合保存条件。分离制成的各种血液成分制剂，按各自适宜的条件可保存较长时间。如血小板在特制的塑料血袋中，（22±2）℃轻振荡条件下可保存5天，新鲜冰冻血浆在-20℃以下条件下可保存1年，普通冰冻血浆在-20℃以下条件下可保存5年。

5.综合利用，节约血液资源

每份全血可以制备成多种血液成分用于不同的患者，这充分利用了血液资源，做到了一血多用。

（三）新一代成分输血

1.非替补性输血

目前临床上各种血液成分制剂的应用主要是对缺少的血液成分进行补充，仅仅是一种替补性疗法。近年来，临床实践表明，血液成分制剂也可用于疾病的治疗，即非替补性输血，如：①输血能改善和提高肾移植的存活率。②大剂量静脉输注免疫球蛋白对输血后紫癜和自身免疫性中性粒细胞减少症有一定疗效。③采用输血浆治疗溶血性尿毒症综合征（hemolytic uremic syndrome，HUS）也可获得较满意的疗效。

2.治疗性成分输血

主要有治疗性血细胞单采和治疗性血浆置换。治疗性血细胞单采的目的是快速减少患者血液循环中病理性细胞成分，以达到缓解病情的目的，该法已用于恶性肿瘤的治疗及高白细胞性白血病的病理性白细胞去除。治疗性血浆置换是应用血浆单采技术去除患者体内含有异常物质的血浆，同时以等量的置换液回输给患者，达到减轻症状并缓解病情的目的，主要用于自身免疫性疾病、同种免疫性疾病等。治疗性成分输血是成分输血的继续和发展，是成分输血的新领域。

3.造血干细胞移植

现在从骨髓、胚胎肝及脐带血（胎盘血）、外周血制成的造血干细胞已广泛用于临床，即输入供血者的造血干细胞，并让它们着床于受血者的骨髓造血微环境中，如果继续增生，以后受血者的所有血细胞和免疫细胞都从这种干细胞中生成，能治疗再生障碍性贫血和血液病、恶性血液病及部分恶性肿瘤患者。但是，在免疫学上仍存在排斥反应和移植物抗宿主反应的问题。因此，造血干细胞移植也是一种成分输血，在治疗机制上也属于替补机制范畴，不过这是更高层次的替补，替补的不是具体的某种血细胞，而是整个造血系统。

第二节　全血输注

全血（whole blood，WB）是通过从献血者静脉穿刺采集到含有抗凝剂、保养液的无菌血袋中，不做任何加工的一种血液制品。全血中含有细胞成分和非细胞成分，细胞成分主要有红细胞、白细胞、血小板等，非细胞成分主要有蛋白质、脂类、碳水化合物、凝血因子、水和无机盐等。

（一）全血的功能

全血是由血细胞（红细胞、白细胞及血小板）及血浆（内含凝血因子、免疫球蛋白、清蛋白等）组成。它们具有运输、调节、免疫、防御及止血功能，并能维持细胞内外平衡和缓冲作用。因而输血能改善血流动力学，提高带氧量，维持氧化过程；补充血浆蛋白，维持渗透压，保持血容量；增加营养，改善机体生化功能；改善凝血机制，达到止血目的；提高免疫功能，增强抵抗疾病能力等。但全血中红细胞约占全血体积的一半，白细胞与血小板数量有限，且其存活期短暂；血浆中主要是清蛋白和免疫球蛋白，还有不少凝血因子，但其存活期也不长，因而全血的功能主要是红细胞与血浆的功能，也就是载氧和维持渗透压。全血的功能概括地说，有下列几种：

1.运输功能

随着血液不断循环，可将机体代谢所必需的氧气及蛋白质、葡萄糖、脂肪、维生素等营养物质运送到全身各部位的组织细胞；同时将二氧化碳、尿素、尿酸及肌酐等代谢产物运送到肺、肾、皮肤和肠管等排泄组织和器官排出体外。

2.调节功能

机体各组织要进行正常活动，首先需要有一个适宜的内环境，包括温度、酸碱度、渗透压以及各种离子的浓度等。当以上条件不适宜时，将影响机体活动的正常进行。例如，机体在代谢过程中不断产生酸性和碱性物质，但血液酸碱度仍能保持相对稳定，主要由于血液中存在几对具有缓冲作用的物质，每对缓冲物质都由一种弱酸和一种带有强碱基的弱酸盐配成，当血液中酸类物质增加时，带强碱基的盐就与它起作用，使其变成弱酸，从而使酸度降低；当血液中碱性物质增加时，弱酸就同它起作用，使其变成钾酸盐，又可使碱度降低。由于血液中含有大量晶体与胶体物质，故具有相当大的渗透压。晶体压占渗透压的绝大部分，取决于血液中的 $NaCl$、$NaHCO_3$ 和无机离子 Na^+、K^+、Cl^- 等的含量。胶体压仅占极少部分，主要取决于清蛋白的含量，其次是球蛋白。血浆胶体渗透压虽小，但对于血量及机体水平衡的维持却具有重要作用。另外，血液能大量吸收体内产生的热，通过血液循环运送到体表散发，使体温不致因产热而有大的变动。此作用主要由血浆完成，因血浆含有较多水分，由于水的比热较大，可以吸收较多的热量，而本身温度升高很少。

3.免疫、防御和凝血、止血功能

主要包括细胞免疫、体液免疫及凝血止血功能等方面，如白细胞具有细胞免疫功能，能吞噬外来微生物，并将其消灭。血浆中含有多种抗体，如抗毒素和溶菌素等，以及各种凝血因子，对机体具有重要的防御和保护作用。

（二）适应证

因为全血中主要含有载氧的红细胞和维持渗透压的白蛋白，4℃保存的全血 24h 后的粒细胞与血小板几乎丧失功能，血浆中凝血因子Ⅴ、Ⅷ也明显丧失活性，临床上输全血的适应证越来越少，现代输血主张不用全血或尽量少输全血。适应证为如下列情况：

1.急性失血、产后出血等大出血

严重创伤或大手术，产后大出血时丢失大量血液，载氧红细胞和血容量明显减少，此时可以输全血。

2.体外循环

在外科心肺分流术时做体外循环，因机器容量大可用全血。但由于体外循环可造成红细胞机械性损伤，近年来也采用晶体液、胶体液结合红细胞悬液取代全血。

3.换血治疗

新生儿溶血病去除胆红素、抗体及抗体致敏的红细胞，此时可用全血。

（三）禁忌证

（1）心功能不全、心力衰竭的贫血患者、婴儿、老年人、慢性病体质虚弱的患者。

（2）需长期反复输血者。

（3）对血浆蛋白已致敏的患者，以往输血或妊娠已产生白细胞或血小板抗体的患者。

（4）血容量正常的慢性贫血患者。

（5）可能进行干细胞或其他器官移植的患者。

（四）输注剂量

（1）根据患者的贫血程度、年龄、体重、输血适应证、心肺功能等来决定。

（2）体重为 50kg 的成人患者输注 200ml 全血，可提高血红蛋白 5g/L 或血细胞比容为 0.015。

（3）儿童患者按 6ml/kg 的剂量输注。

（五）输注方法

（1）运用标准滤网（170μm）的输血器输注或运用床边型白细胞过滤器输注。

（2）输注速度开始较慢，一般为 5ml/min，数分钟后可适当调快，1 单位全血多控制在 30～40min 输完较适宜。

（3）整个输血过程及输后 24h 内都要定期观察病情变化，防止输血反应的发生。

（4）输血完成后及时复查血常规，同时将输血情况记录在病历中。

（六）注意事项

1.全血不全

全血在体外保存时，各种成分的生物学活性、生理功能，随着保存时间延长而不同程度地衰减。有实验证明，当血小板储存在 4℃全血中 24～72h，为患者输注后血小板在其体内恢复仅 13.32%。如果在 2～6℃保存，血浆中的不稳定凝血因子 V 和Ⅷ将在 48h 内降至原来的 10%～20%。另外，保存全血随保存时间的延长，pH 值下降，血浆钾离子浓度增高，红细胞代谢产物如氨、乳酸含量升高，红细胞 2, 3-DPG 含量下降而导致组织中红细胞氧的释放减少，对患者不利的因素增加。因此，以输全血来补充各种血液成分是不可取的。

2.全血输注疗效差

全血中主要的成分是红细胞，即使刚采集的全血，各种血液成分正常，400ml 全血中血小板、凝血因子、粒细胞等达不到 1 个治疗剂量，对患者治疗效果差。

3.输新鲜全血的危险性

目前对新鲜全血无统一的定义，主要指符合以下条件：红细胞存活率接近正常、2, 3-DPG含量接近正常、血清钾离子含量不高等。为此，一般认为 ACD 保养液采后 5d 或 3d 内的血液为新鲜全血，CPD 或 CPD-A 保养液采后 10d 或 7d 内的血液为新鲜全血。输血的主要目的是纠正贫血，改善组织供氧。为了达到这一目的，保存血中有完整的红细胞就可以解决，不需要新鲜血。另外，匆忙输注所谓的新鲜血，易造成输血前对血液病毒检测不充分，存在不安全因素。再者，一些病毒，如梅毒螺旋体，要在 4℃冷藏 3～6d 后才能失去活性。

第三节　红细胞输注

红细胞的主要生理功能是运输氧气和二氧化碳，由红细胞中的血红蛋白来完成。血红蛋白由血红素和珠蛋白组成，血红素含 4 个吡咯环和铁，后者是亚铁原子，故能使血红蛋白与氧呈可逆性结合形成氧合血红蛋白，起到携氧作用。血红蛋白含 4 个血红素分子，所以 1 分子血红蛋白能结合 4 个分子氧，按计算，1g 血红蛋白能与 1.34ml 氧结合。血红蛋白由氧合到脱氧的变化出现血红蛋白的"张"和"合"，犹如肺的呼吸运动，故又称为"分子肺"，血红素铁起到了分子呼吸的触发作用。血红蛋白运氧功能是以血红蛋白结合氧的亲和性为基础的，常用 P_{50} 表示氧亲和性，P_{50} 增加时氧亲和性降低，氧解离曲线右移；反之，P_{50} 减少时氧亲和性增加，氧解离曲线左移。2，3-DPG 与温度增高或 pH 值降低都可使氧解离曲线右移，反之则左移。

由于红细胞膜有通透性，故细胞内物质被动扩散和电解质主动运转；由于它在血循环中不断地随血流通过身体许多脏器，因而能维持体内水和电解质的平衡。细胞内外物质的交换，如红细胞内外气体、无机离子、糖、氨基酸等均由红细胞膜进行物质交换。

一、适应证

1.悬浮红细胞

由于移去了大部分血浆，可减少血浆引起的不良反应。加入保存液，不仅能更好地保存红细胞，还具有稀释作用，使输注更流畅。

适应证：①几乎适用于临床各科需要输血的患者；②慢性贫血，改变由于缺氧直接造成的症状；③急性失血。

2.洗涤红细胞

由于移去了 98%的蛋白和 80%以上的白细胞，输血反应更少。但洗涤过程中，红细胞的回收率为 70%，损失较大。

适应证：①血浆蛋白过敏者；②自身免疫性溶血性贫血患者；③阵发性睡眠性血红蛋白尿患者；④反复输血或多次妊娠已产生抗体而引起输血发热反应患者；⑤高钾血症患者；⑥肝肾功能不全患者。

3.少白细胞、红细胞

少白细胞、红细胞的制备有两种方法，一是使用白细胞滤器，可以去除 99.3%～99.6%的白细胞，去除效率高，另一种是离心法，可去除 80%左右的白细胞。由于去除了绝大部分的白细胞，可明显减少输血反应和输血相关疾病的传播。

适应证：①用于反复输血或多次妊娠已产生白细胞或血小板抗体而引起非溶血性发热反应的患者；②准备器官移植及移植后的患者；③免疫功能低下或免疫抑制的患者；④需要反复输血的患者，一开始就输注少白细胞血液可以延缓或避免因输血而产生的同种异体抗体（HLA 抗体）。

4.冰冻红细胞

常以甘油作为保护剂，对红细胞低温冻存。根据甘油的浓度和保存的温度，红细胞的保存期可达 3 年或 10 年。

适应证：①稀有血型血液的保存，或含多种同种抗体患者的自身贮血。②准备做自体输血患者的自体血的长期保存。③曾经输过血并且发生过输血反应的患者。

5.辐照红细胞

即以 25～30Gy 剂量的γ射线照射红细胞，以杀灭有免疫活性的淋巴细胞，但又不明显损害红细胞和其他血液成分的功能，从而预防 TA-GVHD 的发生。

适应证：①免疫功能低下患者；②移植后患者及与献血者有血缘关系的受血者。

（一）急性贫血的输血

1.急性贫血的原因

引起急性贫血的原因主要有：①各种外伤及外科手术时的出血。②食道或胃底静脉破裂、胃或十二指肠溃疡等疾病引起的消化道大出血。③宫外孕、前置胎盘或分娩时的各种妇产科大出血。④内脏特别是脾、肝等脏器破裂时的出血。⑤大量肺或支气管咯血。⑥炎症、肿瘤等侵蚀血管壁引起的突然大出血。⑦各种止血机制有缺陷的疾病，特别是血友病、血管性血友病、血小板功能障碍时的出血等。

2.急性贫血的特点

急性失血直接引起循环血量减少、动脉血压降低。由于化学感受器和肾上腺素的刺激作用，发生了加压反射，在神经-体液的作用下，机体重新分配循环血液。除脑及心脏外，其他器官特别是腹内脏器、皮肤和肌肉的血管皆收缩。因而外周阻力增大，心率增快，以尽量保持体内重要器官的血流供应。此外，因毛细血管前阻力血管的收缩反应比较强烈，使毛细血管血压降低，组织液进入毛细血管。同时，因肾血流量减少，患者尿液排泄减少。通过这些代偿作用，血容量逐渐得到补充。失血也损失了血细胞，随着血容量的补充，血液稀释，红细胞和血红蛋白浓度降低，组织发生缺氧，体内红细胞生成素的代偿性分泌增多，促使骨髓造血功能释放出更多的红细胞。

如果失血量过多，血容量减少 1/3 时，心输出量与动脉压大幅度下降，又不能及时补足血量，最终会导致休克。在休克过程中，由于器官组织代谢障碍、酸中毒及毛细血管壁损害，可导致弥漫性血管内凝血（DIC），结果使休克成为不可逆性，导致死亡。

3.急性贫血的输注原则

轻度失血（失血量<600ml）不输血；中度失血（失血量 800～1000ml）时如出血已控制可不考虑输血；重度出血（失血量在 1500ml 以上）要输血。

（二）慢性贫血的输血

1.慢性贫血的原因

（1）红细胞生成减少：骨髓造血功能减退、骨髓被异常组织侵害、造血原料缺乏等。

（2）溶血性贫血：红细胞寿命缩短、破坏增加，此时骨髓造血功能增强，但尚不足以代偿红细胞的损耗而产生的贫血。

（3）失血性贫血：这是血液长期、慢性丢失过多引起的贫血。

2.慢性贫血的特点

（1）慢性贫血患者一般无须紧急输血：很多时候原发病的治疗比单纯纠正贫血更为重要，应积极寻求贫血的原因，针对病因进行合理有效的治疗。

（2）慢性贫血患者的贫血是缓慢发生的，多数患者通过代偿能够耐受和适应血红蛋白的减低，因此，血红蛋白量和红细胞压积的高低不是决定输血的最好指标。是否输血，主要依据患者的临床症状和对贫血的临床耐受，并考虑患者的代偿机制，以及所患疾病的自然病程与存活期之间的利弊（输血的直接效益和远期危险），无明显贫血症状者可暂不输血。

（3）慢性贫血患者不存在血容量不足的问题，有输血指征者只能输红细胞，无须输全血，因全血内的血浆能扩充血容量，而这类患者血容量又不需要补充，若辅全血稍有疏忽（如输血速度过快或输血量过大），则有发生循环超负荷的危险，选择何种红细胞制品要根据病情决定。

（4）输血效果取决于输血量、输血间隔时间和患者多种不同的影响因素，以及血液本身的保存条件。一般输血后 15min，血红蛋白即可升至较稳定的水平，并且 24h 后测得的值同 15min 检测的是一致的，故输血后测定血红蛋白或红细胞压积可很快评价出输血效果。

（5）长期输血的患者必须监测其体内免疫状态的变化（如同种抗体的产生和其他一些血清学的改变），并根据其当前免疫学和血清学状态选择献血者。

3.慢性贫血的输注原则

（1）血红蛋白值≤60g/L，伴有明显贫血症状者。如无明显症状者，无论血红蛋白多么低，均不属输血指征，但应积极寻找病因，针对病因治疗。

（2）贫血严重，而又因其他疾病需要手术者或待产妇，应及时输注红细胞，但血红蛋白量维持到什么水平应根据临床情况而定。

（3）有输血指征者只能输红细胞，无须输全血。

（4）贫血越重，输血速度要越慢。

二、输注剂量

（1）按公式，由输血前患者的 Hb 和预计输血后患者的血红蛋白升高值，计算输血量；或根据输血前患者的血红蛋白检测值和输血量，计算输血后 Hb 升高的预期值。

$$红细胞输入量（L）=\frac{（期望Hb值-实测Hb值）×0.9×体重}{输入血Hb值}$$

注：Hb 值单位为 g/L，体重单位为 kg，输入血 Hb 值按 120g/L 计，计算所得的红细胞输入量为 L。

（2）如果输血后 Hb 达不到期望的升高值，应考虑是否存在输注无效等情况。

三、输注方法

（1）输注前充分混匀红细胞，用标准输血器进行输注。

（2）输注速度不宜过快，成人一般按 1～3ml/（kg•h）的速度输注；对心、肝、肾功能不全者，年老体弱者，新生儿及儿童患者可按小于 1ml/（kg•h）的速度输注。

（3）红细输注时，除必要时加入少量生理盐水外，不允许向红细胞中加任何药物及其他物质。

四、疗效评价

输注 1 个单位红细胞后患者 Hb 及 HCT。上升值与体重的关系见表 6-2。

表 6-2 输入 1 个 U 红细胞 Hb 及 HCT 上升值与体重的关系

体重/kg	Hb 上升值/（g/L）	HCT/%
30	9.67	2.89
35	8.30	2.49
40	7.30	2.19
45	6.53	1.96
50	5.90	1.77
55	5.37	1.61
60	4.93	1.48
65	4.57	1.37
70	4.23	1.27
75	3.97	1.19
80	3.73	1.12

第四节　血小板输注

血小板的功能主要是促进止血和加速凝血，同时血小板还有维护毛细血管壁完整性的功能。血小板在止血和凝血过程中，具有形成血栓、堵塞创口、释放与凝血有关的各种因子等功能。在小血管破裂处，血小板聚集成血小板栓，堵住破裂口，并释放肾上腺素、5-羟色胺等具有收缩血管作用的物质，是促进血液凝固的重要因子之一。血小板还有滋养和支持毛细血管内皮细胞的作用，使毛细血管的脆性减少。

血小板数量、质量异常可引起出血性疾病。数量减少见于血小板减少性紫癜、脾功能亢进、再生障碍性贫血和白血病等症。数量增多见于原发性血小板增多症、真性红细胞增多症等病症。质量异常可见于血小板无力症。

20世纪60年代以来，已确证血小板有吞噬病毒、细菌和其他颗粒物的功能。血小板因能吞噬病毒而引人注目，在血小板内没有核遗传物质，被血小板吞噬的病毒将失去增殖的可能。临床上也见到患病毒性疾病时总出现血小板减少症。因此血小板有可能与皮肤、黏膜和白细胞一样是构成机体对抗病毒的一道防线。

血小板抗原系统复杂，有血小板特异性抗原，还有血小板共有抗原如 ABO、HLA、Lewis、I、P 等系统。其中 HLA 和 ABO 系统在临床上最有意义，血小板输注要求 ABO 同型输注。对于多次输血有妊娠史的孕、产妇，如果需要输注血小板时，要考虑到血小板输注无效问题。血小板配型或抗体筛选时，要同时考虑血小板特异性抗原系统和血小板共有抗原系统，应特别重视 HLA 抗原抗体系统对血小板的破坏。

目前，根据制备方法不同，血小板制品有两大类，一种是通过对采集的全血离心分离出浓缩血小板，一种是利用血液单采机自动采集的单采血小板。前者可以节约血源，一血多用，后者可以从单个供血者得到高纯度和含量高的血小板。

一、适应证

1.血小板生成障碍引起的血小板减少

血小板数与临床上出血程度是决定是否需要输注血小板的重要因素之一。一般以血小板 $20 \times 10^9/L$ 为是否需要输注的指征，同时伴有龈血、尿血、便血等严重出血。

2.血小板功能障碍性疾病

血小板数虽正常，但有功能障碍时，如伴有严重出血及进行手术或有创伤时。

3.预防性输注

在大手术或严重创伤时，如血小板数低于 $(50 \sim 70) \times 10^9/L$，输注血小板来防止出血是有益的；如血小板数低于 $20 \times 10^9/L$，则必须输注血小板。但对免疫性血小板减少性紫癜（ITP）等疾病，因输入的血小板很快会被破坏，故一般输血小板效果欠佳。

二、输血指征

1.外科

（1）血小板数量减少或功能异常，伴有出血倾向或表现。

（2）血小板计数＞$100 \times 10^9/L$，可以不输。

（3）血小板计数在 $(50 \sim 100) \times 10^9/L$，根据是否有自发性出血或伤口渗血决定。

（4）血小板计数＜$50 \times 10^9/L$，应考虑输注。

（5）如术中出现不可控制的出血，确定血小板功能低下者，无论血小板数量多少，均可考虑输注。

（6）控制产科 DIC 出血时很少需要血小板，但抢救重症 DIC 时，一次性输注 3 个治疗量血小板，效果好。

2.儿科

（1）血小板明显减少，临床有明显出血，特别是有颅内出血。

（2）临床无明显出血，但有以下情况之一者需输注血小板。

1）血小板计数＜$20×10^9$/L。

2）在下列特殊情况下，血小板阈值应调为：①早产儿＞$50×10^9$/L。②病态早产儿或需做侵入性操作术患儿＞$100×10^9$/L。

3.内科

（1）血小板计数＞$50×10^9$/L，一般不需要输。

（2）血小板计数在（10～50）×10^9/L，根据临床出血情况决定，可考虑输。

（3）血小板计数＜$5×10^9$/L，应立即输注。

（4）有出血表现时应一次足量输注，并测 CCI 值（输后 1h CCI＞10 者为输注有效）。

三、输注剂量

（1）成人每次输注 1 个治疗剂量（≥$2.5×10^{11}$/袋），外周血小板大约增加数见表 6-3，严重出血或已产生同种免疫反应者应加大输注剂量。

（2）儿童应根据患儿年龄和病情将 1 个治疗剂量的血小板分为 2～4 次输注。

（3）新生儿一次输注成人剂量的 1/5～1/10，体积控制在 20～30ml。

表 6-3 输注 1 个治疗剂量的血小板增加数与体重关系的理论值

体重/kg	PLT/（×10^9/L）
45	49
50	44
55	40
60	37
65	34
70	32
75	29

四、输注方法

（1）输注前应轻摇血袋，使血小板和血浆充分混匀。

（2）输注前不需要做交叉配血，ABO 血型同型输注。

（3）运用标准滤网（170μm）的输血器输注，同时以患者可以耐受的最大速度输入。

五、疗效评价

1.血小板计数增加校正指数（CCI）

根据体表面积计算，以期减少个体差异的影响而更准确地评价输注效果。通常认为，输注 1h 后的 CCI＜10 或输注 24h 后的 CCI＜5，应考虑血小板输注无效。计算公式为：

$$CCI = \frac{(输入后血小板计数 - 输血前血小板计数) \times 体表面积（m^2）}{输入血小板总数（10^{11}）}$$

体表面积（m²）=0.0061×身高（cm）+0.128×体积（kg）+0.01529

2.血小板回收率（PPR）

通过检测患者输注血小板 1h 或 24h 后的血小板计数进行计算，以评价输注后血小板在体内的存活情况。计算公式为：

$$回收率（\%）=\frac{输入后血小板计数-输前血小板计数（L）×血容量（L）}{输入血小板总数×2/3}$$

第五节　血浆输注

血浆（plasma）是血液的液体成分，由蛋白质、脂类、无机盐和大量化合物组成。主要生理功能有补充蛋白质，维持酸碱平衡，运输、调节和维持胶体渗透压等。血浆制品主要有新鲜冰冻血浆（fresh frozen plasma，FFP）和普通冰冻血浆（frozen plasma，FP），前者包含全部凝血因子，后者不稳定的凝血因子特别是 V 因子和Ⅷ因子几乎全部失活。

一、适应证

（1）无相应浓缩制剂的凝血因子的补充、肝病获得性凝血功能障碍、口服抗凝剂过量引起的出血、抗凝血酶Ⅲ缺乏、血栓性血小板减少性紫癜和治疗性血浆置换术等。

（2）输血量相当于自身血容量，PT 或 APTT 大于正常的 1.5 倍，创面弥漫性渗血，有先天性凝血功能障碍等情况时，应考虑输新鲜冰冻血浆。

（3）只要纤维蛋白原浓度＞0.8g/L，即使凝血因子只有正常的 30%，凝血功能仍可维持正常。即患者血液置换量达全身血液总量时，实际上还会有 1/3 的自身成分（包括凝血因子）保留在体内，仍有足够的凝血因子。但应当注意，休克没得到及时纠正时可导致消耗性凝血障碍。

（4）新鲜冰冻血浆的输入量达到 10～15ml/kg 体重才能发挥补充凝血因子的作用，对于需要输注的患者，一次足量输注才能达到最佳效果。

二、输注剂量

（1）输注的剂量取决于患者具体的病情需要，一般情况下，凝血因子达到正常水平的25%基本能满足止血要求。

（2）一般成人患者输注剂量为 200～400ml，或按 10～15ml/kg 计算。儿童患者酌情减量。

三、输注方法

（1）输注前放入 37℃恒温水浴箱或 37℃血浆融化系统中快速融化，时间控制在10min 内。

（2）融化后的 FFP 在 10℃以下放置不能超过 2h，也不可再冻存，以免血浆蛋白变性和不稳定凝血因子失活。

（3）运用标准滤网（170μm）的输血器输注，同时控制速度为≤10ml/min。

（4）输注前不需要做交叉配血，选择 ABO 同型输注。

四、疗效评价

主要是依靠临床观察出血表现的改善情况。

五、不良反应

常见的不良反应有变态反应、荨麻疹、循环负荷过重、心功能不全、同种免疫反应、非溶血性发热反应及输血传播疾病等。

六、注意事项

1.禁用血浆补充血容量

由于血浆有传染疾病风险和易发生变态反应，所以禁用血浆作为扩容剂来补充血容量。对于急性大量失血患者，应严格按照复苏要求，先输晶体，再输胶体扩容，最后考虑输血。常用的扩容剂有右旋糖酐（dextran）、羟乙基淀粉（hydroxyethyl starch，HES）、氧化聚明胶（oxypolyge-latin，OPG）代血浆和改良液体明胶（modified nuid gelatin）代血浆。必要时输注白蛋白制品，安全且效果好。

2.禁用血浆补充营养

输血或血浆解决不了患者的营养问题。水解蛋白质营养液、氨基酸氧聚明胶、乳化脂肪注射液则是补充营养更科学的选择。

3.禁止输红细胞悬液时搭配输血浆

输几单位红细胞，配几袋血浆，再配血小板的输血方法是不科学的，应禁止。对于严重创伤、病情不稳定、出血未控制的休克，国外曾有人主张每输 10～12U 红细胞搭配 2U FFP 和 8U 血小板可以预防病理性出血的发生。但目前普遍认为，输何种血液成分均需达到其输注指征，禁止搭配输血，特别是输注红细胞制品时搭配输血浆。

第七章　出血与血栓性疾病检验

第一节　血栓与止血常用筛选实验

机体的正常止血，主要依赖于完整的血管壁结构和功能、有效的血小板质量和数量、正常的血浆凝血因子活性，其中，血小板和凝血因子的作用是主要的。血液凝固是指血液由流动状态变为凝胶状态，它是十分复杂的理化反应。肉眼可见的血块形成既是纤维蛋白形成的物理现象，也是一系列酶促生化反应的终点。整个过程涉及许多凝血因子。

一、血管壁检测

（一）出血时间测定

1.原理

在一定条件下，人为刺破皮肤毛细血管后，从血液自然流出到自然停止所需的时间，称为出血时间测定（bleeding time，BT）。BT测定受血小板的数量和质量、毛细血管结构和功能以及血小板与毛细血管之间相互作用的影响，而受血液凝血因子含量及活性作用影响较小。

2.方法学评价

BT测定是筛选试验中唯一的体内试验。传统方法有Duke法和IVY法，目前推荐使用标准化出血时间测定器法（template bleeding time，TBT）。BT测定的影响因素有：皮肤切口深度、长度、位置、方向，毛细血管所受压力，皮肤温度等。其中，最重要的因素是切口的深度。对儿童、老年、有瘢痕形成史的患者，可用瘀点计替代TBT做出血时间测定。Duke法是在耳垂采血，虽然操作简便，但整个操作难以标准化，且很不敏感，特别是对血管性血友病的检测，故已渐被淘汰。IVY法采血部位在前臂掌侧。在上臂用压脉带施加固定压力，然后在前臂规定的范围内做切口，敏感性较好。但因切口深度、长度仍未能标准化，故重复性不如在其基础上改进后的TBT法。TBT法是较理想的方法。TBT是在IVY出血时间测定方法上经改进后目前最有效的标准测定法，由于使用标准的测定器，因此能使皮肤切口的长度和深度恒定，使试验重复性比传统方法明显提高，有利于检出血管壁及血小板质和量的缺陷。而且根据需要可以采用不同型号的测定器，可做不同长度和深度的标准切口，适用于不同年龄的患者。

3.参考值

（1）Duke法：1～3min，超过4min为异常，目前已被弃用。

（2）IVR法：2～6min，超过7min为异常。

（3）出血时间测定器：（6.9±2.1）min，超过9min为异常，目前推荐用此法作为BT的检测方法。

4.临床意义

由于临床上由药物治疗引起的BT延长常见，故测定前应仔细询问患者用药情况，如是否服用阿司匹林、抗炎药、口服抗凝药及某些抗生素等。

（1）出血时间延长：①血小板数量减少，如特发性血小板减少性紫癜（血小板＜

$50×10^9$/L)、血栓性血小板减少性紫癜（可因药物、中毒、感染、免疫等原因所致）。②血小板功能异常，如血小板无力症。③血管壁及结构异常，如遗传性出血性毛细血管扩张症、维生素C缺乏症。④血管性血友病（VWD）。

（2）出血时间缩短：主要见于血栓前状态或血栓栓塞性疾病，如心肌梗死、脑血管疾病、DIC的高凝血期、妊娠高血压综合征、糖尿病伴血管病等，均可因血管壁损害、血小板或凝血因子活性过度增强所致。

（二）血管性血友病因子抗原（vWF：Ag）测定

1.原理

Laurell免疫火箭电板法：在含vWF抗体的琼脂凝胶板中加入一定量受检血浆（含vWF抗原），在电场作用下泳动一定时间，出现抗原-抗体反应形成的火箭样沉淀峰，其高度与受检血浆中vWF的浓度成正相关，计算血浆中vWF：Ag的含量。

2.参考值

94.1%±32.5%。

3.临床意义

（1）减低：见于血管性血友病（vWD），是诊断vWD及其分型的指标之一。

（2）增高：见于血栓性疾病，如心肌梗死、心绞痛、脑血管病变、糖尿病、妊高征、肾小球疾病、大手术后等。

（三）血浆6-酮-前列腺$F_{1\alpha}$测定

1.原理

酶联法：将抗原包被酶标反应板，加入受检血浆或6-酮-$PGF_{1\alpha}$标准品和一定量的抗6-酮-$PGF_{1\alpha}$血清，作用一定时间后，再加入酶标记第二抗体，最后加入底物显色。根据显色程度（A值）从标准曲线中计算出受检血浆6-酮-$PGF_{1\alpha}$含量。

2.参考值

（17.9±7.2）ng/L。

3.临床意义

减低：见于血栓性疾病，如急性心肌梗死、心绞痛、脑血管病变、糖尿病、动脉粥样硬化、肿痛转移、肾小球病变、周围血管血栓形成及血栓性血小板减少性紫癜（TTP）等。

（四）血浆血栓调节蛋白抗原（TM：Ag）测定

1.原理

放射免疫法（RIA）：以TM单抗（或抗血清）包被聚苯乙烯放免小杯，受检血浆中的TM结合于包被的放免小杯上，加入^{125}I-抗人TM单抗，根据结合的^{125}I放射性强度计算出受检血浆中TM含量。

2.参考值

血浆TM：Ag 20～35μg/L。

3.临床意义

增高：见于糖尿病、DIC、TTP、系统性红斑狼疮（SLE）。此外，急性心肌梗死、脑血栓、肺栓塞和闭塞性脉管炎的部分患者也可增高。

（五）血浆内皮素-1（ET-1）测定

1.原理

ELISA：用抗兔 IgG 单抗包被固相载体，加入兔抗 ET-1 抗体，受检血浆或标准品、酶标记 ET-1 抗体，然后加底物显色。根据 A 值从标准曲线上推算出受检血浆中 ET-1 的含量。

2.参考值

小于 5ng/L。

3.临床意义

增高：见于心肌梗死、心绞痛、原发性高血压、高脂血症、缺血性脑卒中、肾衰竭、肺动脉高压、原发性醛固酮增多症、支气管哮喘、休克等。

二、血小板检测

（一）血小板计数（platelet count，PLT）

1.测定方法

显微镜计数法或血细胞计数仪法。

2.标本准备

末梢血或 EDTA-2K 抗凝或紫帽真空管取静脉血，与 RBC 同用一份标本。

3.参考范围

显微镜法：$100\sim3001k/\mu l$（$\times10^9/L$）。细胞仪法：$1\sim14$ 岁 $200\sim450k/\mu l$（$\times10^9/L$），15 岁至成人 $150\sim400k/\mu l$（$\times10^9/L$）。

4.临床意义

用于出血血栓性疾病评价，DIC 诊断和手术前准备。有出血倾向而血小板不减少者应结合血小板形态和血块退缩试验、血小板黏附试验和聚集试验对血小板功能做出评价。

（1）减少。

1）获得性血小板减少症。

①生成减少：a.缺乏造血组织，如再生障碍性贫血。b.骨髓浸润，如急性白血病、骨髓纤维化、肿瘤骨髓转移。c.骨髓损害，如放射病，骨髓抑制剂或化学品如抗代谢药物的使用，铅、苯中毒。d.缺乏核苷酸合成原料，如维生素 B_{12}、叶酸缺乏等。

②破坏亢进：a.免疫性如特发性血小板减少性紫癜（ITP）、免疫性抗体如 SLE、药物过敏性血小板减少性紫癜、感染性血小板减少症、输血后血小板减少症、新生儿血小板减少症。b.脾功能亢进症等。

③消耗过多：如弥散性血管内凝血（DIC）、血栓性血小板减少性紫癜（TTP）、溶血性尿毒综合征（HUS）、体外循环性血小板减少症、产科大出血并发症等。

④其他原因：如肝病性血小板减少症等。肝素治疗有致血小板减少的报告。EDTA 相关性血小板减少为抗凝剂 EDTA 致血小板凝聚而使其计数显著减少；但临床无出血倾向。当遇此情况，不用抗凝剂，直接取末梢血测定可鉴别，或涂片染色镜检观察血小板数量也有鉴别意义。此种情况较为罕见。

2）先天性血小板减少症。

①Wiskott-Aldrich 综合征：湿疹、反复感染、血小板减少综合征。

②Faconi syndrome：先天性全血细胞减少症或称 Faconi 贫血。

③Gross-Groh-Weipple 综合征：又称桡骨缺损伴血小板减少（radial aplasia with thrombo-cytopenia syndrome，RAT）综合征，常染色体隐性遗传，多器官畸形，血小板减少，有出血倾向。

④May-Hegglin 异常：多形核粒细胞质有纺锤形或新月形包涵体形成，畸形巨大血小板，轻度出血倾向，约 1/3 有血小板减少，又称先天性骨髓病综合征。

⑤Kasabach-Merritl 综合征：巨大血管瘤，伴血小板减少症。

⑥Muphy-Oski-Gardener 综合征：凝血因子Ⅰ、凝血因子Ⅱ、凝血因子Ⅴ、凝血因子Ⅷ减少，出血倾向，血小板减少及其寿命缩短。

⑦Epstein 综合征：又称遗传性血小板减少-巨血小板-肾炎-耳聋综合征。

⑧胎儿巨幼红细胞增多症等。

（2）增多。

1）骨髓增殖性疾病：如原发性血小板增多症、慢性粒细胞白血病、真性红细胞增多症。

2）反应性增多：如急性失血、急性溶血、排异反应、某些肿瘤早期。

（二）血小板指数（platelet index，PI）

1.参考范围

MPV（fl）：1～14 岁 7.3～11.1，15 岁以上 7.7～11.7。

PCT（%）：1～14 岁 0.185～0.425，15 岁以上 0.158～0.358。

PDW（%）：10～20。

大血小板比率（P-LCR）：15%～40%。

2.临床意义

为血小板平均值（mean platelet values）。血小板体积正常有变异，新生者偏大，衰老者偏小；大血小板止血功能优于小血小板。

（1）平均血小板体积（mean platelet volume，MPV）。

1）增大。

①先天性：Alport 综合征、Swiss-Cheese 血小板综合征、Epstein 综合征、Bernard-Soulier 综合征（巨血小板综合征）、血小板型血管性血友病、May-Hegglin 异常（PLT 减少伴体积增大，形态异常）。

②获得性：特发性血小板减少性紫癜（ITP）、骨髓增殖性疾病（PLT 增多），还见于乙醇性血小板减少症、动脉粥样硬化症、心肌梗死、糖尿病伴血管病变（新生型血小板增多）。

2）减小。

①先天性：RAT 综合征（血小板减少伴桡骨缺损）、Wiskott-Aldrich 综合征（湿疹-血小板减少-反复感染）。

②获得性：辐射性或化学性骨髓损伤、再生障碍性贫血、巨幼细胞性贫血、脾功能亢进症、急性白血病（衰老型血小板增多）。

MPV 除对以血小板异常为特征的疾病有诊断意义外，对血小板减少和出血倾向的急性免疫性血小板减少性紫癜（ITP）和急性白血病亦有鉴别诊断意义。前者增大，后者减小；虽不能取代骨髓穿刺，但在实用方面简便快速。

血小板减少症的出血倾向与 MPV 相关，MPV＞6.4fl 者出血频率较低，可用作是否需要输血小板的评价指标。

（2）血小板比容积（platelet than volume，PCT）：由血小板数量和体积两个因素决定，通常主要受数量因素影响。增高见于血小板增多的各种原因，减低见于血小板减少的各种原因。

（3）血小板体积分布宽度（platelet distribution width，PDW）：是血小板体积的变异系数，反映血小板的异质性，与血小板生成、破坏等因素有关。减小说明血小板均一性好，无临床意义；增大见于血小板生成障碍或生成过速，如先天性血小板异常综合征、急性白血病、巨幼细胞性贫血、恶性贫血、免疫性血小板减少性紫癜、慢性粒细胞性白血病和急性出血，也见于肾性贫血。表明除红细胞生成障碍外，还有血小板生成障碍。

（三）血小板黏附试验

血小板黏附试验（platelet adhesion tesl，PAdT）是指血小板能够在血小板膜糖蛋白Ⅰb、血浆血管性血友病因子（VWF）、内皮成分的作用下黏附于伤口、血管、异物表面的生理功能。

1.参考值

转动法 58%～75%，玻珠法 20%～60%。

2.临床意义

增高见于高凝状态或血栓形成性疾病，如心肌梗死发作、静脉栓塞或大动脉栓塞、高脂蛋白血症、动脉粥样硬化、高血压、糖尿病、某些癌症手术后、口服避孕药后。

降低见于血小板无力症、血管性血友病（vWD）、贮存池病、轻型血小板病、胶原无效性血小板病、Hermansky-Pudiak 综合征、巨大血小板综合征、May-Hegglin 异常、服用阿司匹林等药物后、肝病、尿毒症、白血病、血小板增多症、糖原贮积病（Ⅰ型）、先天性纤维蛋白原缺乏症及进食鱼油后。

（四）血小板聚集试验

血小板聚集（platelet aggregation test，PagT）是指活化黏附的血小板之间聚集成团的特性，血小板聚集功能主要与血小板膜 GPⅡb/Ⅲa、Ⅰb、血浆纤维蛋白原及细胞外钙离子等有关。

1.参考值

50%～79%。

2.临床意义

（1）增高：见于手术后、糖尿病、静脉注射葡萄糖后、多发性硬化症、静脉血栓形成、急性心肌梗死、高β脂蛋白血症及吸烟后等。

（2）减低：见于血小板无力症（ADP、肾上腺素、胶原、凝血酶及花生四烯酸等诱导聚集消失），轻型血小板病（5-HT、肾上腺素及低浓度 ADP 诱导聚集降低）；贮存池病（ADP及肾上腺素诱导聚集的第一波正常，第二波减弱；胶原诱导聚集消失；花生四烯酸诱导聚集正常）；胶原无效性血小板病（胶原诱导聚集消失）；巨大血小板综合征（瑞斯托霉素诱导聚集消失，其他诱导聚集正常）；vWD（瑞斯托霉素诱导聚集降低）；其他继发性血小板功能障碍性疾病（如尿毒症、ITP、原发性血小板增多症、真性红细胞增多症）；使用某些抗血小板药物后（如阿司匹林、双嘧达莫、保泰松、吲哚美辛、右旋糖苷等）；放射性损伤（肾上腺素及胶原诱导聚集消失，ADP 诱导聚集减弱）。

（五）血块收缩试验

1.原理

血块收缩试验（clot retraction test，CRT）是在富含血小板血浆中加入 Ca^{2+} 和凝血酶，使血浆凝固形成凝块，血小板收缩蛋白使血小板伸出伪足，伪足前端连接到纤维蛋白束上。当伪足向心性收缩，使纤维蛋白网眼缩小，测定析出血清的体积可反映血小板血块收缩的能力。CRT 与血小板数量与质量、凝血酶原、纤维蛋白原和因子XIII浓度以及血小板数量有关，但主要反映了血小板的质量。

2.方法学评价

（1）定性法：静脉血静置于 37℃ 水浴箱中，在不同时间内分别观察血块收缩情况。本法为简单的定性方法，可作为临床上粗略判断血小板的功能之用。有条件的单位，最好采用血块收缩定量法试验，结果较准确。

（2）定量法：①全血定量法（quantitative method of whole blood）：将静脉血注入有刻度的离心管，待血凝固后去除血块，再将离心管血清离心后，读取血清量，计算血块收缩率。②血浆定量法：先制备富血小板血浆，然后加入氧化钙或凝血酶，使血浆凝固，去除血浆凝块，读取血清体积，再计算血块收缩率。由于有更准确的血小板功能实验，CRT 现已少用。

3.参考值

$$血块收缩率=[血清（ml）/全血（ml）×（100\%-Hct\%）]×100\%$$

其参考值为（65.8±11.0）%。

4.临床意义

（1）血块收缩不良或血块不收缩：①血小板功能异常：如血小板无力症。②血小板数减少：当血小板数小于 $50×10^9/L$ 时，血块收缩显著减退，如 ITP。③纤维蛋白原、凝血酶原严重减少。④原发性或继发性红细胞增多症（由于血块内红细胞多、体积大，血块收缩受到限制）。⑤异常蛋白血症，如多发性骨髓。

（2）血块过度收缩：①先天性或获得性因子VIII缺乏症。②严重贫血（红细胞少血块收缩程度增加）。

（六）血小板相关免疫球蛋白（PAIg）测定

包括 PAIgG、PAIgM 和 PAIgA 测定。现以 PAIgG 测定为例。

1.原理

ELISA：将抗人 IgG 抗体包被在酶标反应板孔内，加入受检血小板破碎液，再加入酶标记的抗人 IgG 抗体，与结合在板上的 PAIgG 相结合，最后加入底物显色，其深浅与血小板破碎液中的 PAIgG 成正相关。受检者所测得的吸光度（A）可从标准曲线中计算出血小板破碎液中的 PAIgG 含量。

2.参考值

PAIgG 为 $0\sim78.8ng/10^7$ 血小板；PAIgM 为 $0\sim7.0ng/10^7$ 血小板；PAIgA 为 $0\sim2.0ng/10^7$ 血小板。

3.临床意义

（1）PAIg 增高：见于 ITP、同种免疫性血小板减少性紫癜（多次输血、输血后紫癜）、药物免疫性血小板减少性紫癜、恶性淋巴瘤、慢性活动性肝炎、系统性红斑狼疮、慢性淋巴细胞性白血病、多发性骨髓瘤、Rvan 综合征、良性单株丙球蛋白血症等。90%以上 ITP 患者的 PAIgG 增高；若同时测定 PAIgM、PAIgA 和血小板补体 3（PAQ），则阳性率可高达 100%。

（2）观察病情：经治疗后，ITP 患者的 PAIg 水平下降；复发后，则又可升高。

（七）血浆β-血小板球蛋白（β-TG）和血小板第 4 因子（PF₄）测定

用抗β-TG 或抗 PF₄ 抗体包被酶标板，加入受检血浆，血浆中β-TC 或 PF₄ 结合，再加入酶标记的抗状态和（或）血栓性疾病，如心肌梗死、脑血管病变、尿毒症、妊高征、糖尿病、肾病综合β-TG 或 PF₄ 抗体，最后加入底物显色，显色的深浅与受检血浆中β-TG 或 PF₄ 的含量成正相关，从标准曲线中计算受检血浆中β-TC 或 PF₄ 的含量。

1.参考范围

ELISA 法，β-TG：（16.4±9.8）μg/L；PF₄：（3.2±2.3）μg/L。

2.临床意义

β-TG 和 PF₄ 临床意义相同。①增高：反映血小板被激活及其释放反应亢进，见于血栓前征、弥散性血管内凝血、静脉血栓形成等。②减低：见于先天性或获得性贮藏池病（α颗粒缺陷症）。

（八）血小板 P-选择素（P-selectin）测定

P-选择素或称血小板α-颗粒膜蛋白-140（granular membrane protein-140，GMP-140），是血小板在体内被激活后，P-选择素进入血浆内或融合到血小板膜表面上。利用抗 P-选择素的单抗定量测定受检血浆内 P-选择素的含量可反映体内血小板的激活程度。

1. 参考范围

酶标法：血小板膜表面 P-选择素含量为（780±490）分子数/血小板；血浆中 P-选择素为（1.61±0.72）×10¹⁰ 分子数/ml。

2.临床意义

血小板表面和血浆中 P-选择素增高，见于急性心肌梗死、心绞痛、糖尿病伴血管病变、脑血管病变、深静脉血栓形成、系统性红斑狼疮、原发性血小板减少性紫癜、肾病综合征等。

（九）血小板促凝活性（platelet procoagulant activity，PPA）测定

血小板促凝活性（PPA）是指血小板膜上的磷脂酰丝氨酸（phosphatidylserine）与 FⅩa、FⅤa 结合，形成凝血酶原酶（prothrombinase），后者使凝血酶原（prothrombin）转变为凝血酶（thrombin）。

1.参考范围

流式细胞术（FCM）测定血小板表面上的磷酸酰丝氨酸，正常人阳性率为 30%。

2.临床意义

（1）减低：见于血小板第 3 因子缺陷症、血小板无力症、巨大血小板综合征、肝硬化、尿毒症、骨髓增生异常综合征（MDS）、异常蛋白血症、弥散性血管内凝血、服用抗血小板药物、系统性红斑狼疮、急性白血病等。

（2）增高：见于血栓病和血栓前状态，胶原和凝血酶刺激后 Annexin Ⅴ 的阳性率可高

达 89%。

（十）血浆血栓素 B_2（thromboxane B_2，TXB_2）测定

将 TXB_2-牛血清白蛋白包被酶标反应板，加入受检血浆或 TXB_2 抗体。包被的 TXB_2 与受检血浆中的 TXB_2 或标准品中的 FXB_2 竞争性与 TXB_2 抗体结合，包被的 TXB_2 与抗体结合的量与受检血浆中 TXB_2 的含量呈负相关。加入过量酶标记第二抗体，再加底物显色，根据吸光度（A 值），从标准曲线中计算出受检血浆中 TXB_2 的含量。

1.参考范围

ELISA 法：（76.3±48.1）ng/L。

2.临床意义

（1）增高：见于血栓前状态和血栓性疾病，如心肌梗死、心绞痛、糖尿病、动脉粥样硬化、妊高征、深静脉血栓形成、肺梗死、肾小球疾病、高脂血症、大手术后等。

（2）减低：见于环氧酶或 TXA_2 合成酶缺乏症、服用抑制环氧酶或以 IXA_2 合成酶的药物，如阿司匹林等。

三、凝血因子检测

（一）凝血时间测定

离体静脉血与试管接触后，激活Ⅻ因子引发一系列内源性凝血因子的活化，最终形成不溶性纤维蛋白而致血液凝固，这一段时间称为凝血时间（clotting time，CT）。因此该试验是内源系统的一种过筛试验。

1.方法学评价

凝血时间测定，根据标本来源有毛细血管采血法：可用玻片法或毛细血管法测定。由于采血过程易混入较多组织液，因而即使有内源性凝血因子缺乏，也仍发生外源性凝血，使本该异常的结果变为正常。本法极不敏感，仅能检测出Ⅷ：C 水平＜2%的血友病患者，漏检率达 95%，故属于淘汰的方法。

静脉采血法：由于血液中较少混入组织液，因此对内源凝血因子缺乏的第三性比毛细血管采血法要高。目前有 3 种检测法：

（1）普通试管法（Lee-White 法）：仅能检测出Ⅷ：C 水平＜2%的患者，本法不敏感，目前也趋于淘汰。

（2）硅管法（SCT）：本法与普通试管法的测定方法基本相同，唯一的区别是采用涂有硅油的试管。由于硅管内壁不易使内壁凝血因子接触活化，故凝血时间比普通试管法长，也较第三可检出因子Ⅷ：C 水平＜45%患者。

（3）活化凝血时间（activated dotting time，ACT）法：本法是在待检全血中加入白陶土部分凝血活酶悬液，先充分激活接触活化系统的凝血因子Ⅶ、Ⅺ等，并为凝血反应提供丰富的催化表面，从而提高了试验的第三性，是内源性系统第三的筛选试验之一，能检出Ⅷ：C 水平＜45%的亚临床血友病。ACT 法也是监护体外循环肝素用量的较好指标之一。

以上测定凝血时间的各种方法，在检测内源性凝血因子缺乏方面，无论敏感性或准确性均不如活化部分凝血活酶时间测定（APPT）。

2.参考值

普通试管法为 6～12min，目前少用，基本上已被 APTT 取代；硅管法为 15～32min。

3.临床意义

凝血时间延长见于多种先天性凝血因子缺陷（如血友病）；各种获得性凝血因子缺乏（如重症肝病、维生素 K 缺乏等）；血中循环抗凝物质增多以及原发或继发纤溶亢进。

凝血时间缩短见于各种原因所致的高凝状态。

（二）活化部分凝血活酶时间测定

1.原理

活化部分凝血活酶时间（activated partial thromboplastin time，APTT）测定是通过体外标准时间内以接触因子激活物激活凝血因子XII（如白陶土、鞣酸等），以部分凝血活酶（脑磷脂）替代 PF_3，加入 Ca^{2+} 后观察血浆凝固所需的时间。APTT 是最常用的内源性凝血圈子的过筛试验。

2.方法学评价

APTT 测定因所用的激活剂不同以及部分凝血活酶来源及制备的不同，均影响测定的结果。因此本试验的准确性首先取决于部分凝血活酶试剂的质量，常用的激活剂的有白陶土，此时 APTT 又称为 KPTT，还可用硅藻土、鞣花酸等。即使是同一种激活剂，其质量也可有很大不同。APTT 最初是用玻璃试管激活接触因子，后来加入高质量的激活剂，使激活作用更迅速更标准化，从而在一定程度上消除了接触激活的差异，部分凝血活酶主要来源于兔脑组织，不同制剂质量不同，一般选用对因子VIII、IX、XI在血浆浓度为 200～250U/L 时敏感的试剂。APTT 是一个较为敏感且简便的试验。可替代普通试管法凝血时间测定或血浆复钙时间测定。用自动血浆凝固仪测定 APTT，虽可提高检测速度和结果的精确性，但仪器本身也会产生一定误差，这一点也是不能忽视的。1995 年国际血栓与止血委员会和国际血液学标准委员会已开始合作研究应用 APIT 监测观察治疗时的标准化问题。

3.参考值

32～43s，较正常对照延长 10s 以上为异常。

4.临床意义

APTT 延长可见于先天性凝血因子缺乏，如甲、乙、丙型血友病；后天性凝血因子缺乏，如严重肝病、维生素 K 缺乏、DIC、循环中抗凝物质增加等。APTT 缩短见于高凝状态。

（三）血浆纤维蛋白原测定

1.原理

（1）Clauss 法（凝血酶法）：在被检血浆中加入凝血酶，血浆即凝固，其所需的时间长短与 Fg 含量的多少成负相关。被检血浆的 Fg 实际含量可从 Fg 国际标准品参比血浆测定的标准曲线中获得。

（2）免疫法：①免疫火箭电泳法（laurell 法）：在含 Fg 抗血清的琼脂板中，加入一定量的受检血浆（抗原），在电场作用下，抗原抗体形成火箭样沉淀峰，峰的高度与 Fg 含量成正比。②酶联免疫法：用抗 Fg 的单克隆抗体、酶联辣根过氧化物酶抗体显色、酶联免疫检测仪检测血浆中 F 的含量。

（3）比浊法（热沉淀比浊法）：血浆被磷酸二氢钾-氢氧化钠缓冲液稀释后，加热至 56℃，使 Fg 凝集，比浊测定其含量。

（4）化学法（双缩脲法）：用亚硫酸钠溶液将血浆中 Fg 的沉淀分离，然后以双缩脲试剂显色测定。

2.方法学评价

（1）Clauss 法：此法为功能检测，操作简单、结果可靠，故被 WHO 推荐为测定的参考方法。当凝血仪通过检测 PT 方法来换算 Fg 浓度时，如结果可疑，则应用 Clauss 法复核确定。

（2）免疫法、比浊法、化学法：操作较繁，均非 Fg 功能检测法，故与生理性 Fg 活性不一定总成平行关系。

3.参考值

2～4g/L。

4.临床意义

（1）Fg 增加：见于感染及无菌炎症：如肺炎、肺结核、胆囊炎、肾炎、风湿性关节炎、恶性肿瘤、放射治疗、肾病等。

（2）Fg 减少：见于先天性纤维蛋白原缺乏症、重症肝病（急性黄色肝萎缩、肝硬化）、弥散性血管内凝血。

（四）血浆凝血酶原时间测定

1.原理

血浆凝血酶原时间（prothrombin time，PT）测定是在被检血浆中加入 Ca^{2+} 和组织因子（组织凝血活酶），观测血浆的凝固时间。它是反映外源性凝血系统各凝血因子总的凝血状况的筛选实验。

2.方法学评价

一步法凝血酶原时间测定；由 Quick 在 1935 年创建。该法是在抗凝血浆中直接加入试剂一次完成测定，因此称一步法。当时认为该试验只反映了凝血酶原的活性（因子未发现凝血因子 V、Ⅶ、X）。原先使用草酸钠溶液作为抗凝剂，后来发现此液不利于凝血因子的保存，故已改用枸橼酸钠作抗凝剂。一步法测 PT 常用静脉抗凝血普通试管法手工测定；也有用毛细血管微量抗凝血测定，虽采血量少，但操作较烦琐，故少用；也可用表面玻皿法测定，准确性较试管法高，而操作不如后者简便。近年来，多采用半自动或全自动血液凝固仪测定，使检测更加精确、快速、敏感与方便。

组织凝血活酶试剂质量是影响 PT 测定准确性最重要的因素之一。组织凝血活酶的不同来源，不同制备方法，使各实验室之间及每批试剂之间 PT 测定的结果差异大，可比性差，特别影响对口服抗凝血剂患者治疗效果的判断，因此早在 1967 年，WHO 就 60/40 批号人脑凝血活酶当作标准品，作为以后制备不同来源的凝血活酶的参考物，并要求计算和提供每批组织凝血活酶的国际敏感度指数。ISI 表示标准品组织凝血活酶与每批组织凝血活酶 PT 校正曲线的斜率，即在双对数的坐标纸上，纵坐标为用标准品测定的 PT 对数值，横坐标为用待校正的组织凝血活酶测定的相同标本 PT 的对数值。60/40 的 ISI 为 1.0。ISI 值越低，表示试剂愈敏感。目前我国大体是用国际标准品标化自己制备的本国国家标准品。新的组织凝血活酶标准品来自兔或牛的制备。其他各种组织凝血活酶剂的 ISI 必须按照新的标准品 ISI 进行校正。其次，WHO 等国际的权威机构还要求，PT 正常对照值必须至少来自 20 名以上男女各半的混合血浆所测定得结果。并且还规定已口服抗凝剂的患者必须使用国际 P 结果报告形成来观察抗凝治疗监护的指标，INR=（患者凝血酶原时间/正常人平均凝血酶原时间）^{ISI}。作 PT 测定时，首先应了解所用的组织凝血活酶试剂的 ISI，ISI 值通常由生产试剂的厂商提供的，测定 PT 后，即可计算出 INR。为使用方便，INR 也可从制造商提供的图表中查询，最初规定 INR 必须使用手工法测得，在引入自动化凝血仪后，为了不影响 INR 的可靠性，制造商还应提供仪器相应的 ISI 值。使用 ISI 和 INR 可减少或去除各实验室 PT 测定在技术和试剂上的差异，使抗凝治疗监测过程中各种 PT 结果有可比性。

一步法 PT 结果报告方法：一般情况下，可同时报告被检标本 P 和正常对照 PT 以及 P 比率。凝血酶原比率=被检血浆 PT 时间/正常血浆 PT 时间。过去曾用凝血酶原活动度报告，现已少用；当 PT 用于监测口服抗凝剂时，则必须同时报告 INR 值。

二步法凝原时间测定：首先由 Warner 等创建，后由 Ware/Seegers 等改良，此法第一步生成凝血酶，第二步是测定生成的凝血酶，从而间接测得凝血酶原时间。二步法虽然比较合理，但操作烦琐，未被广泛应用。

3.参考值

（1）凝血酶原时间：11～13s，应同时测定正常对照值。患者测定值超过正常对照值 3s 以上为异常。

（2）凝血酶原比值（prothrombin ratio，PTR）：即被检血浆的凝血酶原时间（s）/正常血浆的凝血酶原时间（s），参考值为 1.0±0.05。

（3）国际标准化比值（international normalized ratio，INR）：即 PTR^{ISI}，参考值为 1.0±0.1。ISI（international sensitivity index）为国际敏感度指数，ISI 越小（小于 2.0），组织凝血活酶的敏感性越高。

4.临床意义

PT 延长（或比值增高）见于肝脏实质性损伤：肝硬化、肝脏弥漫性损伤；应用抗凝药物、维生素 K 缺乏；恶性贫血、急性白血病、肾病、弥散性血管内凝血、先天性凝血酶原缺乏症、先天性纤维蛋白缺乏症。

PT 缩短（或比值降低）见于心肌梗死、脑血栓形成；弥散性血管内凝血的早期。

四、纤溶活性检测

（一）血浆组织型纤溶酶原激活剂活性

血浆优球蛋白含有吸附于纤维蛋白上的 t-PA，它使 PLG 转变为纤溶酶（PL），PL 可使发色底物（S-2251）释出 PNA 而显色，显色的深浅与受检血浆中 t-PA 含量呈正相关。所测得的 A 值，可从标准曲线计算受检血浆中 t-PA：A 含量。

1.参考范围

发色底物法：0.3～0.6 活化单位/ml。

2.临床意义

（1）增高：表明纤溶活性亢进，见于原发性纤溶症、继发性纤溶症（如 DIC）等。

（2）减低：表明纤溶活性减弱，见于血栓前状态和血栓性疾病，如动脉血栓形成、深静脉血栓形成、高脂血症、口服避孕药、缺血性脑卒中等。

（二）血浆尿激酶型纤溶酶原激活剂活性（u-PA：A）测定

在琼脂糖中加入纤维蛋白原（Fg）、纤溶酶原（PLC）和 Ca^{2+}，便可形成含 PLG 的纤维蛋白复合物凝胶板，然后在凝胶板孔中再加大尿激酶（UK）。UK 作用于 PLG，使其转变为纤溶酶（PL），PL 使纤维蛋白溶解，形成圆形透明斑，空斑直径的大小与 UK 的对数值成正比关系。

1.参考范围

凝胶空斑法：正常人为 0。

2.临床意义

使用尿激酶作溶血栓治疗时，血浆中尿激酶水平升高。测定 u-PA：A 可作为 UK 监测方法之一。在原发性和继发性纤溶亢进时，u-PA：A 也升高。

（三）血浆纤溶酶原活性（plasminogen activily，PLG：A）测定

受检血浆中加链激酶（SK）和发色底物（S-2251），受检血浆中的 PLC 在 SK 的作用下，转变成纤溶酶（PL），后者作用于发色底物，释出对硝基苯胺（PNA）而显色。显色的深浅与纤溶酶的水平呈正相关，通过计算求得血浆中 PLG：A 的含量。

1.参考范围

发色底物法：75%～140%。

2.临床意义

（1）PLG：A 增高—表示纤溶活性减低，见于血栓前状态和血栓性疾病。

（2）PLG：A 减低—表示纤溶活性增高，见于原发性纤溶症、继发性纤溶症和先天性 PLG 缺乏症。

（3）PLG 缺陷症：可分为交叉反应物质阳性（cross reactive material，CRM$^+$）型（PLG：Ag 正常和 PLG：A 减低）和 CRM$^-$型（PLG：Ag 和 PLG：A 均减低）。

（四）优球蛋白溶解时间

1.原理

血浆优球蛋白组分中含有 Fg、PLG 和纤溶酶原激活物等，但不含纤溶酶抑制物。受检血浆置于醋酸溶液中，使优球蛋白沉淀，经离心除去纤溶抑制物，将沉淀的优球蛋白溶于缓冲液中，再加入适量 Ca^{2+}溶液（加钙法），Fg 转变成纤维蛋白凝块，观察凝块完全溶解所需时间，即为优球蛋白溶解时间（euglobulin lysis lime，ELT）。

2.参考值

加钙法为（129.8±41.1）min；加酶法为（157.5±59.1）min。

3.临床意义

纤维蛋白凝块在 70min 内完全溶解，表明纤溶活性增强，见于原发性纤溶和继发性纤溶，如手术、应激状态、创伤、休克、变态反应、前置胎盘、胎盘早期剥离。羊水栓塞、恶性肿瘤广泛转移、急性白血病和晚期肝硬化等。

纤维蛋白凝块完全溶解时间延长，表明纤溶活性减低，见于血栓前状态、血栓性疾病和应用抗纤溶药等。

（五）血浆鱼精蛋白副凝固试验

1.原理

血浆鱼精蛋白副凝固试验（plasma protamine paracoagulation test，3P 试验）是在受检血浆中加入鱼精蛋白溶液，如果血浆中存在可溶性纤维蛋白单体（SFM）与纤维蛋白降解产物（FDP）的复合物时，则鱼精蛋白使其解离释出 SFM，后者自行聚合成肉眼可见的纤维状物，此为阳性反应结果。

2.参考值

阴性。

3.临床意义

3P 阳性见于 DIC 的早、中期，但在恶性肿瘤、上消化道出血、外科大手术后、败血症、肾小球疾病、人工流产、分娩等也可出现假阳性。3P 阴性见于正常人、晚期 DIC 和原发性纤溶症，也有假阴性。

（六）血浆凝血酶时间

1.原理

受检血浆中加入"标准化"凝血酶溶液，测定开始出现纤维蛋白丝所需的时间，即为血浆凝血酶时间（thrombin time，TT）。

2.参考值

手工法 16～18s，受检 TT 值超过正常对照值 3s 以上为延长。

3.临床意义

延长见于低（无）纤维蛋白原血症和异常纤维蛋白原血症；血中 FDP 增高（如 DIC）；血中有肝素或类肝素物质存在（如肝素治疗中、SLE 和肝脏疾患等）。

（七）血浆纤维蛋白（原）降解产物测定

1.原理

胶乳凝集法：受检血浆加入血浆纤维蛋白（原）降解产物[fibrin（ogen）degradation products，FDP]抗体包被的胶乳颗粒悬液，如果血液中 FDP 的浓度超过或等于 5μg/ml、便于胶乳颗粒上的抗体结合，胶乳颗粒发生凝集。根据受检血浆的稀释度可计算出血浆 FDP 的含量。

2.参考值

小于 5mg/L。

3.临床意义

增高见于原发性纤溶症、DIC、恶性肿瘤、急性早幼粒细胞白血病、肺梗死、DVT、肾脏疾病、肝脏疾病、器官移植的排斥反应、溶栓治疗等。

（八）D-二聚体

1.原理

D-二聚体（D-Dimer，D-D）是交联纤维蛋白（Fb）特异的降解产物，它的生成或增高反映了凝血和纤溶系统的激活。在全血或血浆中，采用针对 D-D 的抗体可以很容易地检测 D-D 含量。近 10 年来，已建立了多种有价值的 D-D 的检测方法。早在 20 世纪 80 年代末 90 年代初期，人们发现 D-D 对临床上疑诊为静脉血栓形成（venous thrombosis，VTE）的患者高度敏感，但不特异。在这些患者中，当血浆 D-D 浓度低于某一临界值（通常为 500μg/L）

时，其阴性预测值大于 90%，由此可以作为排除 VTE 的筛选试验。近年来，随着方法学的不断进步，建立多种适用于急诊的简单快速的敏感方法，D-D 检测的临床应用越来越广泛。大量研究已经充分证实了 D-D 在排除诊断下肢深静脉血栓形成（DVT）和肺栓塞（PE）中的应用价值，已将其作为首选筛选指标之一。最近，D-D 检测的应用已深入到弥散性血管内凝血（DIC）、心血管疾病、激素替代治疗、恶性肿瘤以及抗凝治疗领域。

（1）D-D 的生成：在各种病理和生理状态下，凝血系统的激活导致 Fb 的生成，而 Fb 的生成又可激活纤溶系统，引起纤溶酶（plasmin，PL）的生成和 Fb 的降解。在交联 Fb 的降解过程中，生成了一系列的特异降解产物，其中包括 D-D（D-Dimer）。

凝血系统的激活导致凝血酶生成，凝血酶结合于纤维蛋白原的中央结构域，释放纤维蛋白肽 A（FPA）和纤维蛋白肽 B（FPB），生成纤维蛋白单体和多聚体。在活化 FⅧ 的作用下，生成交联的纤维蛋白。纤溶酶降解交联纤维蛋白，生成多种交联的纤维蛋白降解产物（FbDPs），其中包括 D-D 和其他的片段。

（2）D-D 的检测方法：

1）主要是基于胶乳凝集原理的定性或半定量试验以及基于 ELISA 原理的定量测定，也有一些方法采用免疫浊度原理或免疫荧光原理。

2）Liatest 定量试验可在 20min 内完成。临界值为 500ng/ml 时，其对 VTE 的敏感性和 NPV 分别为 35% 和 96%。如果仅对近端 DVT 而言，其 NPV 可达 100%。Liatest 与经典 EUSA 法有很好的相关性（r=0.98）。

2.参考值

阴性。

3.临床意义

（1）D-D 在排除诊断下肢深静脉血栓形成（DVT）和肺栓塞（PE）中的应用价值，已将其作为首选筛选指标之一。

（2）D-D 在心血管疾病的意义 D-D 的升高与动脉粥样硬化的发生和严重程度有关，也可作为急性心肌梗死后复发的预测指标。D-D 和脂蛋白（a）都分别是动脉粥样硬化的独立影响因子。

（3）D-D 在恶性肿瘤中的意义 恶性肿瘤患者大多伴有凝血和纤溶的异常，血浆 D-D 往往升高，且与浸润密切相关。

（4）D-D 对术后抗凝治疗的指导意义 研究表明，D-D 水平可用以调整低相对分子质量肝素（LMWH）的用量。

（5）其他引起 D-D 升高的因素 在脑血管意外、溶栓治疗后、严重感染、脓毒血症、坏疽、先兆子痫、甲状腺功能减低、慢性肝病、结节病等情况，常有机体凝血和纤溶系统的激活，也可见 D-D 升高。

第二节　血栓性疾病的检验诊断

一、心肌梗死

（一）概述

心肌梗死（myocardial infarction，MI）是一种常见的动脉血栓性栓塞性疾病。它的发生和发展与动脉粥样硬化关系密切，故是冠状动脉粥样硬化性心脏病（coronary atherosclerotic heart disease，CAD）最为严重的一种。80%以上的心肌梗死患者是在动脉粥样硬化的基础上，冠状动脉（简称冠脉）内发生血栓栓塞。冠脉内膜下出血或冠脉持续性痉挛，使管腔发生持久而完全的闭塞，导致该冠脉所供应的心肌严重持续地缺血，引起心肌坏死。

（二）检验

心肌梗死的检验包括影像、生化酶学和血栓止血检测。一般存在血小板聚集增高，凝血因子活性增强，纤溶活性减低；高密度脂蛋白（HDL）和载脂蛋白 A1（ApoA1）降低；低密度脂蛋白（LDL）和载脂蛋白 B100（ApoB100）增高。诸多研究表明，心肌梗死患者血管内皮细胞损伤的检验指标（vWF、TM、ET-1）增高，血小板黏附和聚集功能增强，血小板释放 P-TG、PF_4、5-HT 和 P 选择素增多，花生四烯酸代谢产物 TXB_2 增高，但 6-酮-$PGF_{1\alpha}$ 降低。

（三）诊断

虽然生化酶学和血栓止血检测都很敏感，但心肌梗死的诊断往往需要患者病史的支持，如患者长期以来常有高血压、高血脂和糖尿病等病史，多突然发病，心前区剧烈疼痛，持续 1~2h，且对硝酸甘油无效，严重时甚至出现心源性休克、室性心律失常，左心衰竭等。心电图、心脏超声诊断和心导管等影像学检查是诊断的金标准。

二、脑梗死

（一）概述

脑梗死（cerebral infarction）亦称缺血性脑卒中。本症多见于脑血栓形成（cerebral thrombosis）和脑血栓栓塞（cerebral embolism）。脑血栓形成是一种最常见的脑动脉血栓栓塞性疾病，它是在脑动脉粥样硬化或动脉炎的基础上，血管内皮细胞损伤、血小板被活化和纤溶活性减低，血液黏滞性和凝固性增高，血值减慢或淤滞，导致血管管腔狭窄或闭塞，引起与闭塞血管相关的脑组织缺血、缺氧，严重者可致脑组织局部损伤或坏死。脑栓塞是指身体其他部位的栓子（主要是血栓，其次有气栓、脂肪栓、感染性栓子、癌细胞、寄生虫等）脱落经血流进入颅内，导致脑血管闭塞和相关脑组织损害而发生的急性缺血性脑血管病变。患者起病缓慢，多见在睡眠或休息时发病。最常见的是对侧中枢性偏瘫，偏身感觉得异常，主侧半球受累或失语。椎基动脉梗死常出现脑干和小脑症状。一般无意识障碍和颅内压升高等表现。

（二）检验

急性发作期，部分患者的血液流变学异常，纤维蛋白原含量增高，血小板黏附性和聚集性增高；血小板释放产物，如β-TG、PF_4、P 选择素和 TXB_2 水平增高。血管损伤后的 vWF：Ag、TM 和 ET-1 增高，但 6-酮-$PGF_{1\alpha}$ 降低。抗凝血酶减低，纤溶活性由一过性增强可转为长期降低。但是，较有价值的诊断、观察指标是分子标志物检测（表7-1）。

表 7-1 血栓前状态和血栓性疾病分子标志物检测的结果

分子标志物	化学物质	病理生理过程	检测方法	心肌梗死	脑梗死	深静脉血栓形成	DIC	血栓前状态
血管损伤标志物								
vWF	蛋白质	在各种血栓病中均增高	火箭电泳或ELISA	↑	↑	↑	↑	↑/N
ET-1	蛋白肽	血管损伤时增高	ELISA 或 RIA	↑	↑	↓	↑/↓	N
TM	蛋白质	血管损伤时增高	ELISA	↑			↑	↑/N
6-酮-PGF1α	蛋白质	血管损伤时降低	ELISA 或 RIA	↓/N	↓/N	↓	↓/N	N
血小板活化标志物								
B-TG	蛋白质	α颗粒释放增多	ELISA 或 RIA	↑	↑	↑/N	↑	↑
PF4	碱性蛋白	α颗粒释放增多	ELISA 或 RIA	↑	↑	↑/N	↑	↑
5-HT	吲哚胺	致密体释放增多	ELISA 或 RIA	↑	↑	↑/N	↑	↑
TXB2	花生四烯酸衍生物	血小板活化增多	ELISA 或 RIA	↑	↑	↑/N	↑/N	↑
P-选择素	蛋白肽	α颗粒释放增多	ELISA 或 RIA	↑	↑	↑	↑	↑
凝血因子活化标志物								
TF	脂蛋白	组织和血管损伤增高	ELISA	↑	↑		↑/↓	↑/N
TFPI	蛋白质	由于消耗而减低	ELISA	↓			↑/↓	↑/↓
F1+2	蛋白肽	随凝血酶生成而增多	ELISA	↑	↑/N	↑	↑	↑
FPA	蛋白肽	随纤维蛋白生成而增多	ELISA	↑	↑/N	↑	↑	↑
抗凝蛋白活化标志物								

续表

TAF	蛋白质	随凝血酶生成而增高	ELISA 或 RIA	↑	↑/N	↑	↑	↑
PCP	蛋白肽	随蛋白 C 活化而增高	ELISA 或 RIA	↑	↑/N		↑	
纤溶活化标志物								
t-PA	蛋白质	血管调节时增高或降低	ELISA	↓	↓	↓/N	↓/N	↓/N
PAI	蛋白质	血管调解时增加	ELISA 或 RIA	↑	↑	↑	↑/N	↑
PAP	蛋白质	随纤溶酶增加而增多	ELISA 或 RIA	↑	↑/N	↑	↑	N
Bβ15~42	蛋白肽	随纤溶酶激活而增多	ELISA 或 RIA	↑	↑/N		↑	N
FDP	蛋白肽	随纤溶酶激活而增多	ELISA	↑	↑	↑	↑	↑
D-D	蛋白肽	随纤溶酶激活而增多	ELISA 或 RIA	↑	↑	↑	↑	↑

注：↑：增高；↓：降低；N：正常。

（三）诊断

脑梗死的诊断依据临床出现的神经定位症状、生命体症变化和磁共振等影像学检查来确诊。

三、肺梗死

（一）概述

肺梗死（pulmonary infarction，PI）因脱落血栓或脂肪栓子、羊水栓子和空气栓子等造成肺动脉或其分支的栓塞（pulmonary thrombi embolism，PTE）而阻断局部的血流供应，发生肺组织出血或坏死。因肺动脉血栓栓塞导致的肺梗死与静脉血栓，尤其是下肢深静脉血栓（DVT）有明显相关性，50%的 DVT 患者合并 PTE，并可发展为肺梗死，80%的肺梗死患者尸检发现程度不一的深静脉血栓，15%的可发展为 PI，并有逐年增高的趋势。目前认为PTE 的病因和发病机制与静脉血栓类似，是在先天性抗凝或纤溶异常的基础上，存在心脏病、肿瘤、妊娠分娩、血液病、肥胖和较长时间不活动等病理生理改变而造成的。肺梗死患者大部分猝死于症状发生后的 2h 内，但也容易将症状不明显的肺血栓栓塞患者误诊或漏诊。

（二）检验

1.器械检查

包括 X 线检查、心电图检查、超声血管检查、肺扫描、放射性核素 ^{131}I 或 ^{99m}Tc 标记和肺动脉造影等。

2.血液检查

包括血气分析[当20%的肺血管堵塞后,即有明显的氧分压降低,一般动脉氧分压(PaO_2)＜80mmHg],红细胞计数升高(无明显出血时),可＞$5.5×10^{12}/L$;白细胞总数轻度上升,为$(12～15)×10^9/L$,且以中性粒细胞为主,当血沉随之增快时,常提示肺梗死的存在。

3.血栓止血检查

血浆D-二聚体水平超过500μg/L(ELISA法)是90%以上肺栓塞和肺梗死患者的共同特点。这是患者血浆纤溶酶分解纤维蛋白的标志,也是体内自发溶栓的开始,但由于这种纤溶活性是低水平的,因此胶乳法定性或半定量检测D-二聚体,常带是不敏感的。其他有关分子标志物的检测,也已广泛应用于临床。如ET-1、TM、vWF:Ag、TXB_2和P-选择素等。据国外报道,β-TG和PF_4也会增高。

(三)诊断

诊断要求下列第1项中符合3条以上,第2、3和4项中有任何一条符合即可诊断PET。如仅符合1项,则需排除其他心肺病变。

(1)怀疑肺栓塞或肺梗死的情况:①具有栓子形成的原发病。②发病突然,有胸痛、咯血、呼吸困难、晕厥、休克等表现。③心电图里典型的$S_1Q_{III}T_{III}$改变或明显右心负荷加重。④血气分析PaO_2、$PaCO_2$降低。⑤X线显示肺部片状阴影或楔形阴影。

(2)肺扫描:显示肺血流扫描缺损而通气扫描正常。

(3)肺动脉造影:显示不同大小的肺血管截断或充盈缺损。

(4)明确存在下肢或其他部位的深静脉血栓。

显然,血栓止血检查在此并不重要。虽然,D-二聚体水平是否超过500μg/L可作为肺梗死的排除指标,但毕竟不能用于临床诊断。近来报道,采用免疫学方法检测F_{1+2}、FPA和FPB皆为高敏感和强特异性的分子标志物。凝血酶-抗凝血酶复合物(thrombin-antithrombin complex,TAT)和蛋白C活化肽(protein C peptide,PCP)检测也被证实具有一定的参考价值。

四、深静脉血栓形成

(一)概述

深静脉血栓形成(deep vein thrombosis,DVT)是由于静脉血流淤滞手术后患者制动、长期卧床,静脉壁损伤(感染、化学和免疫伤等),血液呈高凝状态(血液黏度和凝固性增高)等原因导致静脉血流缓慢或停滞而形成血栓和栓塞。病变常累及下肢静脉、髂股静脉和肠系膜上静脉、肝静脉等;尤其好发于损伤的或功能不全的静脉瓣部位。

本病的临床表现随血栓所在部位和涉及的范围而异。多为小腿疼痛、肿胀,足及踝部水肿,浅表静脉怒张,腓肠肌显著压痛,受累皮肤颜色、温度和感觉改变等。

(二)检验

本症患者的全血黏度和血浆黏度增高,纤维蛋白原含量和vWF:Ag增高,AT、PC和PS减低,PLG水平降低而FDP、D-二聚体水平增高,部分患者血小板功能亢进(β-TG,升高)。但是,较有价值的血栓止血指标照分子标志物检测(表7-1)。

（三）诊断

DVT 与其血栓栓塞性疾病的诊断一样，临床上患者有明显的栓塞部位持续性疼痛，血管造影和血管多普勒超声、磁共振等影像学阳性结果是 DVT 的诊断依据。由于 D-二聚体检测的高敏感性，DVT 诊断时，也用 D-二聚体体≤50μg/L 作为阴性排除指标。

五、血栓前状态

（一）概述

血栓前状态（prethrombotic state）也称血栓前期（prethrombotic phase），是指血液有形成分和无形成分的生化学和流变学发生某些变化，这些变化可以反映：①血管内皮细胞受损或受刺激。②血小板和白细胞被激活或功能亢进。③凝血因子含量增高或被活化。④血液凝固调节蛋白含量减少或结构异常。⑤纤溶成分含量减低或活性减弱。⑥血液黏度增高和血流减慢等。在这一病理状态下，血液确可能发生血栓形成或血栓塞性疾病。但必须指出，一般所指的高凝状态是仅限于体内凝血因子的血浆水平升高及（或）凝血因子被激活（由无活性酶原形式转变成有活性的酶的形式），从而引起血液凝固性增强的一种病理过程。高凝状态实际上也包括在血栓前状态之内。血栓前状态仅仅是一种血栓与止血的病理状态，可以长时期存在，故临床上常无特异的症状和体征。

（二）检验

从过去的研究结果和临床实践来看，一般的血栓止血检查，如 BT、PLT、APTT、PT和 ELT 等，对研究和诊断血栓前状态缺乏敏感性和特异性，不能满足临床和研究的需要。因此，目前国内外都开始利用敏感和特异的分子标志物对血栓前状态和血栓性疾病进行检测（表 7-1）。

（三）诊断

血栓前状态目前还不能确定是一种疾病，还不能用实验检测来完成诊断。而所谓的分子标志物也只能反映在某些因素作用下，血管内皮细胞、血小板、凝血因子，血液凝固调节蛋白和纤溶成分发生了变化，这些物质在活化或代谢的过程中表现出某些特征或释放出某些产物。分子标志物与血栓形成并无直接相关性，但可用于参考。一般认为，当内皮细胞、血小板、凝血因子，血液凝固调节蛋白和纤溶成分中有任何三类分子标志物发生有利于血栓的改变，则确定体内存在血栓前状态是比较可信的。

六、易栓症

（一）概述

易栓症（thrombophilia）于 1965 年由 Egeberg 在报道首例遗传性抗凝血酶缺乏症伴血栓栓塞时提出。近年来，该词的含义已扩大到其他有血栓栓塞的遗传性血液凝固蛋白缺陷，凝血因子异常和纤溶成分缺陷或代谢障碍等疾病。

（二）检验

易栓症患者的血栓与止血检验主要是某个血液凝固调节蛋白、凝血因子和纤溶成分分子结构的单一性缺陷，根据缺陷成分的活性及其抗原性的不同，可对易栓症做出实验室分型。

（三）诊断

检验结果对易栓症的诊断具有决定性的作用。本病患者临床上以反复发作性静脉或动脉血栓栓塞为主要表现，发病年龄多为中、老年（30～50 岁），血栓形成或栓塞可以自发或诱发发生，其诱因常为妊娠、产后、手术、创伤和药物等。

第三节　出血性疾病的检验诊断

出血性疾病（hemorrhagic disease）是由于遗传性或获得性的原因，导致机体止血、血液凝固活性减弱或纤溶活性的增强，引起自发性或轻微外伤后出血难止的一类疾病。本类疾病的诊断，除病史、家族史和临床表现外，血栓与止血检验具有确诊的重要价值。

一、血栓与止血筛选检验的应用

（一）一期止血缺陷筛检试验的应用

一期止血缺陷是指血管壁和血小板异常所引起的止血功能缺陷。若临床出现不同程度的出血时，其筛检试验在临床应用时可分为以下四种情况。

1.出血时间（BT）

和血小板计数（PLT）均正常除正常人外，多数是由于单纯血管壁通透性和（或）脆性增加所致的血管性紫癜，如过敏性紫癜、遗传性出血性毛细血管扩张症和单纯性紫癜等。

2.BT 延长和 PLT 减少、

多数是由于血小板数量减少所引起的血小板减少性紫癜，如原发性和继发性血小板减少性紫癜。

3.BT 延长和 PLT 正常

多数是由于血小板功能异常或某些凝血因子缺乏所引起的出血性疾病，如遗传性、获得性血小板功能异常症或血管性血友病（vWD）、低（无）纤维蛋白原血症。其中 vWD 通常在口服阿司匹林后出现出血时间延长。

4.BT 延长和 PLT 增多

常见于原发性和继发性（反应性）血小板增多症。

（二）二期止血缺陷筛检试验的应用

二期止血缺陷是指血液凝固和纤溶异常所引起的止血功能缺陷。若临床出现不同程度的出血时，其筛检试验在临床应用时可分为以下四种情况。

1.活化的部分凝血活酶时间（APTT）和凝血酶原时间（PT）均正常

各种血栓止血改变处在代偿阶段，若临床表现出较明显的延迟性出血，则见于遗传性和获得性因子Ⅷ缺乏症。

2.APTT 延长和 PT 正常

多数是由于内源性凝血途径缺陷所引起的出血性疾病，如血友病和获得性因子Ⅷ、Ⅸ缺乏症等。

3.APTT 正常和 PT 延长

多数是由于外源性凝血途径缺陷所致的出血性疾病，如遗传性和获得性因子Ⅶ缺乏症。因子Ⅻ缺乏无临床出血表现，因子Ⅺ缺乏极少临床出血或临床出血轻微。

4.APTT 和 PT 都延长

多数是由于共同途径的凝血缺陷所致的出血性疾病，如遗传性和获得性因子Ⅹ、Ⅴ、凝血酶原和纤维蛋白原缺陷症等所谓的联合因子缺乏。但更多的还是存在血液凝固调节的异常。

二、遗传性纤维蛋白原缺陷症和因子Ⅷ缺乏症

（一）遗传性纤维蛋白原缺陷症

1.概述

遗传性纤维蛋白原缺陷症包括：①遗传性纤维蛋白原缺乏症（hereditary fibrinogendeficien-cy）临床上分为低纤维蛋白原血症（low fibrinogen levels）和无纤维蛋白原血症两种。②异常纤维蛋白原血症（dysfibrinogenemia）是由于纤维蛋白原分子结构发生基因缺陷所致。包括纤维蛋白肽（FPA 或 FPB）释放障碍，如异常纤维蛋白原 Barelona Ⅱ型；纤维蛋白单体聚合障碍，如 Paris Ⅱ、Ⅲ型；纤维蛋白交联异常，如 Tokyo 型；纤维蛋白原对纤溶酶原结合能力降低，如 NewYork Ⅰ型等。

临床上，低（无）纤维蛋白原血症属常染色体隐性遗传。杂合子型一般无出血症状，但在于术、创伤时出血增多；纯合子型有自发性出血倾向，创伤、手术后出血加重，且创面愈合不佳：异常纤维蛋白原血症常有出血（占 20%）、血栓形成（25%）和伤口愈合不佳等表现，但有半数以上的患者无临床症状。

2.检验

见表 7-2。

表 7-2 遗传性纤维蛋白原缺陷症的检验结果

	纤维蛋白原缺乏症		异常纤维蛋白原血症	
	纯合子型	杂合子型	纯合子型	杂合子型
CT	↑	N	N	N
APTT	↑	N	↑	N
PT	↑	N	↑↑	N
TT	↑	N	↑↑	↑/N
爬虫酶时间			↑↑	N
PVVT	↑	N	↑	↑
Fg（g/L）	0～0.4	0.5～1.5	N	N
Fg：Ag	0 或↓	↓/N	NN	N
BT	↑	↑/N	N/↑	N
血小板黏附试验（PAdT）	↓	↓/N	N	N
血小板聚集试验（PAgT）	↓	↓/N	N	N
SDS-PAGE 分析	N	N	可发现异常纤维蛋白原分子带	

注：↑：延长；↑↑：明显延长；↓：减低；N：正常；延长的 CT、APTT、TT、PT、RVVT、爬虫酶时间和减低的 PAdT，PAgT，均可被正常血浆或纤维蛋白原所纠正。

3.诊断

低（无）纤维蛋白原血症的诊断是明确的，无论临床出血是否明显，在无纤溶活性改变

和其他血栓止血检验异常情况下，纤维蛋白原＜0.5g/L 可诊断为无纤维蛋白原血症（afibrinogenemia），纤维蛋白原＜0.9g/L 可诊断为低纤维蛋白原血症（hypofibrinogenemia）。而异常纤维蛋白原血症应符合：①临床有出血或血栓形成或无明显症状。②凝血酶和爬虫酶凝固时间延长，不能被甲苯胺蓝或鱼精蛋白纠正。③呈常染色体显性遗传特征。

（二）遗传性因子Ⅷ缺乏症

1.概述

遗传性因子Ⅷ缺乏症（hereditary factor Ⅷ deficiency）是由于因子Ⅷ或构成因子Ⅷ的α，β亚基遗传性缺乏或合成速率异常导致因子Ⅷα（转谷酰胺酶）的活性减低，不能有效地使可溶性纤维蛋白单体交联成稳定的纤维蛋白，本症患者呈常染色伴隐性遗传。临床上分为纯合子和杂合子两型，纯合子型的特点是有延迟性出血倾向（创伤、手术当时出血不多，12～36h 后出血增多），创面愈合不佳（愈合延迟和瘢痕挛缩）以及生育能力低下（女性常有习惯性流产，男性多不育）和新生儿的脐带残断出血等。

2.检验

有临床出血而 APTT 和 PT 正常时，首先应怀疑本症。需作因子Ⅷ定性试验，观察患者血浆凝块在 5mol/L 尿素或 2%单碘（单氯）醋酸溶液中的溶解时间。本试验特异性高，灵敏度低，不能检出杂合子型患者。然后需进一步检测因子Ⅷ亚基抗原含量（FⅧα：Ag，FⅧβ：Ag）：纯合子型 FⅧα：Ag 常为 0%，FⅧβ：Ag 为低于 50%；杂合子型则分别为 50%和正常，有确诊的价值。另外，由于血凝块形成不佳，故见血栓弹力图异常。

3.诊断

遗传性因子Ⅷ缺乏症应存在典型的延迟性出血，并合并有因子Ⅷ亚基的缺陷，是否存在因子Ⅷ定性试验阳性并不重要。需注意 50 岁以上的患者既可能是获得性因子Ⅷ缺乏症，也不排除遗传性因子Ⅷ缺乏症的可能。

三、肝疾病的凝血障碍

1.概述

出血是肝疾病（简称肝病）的常见症状，也是患者死亡的重要原因之一。据统计约 85%的肝病患者有一项或一项以上的血栓与止血试验异常，其中 15%的患者有出血倾向。出血常表现为皮肤瘀斑，黏膜出血（鼻出血、牙龈出血），月经过多，内脏出血（黑便、血尿）等，且出血的严重程度与肝功能损害的严重性呈正相关关系。肝病出血的原因甚为复杂，涉及一期止血、二期止血、纤溶亢进和血小板异常等各个方面，但主要与以下几个方面有关。

（1）凝血因子和抗凝蛋白的合成减少：当肝细胞受损或坏死时，肝细胞合成凝血因子（除 Ca^{2+} 和组织因子外的其他凝血因子）和抗凝蛋白（抗凝血酶、肝素辅因子Ⅱ、蛋白 C、蛋白 S 等）的能力减低，这些因子或蛋白的血浆水平降低，导致凝血和抗凝机制紊乱。

（2）凝血因子和抗凝蛋白的消耗增多：肝病常并发原发性纤溶或 DIC，此时血浆中纤溶酶水平增高，纤溶酶不仅可以水解纤维蛋白（原），而且可以水解多个凝血因子（因子Ⅶ、Ⅸ、Ⅹ、Ⅺ、Ⅷ），同时也消耗了大量抗凝蛋白。因此，这些因子或蛋白的血浆水平进一步降低。

（3）异常抗凝物质和血 FDP 增多：肝病时，肝细胞合成肝素酶的能力减低，使类肝素抗凝物质不能及时被灭活而在循环血液中积累。此外，高纤溶酶血症致使纤维蛋白原降解，产生的 FDP 水平增高。FDP 具有抗凝血作用。

2.检验

肝病时血栓与止血的检测结果列于表 7-3。

表 7-3　主要肝疾病血栓与止血检验的结果

	急性肝炎	慢性肝炎	重症肝炎	肝硬化	原发性肝癌	肝叶切除
凝血试验						
ATPP	N/↑	↑	↑↑	↑/N	↑	↑
PT	N/↑	↑	↑↑	↑/N	↑	↑
TT	N/↑	↑	↑↑	↑/N	↑↑	↑
HPT	N/↓	↓	↓↓	↓	↓	↓
凝血因子						
VKD 因子活性*	N	↓/↓↓	↓↓	↓↓	↓/不定	↓
Fg 和 FV：C	N/↑	N/↓		↓/↓↓	↓/不定	↓
FⅧ：C	N/↑	↑/N	↑↑	↑↑		
vWF：Ag	↑	↑	↑↑	↑↑	↑	↑↑
抗凝试验						
AT	N/↓	↓	↓↓	↓	↑/N	↓
PC 和 PS	N/↓	↓	↓↓	↓↓	↓/N	
类肝素物质	N	N/↑	↑↑	↑	↑	N/↑
HC-Ⅱ	N/↓	↓	↓↓	↓	↓	↓
纤溶试验						
ELT	N	N/↓	不定	↓	不定	↓
t-PA	↑	↑	↑↑	↑↑	↑	↑
PAI	↓	↓	↓↓	↓↓	↓	↓
PLG	N	↓	↓↓	↓	↓	↓
α₂-PI	N	↓	↓	↓	↓	↓
FDP	N/↑	N/↑	↑↑	↑↑	↑	↑
D-D	N/↑	N/↑	↑	↑	↑	↑/N
血小板功能						
PLT	N	N/↓	↓	↓	不定	
血小板功能	N/↓	↓/N	↓	↓/N	↓/N	N
膜糖蛋白	N	↓	↓	↓	↓	
BT	N	N	↑	N	N	N

注：**：大致的结果；*：依赖维生素 K 凝血因子；↑：增高或延长；↑↑：明显增高或延长；↓：减低或缩短；↓↓：明显减低或缩短；N：正常；HPT：肝促凝血酶原激酶试验；HC-Ⅱ：肝素辅因子Ⅱ。

3.诊断

肝病，即便是肝病的严重程度确定也尤需特定的血栓止血检测。但对肝病导致出血的分析，血栓止血的检验还是很有价值的。另有报道，观察肝病病情和判断预后有价值的指标是：①因子Ⅶ：C 和Ⅱ：C 减低，先于肝功能异常，可作为肝病早期诊断的指标之一。②Fg 和因子Ⅴ：C 减低，反映肝病严重，或进入肝硬化。③异常凝血酶原增高是诊断原发性肝癌的参考指标之一。④因子Ⅷ：C 和 vWF 水平愈增高，反映肝病愈严重，因子Ⅷ：C 降低示并发 DIC。⑤因子Ⅻa：Ag、AT 的水平低于 35%或 PLG 的水平低于 20%时提示预后不佳。⑥肝病时常呈多个因子的联合变化，故需综合分析。但上述指标的异常并不说明一定发生临床出血。

四、依赖维生素 K 凝血因子缺乏症

1.概述

由于缺乏维生素 K 所引起的因子Ⅱ、Ⅶ、Ⅸ、Ⅹ缺乏，称为依赖维生素 K 凝血因子缺乏症。本症常有明确的原因，且呈多个因子联合缺乏，故临床上除有原发病的表现外，尚有皮肤、黏膜和内脏的出血倾向。常见原因如下。

（1）吸收不良综合征：维生素 K 在肠道内吸收不良，其原因有：①完全阻塞性黄疸和胆汁丧失过多所致的肠内胆盐缺乏影响维生素 K 的吸收。②肠瘘、结肠炎和肿瘤引起肠道吸收功能不良。③长期口服石蜡油类润滑剂，使肠道中脂溶性维生素 K 随之排出体外过多等。

（2）肠道灭菌综合征：肠道正常菌群可以合成维生素 K_2，经常服用肠道灭菌类抗生素时，可引起细菌合成维生素 K_2 减少。

（3）新生儿出血症：出生 3～7d 龄的新生儿由于从母体获得的维生素 K 已耗尽，又缺乏肠道正常细菌群，不能自身合成维生素 K，其肝功能尚未完善，不能合成正常依赖维生素 K 的凝血因子。

（4）口服抗凝剂：香豆素类衍生物（华法林，醋硝香豆素等），通过抑制羧基化酶的活性而有拮抗维生素 K 的作用，使依赖维生素 K 的凝血因子缺乏生物活性。

2.检验

筛检试验 APTT、PT 延长和肝促凝血酶原激酶试验（HPT）减低；然而因子Ⅶ：C、Ⅸ：C、Ⅹ：C 和Ⅱ：C 水平减低有助于明确诊断。

3.诊断

依赖维生素 K 凝血因子缺乏的诊断并不能指望临床出现出血表现来证实。实验室检查的筛选还是以活化的部分凝血活酶时间（APTT）和血浆凝血酶原时间（PT）的延长为主，但依赖维生素 K 的凝血因子活性需下降到正常人 30%～35%以下才有可能出现 APTT 和 PT 的延长。若要对比较早期或临床前的维生素 K 缺乏诊断，还是用 thrombotest（TTO）比较合适。这个试验类似我国的肝促凝血活酶时间，所不同的是试剂中添加了兔的因子Ⅴ和纤维蛋白原，并使凝血活酶标准化，可报告类似 INR 值。对早期维生素 K 缺乏，或者相当于维生素 K 依赖的凝血因子活性下降至正常人的 50%左右，即可筛查出阳性。当然，无论是 APTT、PT 还是 TTO 都只是筛查试验，要进一步明确维生素 K 的缺乏，最好还是直接检测血浆维生

素 K 浓度，或测定血浆非羧化的因子 Ⅱ 浓度和尿中 Gla 水平。

五、病理性抗凝物质增多

血液中有直接抑制凝血因子活性或凝血机制的物质称为病理性抗凝物质。此类抗凝物质均为获得性。常见下列三种。

（一）肝素样抗凝物质增多

1.概述

肝素样抗凝物质增多除用肝素治疗外，尚见于 AT 缺乏症、严重肝疾病、DIC、SLE、肾病综合征、出血热、急性白血病、恶性肿瘤、放射病和器官移植等。这些抗凝物质主要抑制因子Ⅷ、Ⅸ和Ⅴ、Ⅹ，也可抑制凝血酶、因此对体内凝血过程都有影响。此外，肝素样抗凝物质又可抑制因子Ⅱ。临床上常见皮肤瘀斑、鼻出血、牙龈出血，胃肠道、泌尿道出血，月经量过多以及创伤、手术异常出血等。

2.检验

TT 显著延长，可被甲苯胺蓝或鱼精蛋白所纠正（游离肝素时间测定）而不被正常血浆所纠正，是本症常用的实验室检查。同时 APTT 和 PT 也延长，但 RVVT 正常。PLT 正常或减低，BT 正常或延长。肝素治疗过程中，血浆肝素浓度增高。

3.诊断

符合以下三项中的二项：①存在肝病病史或肝素类药物使用史。②存在恶性肿瘤，尤其是血液系统恶性肿瘤。③游离肝素时间测定和肝素含量测定符合肝素类抗凝物质增多的结果。

（二）狼疮样抗凝物质增多

1.概述

因最初见于 SLE，故得此名。狼疮样抗凝物质是一种免疫球蛋白，多数为 IgG，少数为 IgM 或二者混合存在。该物质可能直接抑制凝血酶原酶复合物中的磷脂成分；也可能是阻碍因子Ⅸα因子Ⅷ的相互作用，故影响凝血酶原酶的生成；还存在干扰因子Ⅹa与因子Ⅴa相互作用的可能，故影响γ凝血酶原的激活。这种抗凝物质，除见于 SLE 外，尚见于自身免疫性疾病，恶性肿瘤和药物所致的免疫反应等。临床上除有轻微的皮肤、黏膜和内脏出血倾向外，更多的患者（30%）发生血栓栓塞病变，也可引起流产。

2.检验

APIT 延长，不被正常血浆所纠正，患者血浆与正常人血浆等量（1∶1）混合检测 APTT 的结果仍超过正常对照值的 4 倍；狼疮抗凝物质检测，结果呈阳性反应，有确诊价值；其他检验包括因子Ⅷ、Ⅸ、Ⅺ活性不同程度下降，PLT 减少，PC、PS 活性降低、血小板表面抗体阳性和 PCI_2/TXA_2 代谢产物的比例失调。

3.诊断

ELISA 检测狼疮抗凝物质结果呈阳性反应，有诊断价值。

（三）因子Ⅷ抑制剂

1.概述

因子Ⅷ抑制剂是一种抑制或灭活因子Ⅷ：C 的抗体（多数为 IgG，少数属 IgM 或 IgA）。由于该抗体灭活因子Ⅷ：C，致使因子Ⅷ：C 水平重度降低。临床出血症状酷似重型血友病

A，且对常规抗血友病球蛋白制剂作补充治疗效果不佳。

因子Ⅷ抑制物常发生于10%～20%的重型血友病患者反复输注血液或血浆制品后，也见于孕妇、产后、婴儿、自身免疫性疾病、变态反应性疾病以及Ⅷ，甚至有部分患者无原因可寻。

2.检验

筛选试验为AFTT和硅法凝血时间（SCT）显著延长而不被正常血浆所纠正。因子Ⅷ：C水平明显减低，但因子Ⅸ：C和ⅩⅠ：C水平正常。延长的STGT不被正常血浆、正常吸附血浆和正常血清所纠正，复钙交叉试验显示有抗凝物质存在。抗因子Ⅷ抗体检测显示滴度增高。

3.诊断

以Bethesda方法证实抗因子Ⅷ抗体存在，≥0.5U（bethesda单位）有明确诊断价值。

六、弥散性血管内凝血

1.概述

弥散性血管内凝血（disseminated intravascular coagulation，DIC）是由于多种病因所引起的血栓止血病理生理改变的一个中间环节。其特点是体内有血小板聚集，病理性凝血酶生成，纤维蛋白在微血管中沉积，形成广泛性微血栓。在此过程中，消耗了大量血小板和凝血因子，使凝血活性减低。同时，通过内激活途径引发继发性纤溶亢进。因此出现了微血栓病性凝血障碍和出血症状。

本症患者常发生于严重感染（败血症、重症肝炎），严重创伤（挤压伤、体外循环），广泛性手术（扩大根治术、大面积灼伤），恶性肿瘤（广泛转移、早幼粒细胞白血病），产科意外（羊水栓塞、胎盘早期剥离），以及其他疾病（溶血性输血反应、呼吸窘迫综合征）等。临床上可分急、慢性和亚急性三种。急性患者有：①广泛性出血、注射部位和手术创面渗血难止，大片状皮肤瘀斑和血肿，以及广泛性黏膜和内脏出血。②微循环衰竭、休克或血压降低。③微血栓栓塞。④微血管病性溶血性贫血等表现。务必积极抢救，解除病因，才能挽救患者生命。其病理生理过程包括凝血激活的高凝阶段、弥散性血管内凝血的代偿阶段、凝血因子大量消耗的失代偿阶段和继发性纤溶的出血阶段。

2.检验

PLT减低，PT延长和Fg含量减低为DIC的基本试验；以FDP和D-二聚体的阳性或明显增高为筛选试验，对典型DIC可以做出诊断。但这些试验缺乏早期诊断的价值，对早期DIC可选用凝血因子和血液凝固调节蛋白的活性测定，以及血栓止血标志物检测，参见表7-1。

3.诊断

1998年，全国血栓与止血学术研讨会提出以下实验指标来诊断DIC。

（1）主要指标：同时有以下3项以上异常：①PLT$<100×10^9$/L，或进行性下降（肝病、白血病≤$50×10^9$/L），或有2项以上血浆血小板活化产物升高：β-TG、PF$_4$、TXB$_2$和P-选择素。②血浆Fg含量低于1.5g/L，或进行性降低，或超过4.0/L（白血病、恶性肿瘤低于1.8g/L，肝病低于1.0g/L）。③FDP超过20μg/L（肝病超过60μg/L），或D-二聚体升高或阳性。④血

浆 PT 时间缩短或较正常对照延长 3 秒以上，或呈动态变化（肝病超过 5s 以上）。⑤PLG 含量和活性降低。⑥AT 含量和活性降低（肝病不适用）。⑦血浆因子Ⅷ：低于 50%（肝病必备）。

（2）疑难 DIC 病例应有以下一项以上异常：①因子Ⅷ：C 降低，vWF：Ag 升高，Ⅷ：C/vWF：Ag 比值降低（低于 1：1）。②F_{1+2} 升高。③PAP 升高。④血或尿 FPA 升高。

（3）DIC 前状态的诊断：是指临床上有 DIC 病因的存在，同时有凝血和纤溶反应的异常，但尚未达到上述 DIC 诊断标准。现提出以下讨论标准：①TF 活性阳性。②可溶性纤维蛋白单体复合物（SFMC）阳性或增高。③FPA 增高（超过 2.0pmol/ml）。④TAT 增高（超过 4.0mg/L）。⑤$B\beta_{15\sim42}$ 增高（超过 1.0pmol/ml）。⑥PAP 增高（超过 1.0mg/L）。⑦D-二聚体增高（超过 2000μg/L）。⑧AT 活性减低（低于 60%）。⑨数天内动态观察 PLT 和 Fg 急剧减低，而 FDP 急剧升高。⑩用肝素治疗后上述①~⑨项改善以致恢复正常。符合上述 3 项者可诊断为 DIC 前状态。

DIC 必须与原发性纤溶鉴别，DIC 与原发性纤溶的临床出血表现相似，有时鉴别较难。但是他们的发病机制和治疗原则截然不同，因此常需应用分子标志物检测才能做出正确的鉴别。

七、原发性纤溶亢进症

1.概述

原发性纤溶亢进症（简称原发性纤溶）是由于纤溶酶原激活剂（t-PA，u-PA）增多导致纤溶酶活性增强，后者降解血浆纤维蛋白，原和多种凝血因子使它们的血浆水平及其活性降低。从而引起穿刺部位或手术创面的渗血难止，皮肤大片状瘀斑，黏膜和内脏过多出血为特征的临床表现。虽称"原发性"但常见于：①t-PA、u-PA 增多或活性增强的疾病，如胰腺、前列腺、甲状腺等手术或过度挤压时。②引起纤溶抑制剂（PAI，α_2-PI）减少或活性降低性疾病，如严重肝疾病、恶性肿瘤、中暑、冻伤和某些感染等。

2.检验

除血小板计数和血小板功能基本正常，APTT、PT、TT 可能延长外，重要的是血浆 Eg 含量明显降低，ELT 明显缩短，血、尿 FDP 明显增高，血浆 PLG 减低和（或）PL 活性增高，PAI 和（或）α_2-Pl 活性降低，t-PA 和 u-PA 活性增高，纤维蛋白肽 $B\beta_{1\sim42}$ 水平增高。但是，3P 试验阴性；纤维蛋白肽 $B\beta_{15\sim42}$ 和 D-二聚体多正常。

3.诊断

原发性纤溶亢进症尚无国内外通用的诊断标准，一般需符合存在易发生原发性纤溶的基本病变，如肝、肾疾病，肿瘤，中暑、冻伤和某些感染等；有明显的出血表现；实验检验有 Fg≤1.5g/L 或不出现 F_{1+2}、TAT、FPA 等凝血酶生成指标的改变；存在 FDP 增高或 t-PA/PAI-1 比例增高等纤溶活性改变的证据。

第四节　抗血栓与溶血栓治疗中的检验诊断

临床上常用抗凝剂、抗血小板药物和降低血黏度剂作为预防血栓形成的药物（抗栓治疗）；常用溶栓剂作为溶解已形成的血栓（溶栓治疗）。这些药物的效用是确切的，倘若这些药物应用不当或过量，便会造成出血；若用量不足，则达不到有效的治疗目的。为此，在应用这些药物的过程中，必须选用简便、敏感、快速和实用的检验方法，作为监测指标，以指导和调整临床合理用药。

一、抗血栓治疗的监测

（一）抗凝治疗的监测

抗凝治疗常用的药物是肝素和口服抗凝剂，其目的是降低凝血因子的血浆浓度或拮抗活化的凝血因子，从而降低血液的凝固性或高凝状态，以预防血栓形成或阻止血栓的扩展。

1.肝素监测

肝素并发出血的发生率报道，一般不超过33%，平均为7%～10%。为了防止出血，可以选用下列试验作为监测指标。

（1）APTT：它是监测普通肝素的首选指标。据报道，应用小剂量肝素[（5000～10000]U/24h），可以不作监测。应用10000U/24h者，APTT可延长至正常值（31～43s）的1.5～1.7倍，也不至于引起出血并发症。但是在应用中等剂量[（10000～20000]U/24h）和大剂量[（20000～30000]U/24h），必须作监测试验，使APTT较正常对照值延长1.5～2.5倍，这既可取得最佳抗凝疗效，又无严重的出血风险。

（2）血浆肝素浓度监测：它是肝素监测的又一较为理想的指标。据报道，比较各种方法检测血浆肝素的最低浓度，其敏感性和特异性依次为：微电泳法（0.0025U/ml）超过加钙凝血酶法（0.005U/ml）超过发色底物法（0.01U/ml）超过凝血酶法（0.01U/ml）。在APTT为正常对照值的1.5～2.5倍时，血浆肝素浓度为0.2～0.5U/ml。因此，这种浓度的肝素是治疗的最佳选择。

（3）低相对分子质量肝素（LMWH）监测：目前多用抗因子Ⅹa活性作为监测LMWH的指标。一般认为，LMWH的抗因子Ⅹa活性维持在0.5～4.0个抗因子Ⅹa单位/ml为佳。最近，有人用Hep test作为LMWH的监测指标，认为这是一种简便、敏感和实用的指标。以Hep test＜120s为最佳选择。

（4）血小板计数：肝素可致血小板减少。在应用肝素的过程中，需监测PLT使其维持在$50×10^9$～$60×10^9$以上为宜。

2.口服抗凝剂监测

由于应用的剂量过大或个体的耐受性不同，口服抗凝剂（华法林、醋硝香豆素）的出血发生率可达7.1%～20.5%，可选用下列试验作为监测的指标。

（1）PT监测：它是监测口服抗凝剂的首选指标。据报道，在应用口服抗凝剂的过程中，使PT维持在正常对照值（12.0±1.0）s的1.5～2.0倍，使凝血酶原时间比率（prothrombin time ratio，PTR）维持在1.5～2.0为佳。若PTR＞2.0时，其出血发生率为22%；在PTR＜2.0时，其出血发生率仅为4%。目前推荐应用国际标准化比值（international normalized ratio，INR）作为监测口服抗凝剂的可靠指标。美国胸科医师学会推荐：DVT、肺梗死、心肌梗死、组织型心瓣膜置换术、瓣膜型心脏病和心房纤颤的患者，口服抗凝剂治疗的最佳抗凝度是INR为2.0～3.0，PTR在1.3～1.5；然而，在心源性血管栓塞和机械性瓣膜置换术患者，要求INR在2.5～3.5，PTR在1.5～2.0作为最佳选择，此时用药的剂量是安全和合理的。

（2）F_{1+2}监测：在口服抗凝剂的起始阶段，首先是半寿期短的因子Ⅶ活性迅速减低，随后才是因子Ⅹ和Ⅱ的活性减低。因此，当PT开始延长时，仅反映因子Ⅶ活性减低，而不能全面地反映其他因子的活性。这也意味着尽管PT检测值在有效治疗范围内，患者不一定达到足够的抗凝目的。此外，应用小剂量口服抗凝剂治疗时，PT也不够敏感。为了克服上述缺点，有人检测F_{1+2}，使其稳定为0.10～1.5nmol/L对监测口服抗凝剂较为理想［参考值为（0.40±0.23）nmol/L］。

（二）抗血小板治疗的监测

目前认为，应用小剂量阿司匹林（80～325mg/d），已能达到较好的治疗效果而不会引起出血并发症，故勿须作监测试验。但是临床上越来越多地应用噻氯吡啶（ticlopidine），在口服250～500mg/d时，在开始用药的1～2周内，需每周检测血小板聚集试验1～2次，使PAgT抑制率维持在参考值的30%～50%，BT（国际标准化出血时间测定器法）延长是参考值上限（≤8min）的1.5～2.0倍，PLT减低是参考值低限（100×10⁹/L）的50%～60%为宜。

（三）蝮蛇抗栓酶治疗的监测

本类药物业已广泛应用于临床，国内最常用的是精制蝮蛇抗栓酶（Svate-3）和去纤酶。它们可以降低血浆Fg的含量，从而可降低血黏度，又有抗凝和溶栓的作用。临床上常以Fg和PLT作为监测指标，使Fg和PLT分别维持在1.2～1.5g/L和（50～60）×10⁹/L为宜。若Fg低于1.0g/L，PLT低于50×10⁹/L时，出血并发症高出4倍。此外，也有人选用APTT、PT或TT作为监测指标，依次维持在正常对照值的1.5～2.5倍、1.5～2.0倍或2.0～2.5倍为宜。

二、溶血栓治疗的检测

溶栓治疗的主要并发症是出血。据统计，轻度出血的发生率为5%～30%。重度出血为1%～2%，致命性脑出血的发生率为0.2%～1.1%。常用下列试验作为监测的指标。

（一）Fg、TT、D-Dimer和FDP检测的应用监测

持续应用溶栓药物，如链激酶（SK）、尿激酶（UK）和组织型纤溶酶原激活剂（t-PA）等，可致机体处于高纤溶状态。当Fg低于1.5g/L，TT超过正常对照3倍，FDP>400mg/L、D-Dimer>3000μg/L时，其临床出血并发症增加3倍。因此，目前多数人认为，维持Fg在1.2～1.5g/L，TT在正常对照的1.5～3.5倍，FDP在300～400mg/L最为合适。D-Dimer在大剂量或持续溶栓的前3d可能单独高达4000μg/L以上，但出血的概率并不高，可作为溶栓剂量达标的指标。

（二）TAT监测

Culba等，在1991年报道，溶栓治疗开始的120min内，血浆TAT<6μg/L时，在鉴别血管持续开通和未通，溶栓治疗的敏感性和特异性分别为92.5%和93.3%；故当TAT>20～40μg/L时，显示发生溶栓后再栓塞。因此，TAT也可以作为观察溶栓治疗疗效的指标。

第五节 全自动血液凝固分析仪及临床应用

一、概述

血凝仪，即血液凝固分析仪，是对血栓和止血进行实验室检查的仪器。止血与血栓分子标志物的检测指标与临床各种疾患有着密切联系，如动脉粥样硬化，心脑血管疾病、糖尿病、动静脉血栓形成，血栓闭塞性脉管炎、肺栓塞、妊娠高血压综合征、弥散性血管内凝血、溶血尿毒综合征、慢性阻塞性肺炎等。中医关于活血化瘀的理论与治疗工作研究也都涉及止血与血栓问题。使用血凝仪对血栓和止血进行实验室检查成为必要。血凝仪分为全自动与半自动两类，本节主要介绍全自动血液凝固分析仪。

使用全自动血凝仪时只要将分离出的血浆样品放置在指定的位置，仪器便可完成加样、预温、检测和报告打印等全过程。多数全自动血凝仪可任意选择不同的项目组合进行检测，样品的检测具有随机性，仪器的数据处理和存储功能也较强。半自动血凝仪需手工加样，检测速度较慢，原理较单一，检测项目少，仪器配备的软件功能也很有限。

二、测定方法

1.光学法（比浊法）

光学法血凝仪是根据血浆凝固过程中浊度的变化来测定凝血功能。根据仪器不同的光学测量原理，又可分为散射比浊法和透射比浊法两类。散射比浊法是根据待验样品在凝固过程中散射光的变化来确定检测终点的。在该方法中检测通道的单色光源与光探测器呈90°直角，当向样品中加入凝血激活剂后，随样品中纤维蛋白凝块的形成过程，样品的散射光强度逐步增加。当样品完全凝固以后，散射光的强度不再变化，通常是把凝固的起始点作为0%，凝固终点作为100%，把50%作为凝固时间。光探测器接收这一光学的变化，将其转化为电信号，经过放大再被传送到监测器上进行处理，描出凝固曲线。

透射比浊法，是根据待测样品在凝固过程中吸光度变化来确定凝固终点的，与散射比浊法不同的是该方法的光路同一般的比色法一样呈直线安排，来自光源的光线经过处理后变成平行光，透过待测样品后照射到光电管变成电信号，经过放大后监测处理。当向样品中加入凝血激活剂后，开始的吸光度非常弱，随着反应管中纤维蛋白凝块的形成，标本吸光度也逐渐增强，当凝块完全形成后，吸光度趋于恒定。血凝仪可以自动描绘吸光度的变化曲线并设定其中某一点对应的时间为凝固时间。

2.磁珠法

磁珠法是根据血浆凝固过程中黏度的变化来测量凝血功能的。根据仪器对磁珠运动测量原理的不同，又可分为光电探测法和电磁珠探测法。光电探测法，在磁珠法中光电探测器的作用与光学法中不同，它只测量血浆凝固过程中磁珠的运动规律，与血浆的浊度无关。在磁珠法中的一对电磁铁安放在测试杯的两端，它们产生恒定的交替磁场使磁珠在测试杯中摆动，在与磁珠摆动的垂直方向安放一对光电接收装置，当磁珠摆幅衰减到50%时确定凝固终点。

光电探测法中还有一种利用红外光反射监测器监测磁珠运动的。

电磁探测法又可称为双磁路磁珠法，其中一对磁路用于吸引磁珠摆动，另一对磁路利用磁珠摆动过程中对磁力线的切割所产生的电信号，对磁珠摆动幅度进行监控，当磁珠摆动幅度衰减到 50%确定凝固终点。

3.比较

光学法和磁珠法用于血凝检测，就方法论而言各有千秋，光学法的优点在于结构简单、灵敏度高，易于自动化等。缺点在于易受特异血浆干扰，对此各厂家已采取不同措施予以弥补。磁路法优点不受特异血浆的干扰，试剂量少，缺点，磁珠的质量、杯壁的光滑程度等，均会对测量结果造成影响。一些厂家为推销自身产品在方法论上大做文章，片面强调某种方法的优越性是不可取的。其一，目前各国生产的血凝仪两类方法并存，且光学法占据主导地位，在全自动血凝仪中尤其如此。其二，判断仪器的优劣有多种方面包括方法、设计、工艺等。

三、性能特点及基本构成

（一）性能特点

（1）分析方法：光电磁珠法，真正消除黄疸、溶血、乳糜、浑浊、气泡等影响。

（2）检测结果较光学法准确度高，重复性好。

（3）纤维蛋白原检测范围大，可检测结果超高或低纤维蛋白原的各种异常血浆。

（4）育温计时系统，声光自动提示。

（5）同时具备联动和手动两种方式启动测量，避免人工误差。

（6）四通道一键双模式切换（四人同项或同人四项）。

（7）人性化设计，可翻转显示屏，随意调节舒适视角。

（8）5.7 英寸超量蓝色背光液晶显示，界面更清晰简洁。

（9）可打印实时报告和综合报告，结果可用多种单位表示。

（10）试剂用量少，试剂减半，节省试剂。

（11）试剂开放。

（二）基本构成

该类仪器的基本构成包括：样品传送及处理装置、试剂冷藏位、样品及试剂分配系统、检测系统、电子计算机、输出设备及附件等。

1.样品传送及处理装置

一般血浆样品由传送装置依此向吸样针位置移动，多数仪器还设置了急诊位置，可以使常规标本检测必要时暂停以服从免疫比浊法将被检物与其相应抗体混合形成复合物，而产生足够大的沉淀颗粒，通过透射比法或散射比浊进行测定。此法操作简便，准确性好，便于自动化。

2.试剂冷藏位

为避免试剂的变质，仪器往往有试剂冷藏功能，一般同时可以放置几十种试剂进行冷藏。

3.样品及试剂分配系统

样品臂会自动提起标本盘中的测试杯，将其置于样品预温槽中进行预温。然后试剂臂将试剂注入测试杯中（性能优越的全自动血凝仪为避免凝血酶对其他检测试剂的污染，有独立的凝血酶吸样针），带有旋涡混合器的装置将试剂与样品进行充分混合后将送至测试位，经检测的测试杯被该装置自动丢弃于特设的废物箱中。

4.检测系统

这是涉及仪器测量原理的关键部分。检测血浆的凝固可以通过凝固反应检测法检测，即当纤维蛋白凝块形成时，检测散射光在 660nm 处浑浊液吸光度的变化；或通过凝固点检测法检测，即计算达到预先设定好的吸光度值时的凝固时间；而磁珠法则是通过测定在一定磁场强度下小钢珠的摆动幅度变化来测定血浆凝固点。发色底物法及免疫法是检测反应液在 405nm、575nm 及 800nm 时的吸光度变化来反映被检测物质的活性。

5.电子计算机

根据设定的程序计算机指挥血凝仪进行工作并将检测得到的数据进行分析处理，最终得到测试结果。计算机尚可对患者的检验结果进行储存，记忆操作过程中的各种失误，及进行质量有关的工作。

6.输出设备

通过计算机屏幕或打印机输出测试结果。

四、临床应用

随着医学科学的发展，及时诊断出血、血栓性疾病，观察疗效，分析抗凝药物剂量等显得越来越迫切，而传统的手工方法和单一的凝固定性检查已经远远不能满足临床要求，全自动血凝分析仪的出现和应用，使得止血和血栓项目检查变得简便、准确、可靠、极大地满足了临床诊疗的需要。

1.检测项目

目前的半自动血凝仪以凝固法测定为主，而全自动血凝分析仪可以进行凝血、抗凝和纤维蛋白溶解系统功能的测定。

（1）凝血系统：可以进行凝血系统的筛选实验：如凝血酶原时间（PT）、活化的部分凝血活酶时间（APTT）、凝血酶时间（TT）测定；也能进行单个凝血因子含量或活性的测定，如纤维蛋白原（FIB）、凝血因子 Ⅱ、Ⅴ、Ⅶ、Ⅹ、Ⅷ、Ⅸ、Ⅺ、Ⅻ。

（2）抗凝系统：可进行抗凝血酶Ⅲ（AT-Ⅲ）、蛋白C（PC）、蛋白S（PS），抗活化蛋白C（APCR）、狼疮抗凝物质（LAC）等测定。

（3）纤维蛋白溶解系统：可测定纤溶酶原（PLG）、α_2-抗纤溶酶（α_2-AP）、FDP、D-二聚体（D-Dimer）等。

（4）临床用药的检测：当临床应用普通肝素（UFH）、低分子肝素（LMWH）及口服抗凝剂如华法林时，可用血凝分析仪进行监测以保用药安全。

2.临床意义

（1）当患者发生 DIC、原发性纤溶症、维生素 K 缺乏症、肝脏疾病或血液循环中有抗凝物质时，凝血酶原时间（FT）都会延长。

（2）若 PT 缩短则常见于凝血因子 Ⅴ 增多症、高凝状态和血栓性疾病等。

（3）当患者有肝脏疾病、阻塞性黄疸、新生儿出血症、肠道灭菌综合征、吸收不良综合征等某种疾病时，活化部分凝血酶时间（APTT）会延长。

（4）APTT 参数是反映血浆中凝血因子Ⅷ、Ⅸ、Ⅵ、Ⅶ水平的实验，是外源性凝血系统的筛选实验。

（5）当血浆中这几种因子某种减少时，APTT 参数也延长，可进一步检查凝血因子，若Ⅷ因子缺乏可能是甲型血友病，Ⅸ因子缺乏一般是乙型血友病。

（6）而 APTT 减少，一般是血栓性病症，如心肌或肺梗死、脑血管病变等或是促凝物质进入血液及凝血因子活性增高。

（7）当纤维蛋白原浓度（FIB）大于 4.5g/L 时，常见于糖尿病酸中毒、尿毒症、急性肾炎、休克、急性感染和恶性肿瘤及外科大手术等。

（8）FIB 参数小于 1.7g/L 时，多见于弥散性血管内凝血和原发性纤溶症、重症肝炎和肝硬化等。

（9）FIB 参数也用一起监测防检和溶栓治疗。

总之，在医学各科对疾病的研究、诊断和治疗方面，血凝分析仪的各个参数均有其不同的重要意义。

第六节　流式细胞术检测血小板功能及临床意义

血小板功能的检测包括测定血小板黏附、聚集和活化的能力。然而，在血小板相关疾病的诊断中，检测血小板功能的方法常常是有争议的。这通常是由于方法本身的原因造成的，譬如，静脉阻滞、抗凝剂选择、离心，甚至标本处理不当等因素，都可导致医源性血小板激活，影响临床诊断的价值。这就要求建立一种灵敏、精确、快速、简便，最好可用于临床常规检测血小板功能测定方法。

由于血小板的活化程度可由血小板膜糖蛋白表达水平的高低来判断，近年来，文献报道利用流式细胞术，特别是全血法流式细胞术，检测血小板膜糖蛋白的表达。该技术能灵敏、特异地检测血液中活化血小板，并评价其功能。现就全血法流式细胞术检测血小板功能的方法及临床应用现状和潜力进行综述。

一、全血法流式细胞术

1.方法

流式细胞仪能快速测定大量个体细胞的特性。样品中欲分析的细胞预先进行荧光标记，然后由压缩氮经硅管送达标本室，再以 5000～10000 个细胞/s 的速率逐个射入光敏感区。在适当波长的激发光作用下，被特殊染色的细胞发射出一定量的荧光脉冲信号。探测器收集每个细胞的荧光信号和光散射，然后传入计算机进行分析。

传统的流式细胞术检测血小板膜糖蛋白的表达，常用的样本是经洗涤的血小板或富含血小板的血浆。由于血小板极易活化激惹，样本经离心、洗涤等步骤，容易人为地导致体外血小板激活，影响临床诊断价值。为此，Shatti 等引入了全血法流式细胞术。该技术能使用全血样本测定循环中血小板的活化状态以及血小板对激活剂的功能应答。

全血流式细胞术样本制备步骤为：抽血抗凝→稀释→生物素化的检测用单克隆抗体（单抗）→激动剂或缓冲液→固定（1%多聚甲醛）→FITC 标记的鉴别用单抗→PE_2 卵白素→稀释。稀释样本是为了防止血小板聚集，否则单个血小板上的抗原量就测不出来了，因为流式细胞仪测定的是单个粒子的荧光，而不管这单个粒子是一个血小板还是几个血小板的聚集体。

当用凝血酶作外源激动剂时，为防止血小板聚集并形成纤维蛋白凝块，可在全血标本中加入四肽化合物（GPRP）。固定这一步若不干扰单抗的结合，生物素化的检测用单抗也可以在固定后加入。血小板鉴别用单抗可在针对血小板特异性膜糖蛋白 GP I b，GP II b，GP III a 的单抗中任选一种。标记这单抗的荧光试剂可在 FITC、PE_2、Cy5 3 种荧光染料中任选。

样本随后用流式细胞仪检测。通过荧光极性和特异性光散射鉴别出血小板后，检测 5000～10000 个血小板表面的特异性荧光信号。检测结果可用两种方法表示。一种是平均颗粒荧光强度，另一种是特异性荧光抗体结合阳性血小板的百分率。阳性血小板百分率法与荧光信号的放大倍数无关，且可以检测受损伤部位血小板亚群的变化。如果检测的是血小板表面某抗原的总量，则荧光强度法更为适合。

目前传统的流式细胞术还不能定量分析结合位点的绝对数目，但 Shatti 等利用 [125]I 和生物素双标记的单抗进行研究，以 PE_2 卵白素作为荧光结合试剂，发现碘标测定的结合位点数与荧光强度间有线性关系。因此，对于一个特定的单抗，一旦弄清这一线性关系，并知道荧光单抗上荧光素与抗体的摩尔比，就能利用流式细胞仪定量分析该抗体结合位点的绝对数目。目前有一些商品试剂盒能定量测定结合到单个细胞上的抗体数目，但乏见用于血小板的报道。

2.优缺点

与常规血小板功能测定法比，全血法流式细胞术有许多优点。首先，标本处理的简化能避免血小板体外医源性激活，并防止血小板亚群丢失；循环中的红细胞、白细胞对血小板的活化有影响，因此本法能在最接近受检者体内环境的条件下测定血小板功能。同时，由于使用了血小板鉴别用单抗，检测的仅是血小板，而不会受其他种类细胞或碎片的干扰，保证了检测的特异性。其次，在血栓性疾病中，通常只有小部分的血小板被活化；凝血酶体外活化血小板，也常表现为亚群激活；活化血小板表达 CD62 等膜糖蛋白也有明显的异质性。本法能灵敏地检测出少到 1% 的活化血小板亚群，尤其是能分析单个或亚群血小板膜上活化标志物的变化，使检测结果更接近真实。若同时使用 FITC、PE_2、Cy5 3 种荧光染料，本法通过三色标志一次能同时检测两个抗原标志物的变化。

此外，做一次检测仅需 $2\mu l$ 血液，这一点，尤其适合于新生儿和血小板减少性疾病患者。本法不使用同位素，没有放射性污染。

全血法流式细胞术也存在不足之处。譬如，流式细胞仪价格高昂，检测费用高，仪器操作复杂。为了避免体外活化，血样需在 45 分钟内处理，不能久置。另外，流式细胞仪仅检测循环中的血小板功能，而β_2-TG、PF4 和 TXA2 检测还能反映血管壁上血小板的活化和新近被清除的血小板。虽然存在着这些不足，但本法仍是血小板功能检测的突破性进展。

二、全血中活化血小板的检测

1.血小板特异性膜糖蛋白

本法检测血小板功能，首先要对全血中的血小板进行特异性荧光标记，将血小板与血样中其他血细胞区分开来。针对血小板表面特异性膜糖蛋白制备的单抗，使血小板特异性标记成为可能。血小板膜糖蛋白已被深入研究，根据这些特异性糖蛋白制备的荧光单抗，能在全血中特异性地识别血小板，仅给血小板做上荧光标记。

2.活化血小板的标志物

活化血小板与静息血小板相比，其质膜糖蛋白常发生显著的变化，这些变化的糖蛋白便成为活化血小板的检测标志物。全血法流式细胞术也是一种免疫学方法，活化血小板表面能通过免疫方法检测的标志物可分为三类：第一类是血小板颗粒膜上的糖蛋白。血小板被激活时，其颗粒膜与质膜发生融合，颗粒膜蛋白，如 CD62、CD63，在质膜上表达，成为活化血小板的分子标志。第二类是血小板质膜表面变化的糖蛋白表位。如 GPⅡb/Ⅲa（CD41/61）的 PAC1 表位，它仅在血小板活化时才因构象变化而显露出来。因此，使用这个表位的荧光单抗，我们能更精确地在更早阶段检测到血小板的活化。另外，GPⅣ（CD36）虽然在静息血小板上也表达，但活化血小板上表达量更高；GPⅠb/Ⅸ/Ⅴ复合物（CD42）则相反，与静息血小板相比，活化血小板上表达量显著降低。它们都是活化血小板的分子标志。第三类是出现在活化血小板上能与血小板表面受体相结合的一些抗原，包括纤维蛋白原，Ⅹa 因子和 thrombospondin 等。这些抗原在血小板表面的出现和消失在临床检测上也是有意义的。

除检测免疫性的分子标志物外，流式细胞术还能检测一些反映活化血小板功能的非免疫性指标。如用 Ca^{2+} 浓度敏感的荧光染料检测胞内 Ca^{2+} 流，用能进入血小板致密颗粒的荧光染料米的林来检测活化血小板的释放功能等。

3.单抗的选择

与血小板有关的 CD 单抗有 CD9，CD31，CD36，CD41a2b，CD42a2d，CD61，CD62，CD63，CD107a2b 等。活化血小板的检测需选择针对活化血小板标志物的 CD 单抗。

三、诊断学意义及临床应用

利用全血法流式细胞术检测上述血小板标志物，在许多血小板相关疾病的诊断上有重要的临床应用价值。

1.血栓性疾病

动脉粥样硬化前期血小板沉积，导致心肌梗死和脑卒中。抗血小板药能降低心肌缺血的发生率，证明心肌缺血与血小板活化有关。全血法梗死式细胞术检测表明心绞痛和心肌梗死患者循环中有活化的血小板，血小板活力也增强。冠状窦血液的检测表明，冠状血管成形术会导致血小板活化。如果血流恢复后有高水平的活化血小板，血管可能因为内皮细胞严重损伤或血小板栓塞而发生再狭窄。因此，活化血小板的检测能预测冠状血管成形术后发生急性缺血事件的危险性。

另外，非风湿性心房纤颤患者栓塞和栓塞前期均有血小板活化，胰岛素依赖性糖尿病，子痫前期，外周血管疾病等均可测出血小板活力增加和（或）循环中存在活化血小板，而早产儿的血小板对凝血酶、二磷酸腺苷（ADP）、TXA_2 的体外激活能力降低。

2.抗血栓药物的监测

尽管使用了一些抗血小板药物，如阿司匹林、潘生丁（双嘧达莫）等，但抗血栓疗效不高，也不能明显降低患者的病死率。近年来文献报道了一些新的抗血栓药，如 C7E3 Fab（嵌合单抗 C7E3 的 Fab 片断）、合成多肽、Kistrin（一种蛇毒成分）等，能阻断 GPⅡb/Ⅲa 的功能，在抗血栓方面显示了良好的疗效。临床上已将 C7E3 Fab 用于冠状血管成形术中，避免术后再狭窄的发生。但是，这些新药价格昂贵，并有不同程度的不良反应。活化血小板的检测可以判断患者是否需要抗血栓药物治疗，也可以监测这些抗血栓药物的作用，避免毒性和不良反应的发生。

3.血小板缺陷性疾病

全血法流式细胞术提供了一个简单、迅速的方法来诊断血小板膜糖蛋白缺陷性疾病，如巨大血小板综合征、血小板无力症等。前者是由于 GPⅠb/Ⅸ复合物先天缺陷所致的血小板形态巨大，功能异常的出血性疾病。巨大血小板从全血中分离很困难。本法能特异性地识别血小板，省去了分离巨大血小板的步骤，使检测更简便、精确。后者由于 GPⅡb/Ⅲa复合物先天缺陷，导致血小板聚集功能障碍。用全血法流式细胞术分析这些分子标志物有助于血小板缺陷性疾病，尤其是不典型病例的诊断。

4.破坏过多或生成减少均能导致血小板减少

血小板相关抗体（PAIg）是反映血小板的破坏的指标，虽然其临床意义仍有争议。PAIg的检测有多种方法，但流式细胞术法有其优越性。流式细胞仪能测定单个血小板上的PAIg，只要测定10^4甚至10^3个血小板，在统计学上就能精确地得出PAIg的平均水平，因而用血量少，只要1ml血液制备的血小板就足够。流式细胞术还能同时测定其他一些反映血小板破坏的指标，如PAIgG、PAIgM、C3等。血小板的生成与巨核细胞有关，全血法流式细胞术能像检测网织红细胞那样，检测分泌到循环中的"网织"血小板，来判断血小板的生成。"网织"血小板的核酸水平，尤其是 mRNA 水平较普通血小板高。利用噻唑橙荧光染料可以测定出循环中"网织"血小板的百分率。检测结果的诊断价值与患者血小板数目有关。当患者血小板计数＞$50×10^9$/L，"网织"血小板可作为一个指标判断血小板减少是由破坏过多还是生成减少引起的；当计数＜$50×10^9$/L，"网织"血小板绝对水平正常或下降就不能作为血小板生成减少的可信指标，因而临床应用受到一定限制。

第七节　过敏性紫癜

过敏性紫癜（anaphylactoid purpura）又称 Henoch-Schonlein 紫癜（Henoch-Schonlein purpura，HSP），是一种常见的血管变态反应性出血性疾病。该病由不同病因引起，因机体对某些过敏源发生变态反应，导致毛细血管壁通透性和脆性增高，皮下组织、黏膜及内脏器官出血及水肿。临床上以非血小板减少性紫癜、关节炎、腹痛、肾炎为主要表现。本病发病率约（10～13.5）/10 万，儿童和青少年多见，常见发病年龄为 7～14 岁，2 岁以前及 20 岁以后者少见。男女之比为 1.4∶1。发病有明显的季节性，以冬春两季为多。

一、病因和发病机制

病因尚不完全清楚，可能由多种因素分别或协同作用引起，与本病发病有关因素有：感染（细菌、病毒、寄生虫等）、药物（青霉素、链霉素、氯霉素、磺胺、解热镇痛药、抗结核药、水杨酸类、丙酸睾酮、碘化物等）、食物（牛奶、蛋类、豆类、海鲜等）、预防接种、接触农药、植物花粉及蚊虫叮咬等。

致敏原进入人体后，可能通过以下两种机制导致本病的发生：

1. Ⅰ型变态反应

致敏原进入机体与体内蛋白质结合成为抗原，后者刺激机体产生 IgE 抗体，该抗体结合于血管周围及结缔组织中的肥大细胞及血液中的嗜碱性粒细胞表面。当致敏原再次进入时，直接与 IgE 结合，激发肥大细胞等释放组胺、慢反应物质（SRS-A）等炎症介质，引发小血管炎。

2. Ⅲ型变态反应

过敏源进入机体后，刺激机体产生抗体，形成循环抗原抗体复合物，后者通过替代途径激活补体系统，造成小血管损伤。

上述两种可能机制作用的结果都是引起皮肤及内脏器官的小血管炎、血浆外渗，皮肤、关节、消化道、肾脏等器官的血管受累，可引起相应的一系列临床症状。

（一）病史采集要点

本病多发于儿童和青少年，大多数患者发病前数天至 3 周常有发热咽痛、乏力、全身不适、食欲不振等前驱症状，随后出现皮肤紫癜、多发性关节炎、腹痛或便血、血尿等。主要的症状有：

1.皮肤症状

是本病最主要和突出的临床表现。表现为皮肤出血性皮疹，皮疹多在前驱症状后 2~3d 出现，呈对称性分布，分批出现，以双下肢及臀部，尤其下肢伸侧多见，偶存痒感，可时隐时现，反复发作，一般 7~14d 消退。每次发作时情况相同，但持续时间较前次发作短且症状较轻。

2.关节症状

多发生于皮肤紫癜之后，主要表现为关节疼痛、肿胀，活动受限。多发生于膝、踝、肘、腕关节，疼痛有时可呈游走性。以上症状反复发作，关节腔可有渗出液，但不遗留关节畸形。

3.消化道症状

主要为腹痛、腹泻、呕吐、呕血和便血等。腹痛以突然发作的阵发性绞痛为特征，位于脐周、下腹或全腹，若出现气腹应考虑有肠坏死、肠穿孔。约 1%～5% 的患者可发生肠套叠，还有极少数患者发生肠梗阻，这可能与肠壁水肿，蠕动增强或形成血肿有关。

腹痛与紫癜不一致，多数病例先有紫癜而后有腹痛，但也有部分患者腹部症状发生于皮肤紫癜前，易误诊为急腹症。

4.肾脏症状

可出现水肿、高血压、肾功能不全，以及血尿、蛋白尿和管型尿等肾脏受累症状。约 94% 的尿液改变在紫癜发生后 8 周内出现，又以 1 周内为最多。肾炎是本病的主要并发症，约 1% 的患者，尤其伴肾病综合征的患者，可反复发作并发展为慢性肾炎，但发展为不可逆性尿毒症者少见。

5.其他

少数病例病变累及中枢神经系统，可引起头痛、抽搐、呕吐、中枢性瘫痪、昏迷甚至死亡；另外，少数病例可有咳嗽、哮喘、咯血等肺部受累和胸闷、心悸、心功能不全等心脏受累的表现；出血也可发生在结膜、眼睑或视网膜，少数可有视神经萎缩、虹膜炎和眼炎；还有患者偶可伴发睾丸炎。

（二）体格检查要点

1.紫癜

表现为皮肤出血性皮疹，以双下肢伸侧面和臀部出现大小不一的紫癜为特征，尤以足背、膝关节和踝关节周围为多见，常呈对称性；皮疹大小不等，呈紫红色，略高出皮肤，压之不褪色，可相互融合。除皮肤紫癜外，还可有荨麻疹、多形红斑、血管神经性水肿，甚至为坏死及溃疡等。

2.关节

主要表现为关节肿胀，压痛，无关节畸形。

3.腹部

腹型患者腹部检查有压痛，但无腹肌紧张及反跳痛，呈症状与体征分离的现象。

4.高血压和水肿

见于肾型患者，血压一般易控制。水肿为凹陷性。

（三）门诊资料分析

1.血常规检查

白细胞数轻度至中度增高，伴嗜酸性粒细胞增多。血红蛋白和红细胞一般正常或轻度降低，合并内脏出血者可伴有失血性贫血。约93%的患者血小板计数正常。

2.尿常规

肾受累者可有血尿、蛋白尿、管型尿等尿液改变。

3.大便常规

消化道出血者大便潜血可呈阳性。有时可找到寄生虫卵。

4.生化检查

肾功能不全者血尿素氮和肌酐升高。

5.其他

约2/3的患者血沉轻度增快，抗"O"增高。

（四）进一步检查项目

1.出、凝血功能

出血时间、凝血时间及血小板功能检查均在正常范围。约有近半数患者有毛细血管脆性试验阳性。甲皱毛细血管镜检偶可见毛细血管扩张、扭曲或畸形，对针刺反应减弱。消化道出血患者因子XII水平可下降。

2.骨髓穿刺

骨髓象检查正常。

3.尿酶区带检测

检测尿酶区带异常能间接反映肾小管病变，与肾损伤程度有相关性，对及时发现肾损害及判断预后有帮助。

4.肾活检

肾受累者可做肾活检以明确病理类型，若50%以上的肾小球有新月体形成，则预后很差。

二、诊断对策

（一）诊断要点

国内诊断标准：

（1）病前有感染、用药、食物过敏的前驱病史或为过敏体质。

（2）发病前1~3周常有发热、咽痛、上呼吸道感染及全身不适等前驱症状。

（3）以下肢大关节附近及臀部分批出现对称分布、大小不一的斑丘疹样紫癜为主，可伴荨麻疹或水肿，多形性红斑，病程中可有消化道、关节或肾脏受累的表现，少数患者腹痛或关节炎可在紫癜出现前2周发生。

（4）血小板计数、血小板功能及凝血功能检查均正常，毛细血管脆性试验可呈阳性。

（5）组织学检查，受累部位皮肤真皮层的小血管周围中性粒细胞聚集，血管壁可有灶性纤维样坏死，上皮细胞增生和红细胞渗出血管外。免疫荧光检查显示血管炎病灶有 IgA 和 C3 在真皮层血管壁沉着。

（6）能排除其他原因引起的血管炎，如冷球蛋白综合征、良性高球蛋白性紫癜、环形毛细血管扩张性紫癜、色素沉着性紫癜性苔藓样皮炎等。临床表现符合，特别是非血小板减少性紫癜，有可扪及性典型皮疹，能除外其他类型紫癜者，可以确定诊断。鉴别诊断确有困难者可做病理检查。

美国风湿病学会1990年制定的诊断标准如下：

（1）初发病时年龄在20岁以下。

（2）紫癜：紫癜高出皮面，可扪及。紫癜非因血小板减少所致。

（3）胃肠道出血：黑便、血便、大便潜血试验阳性。

（4）病理示弥漫性小血管周围炎，中性粒细胞在血管周围堆积。

具备两项以上可诊断。

（二）鉴别诊断要点

1.单纯皮肤型

需与血小板减少性紫癜、单纯性紫癜、机械性紫癜、药物性紫癜、感染性紫癜相鉴别。根据皮疹的形态、分布及血小板数量一般不难鉴别。

2.关节型

关节症状若发生在紫癜之前，需与风湿性关节炎与风湿热鉴别。

3.腹型

腹痛发生在紫癜之前需与急性阑尾炎、肠梗阻、肠套叠、急性菌痢鉴别。过敏性紫癜的腹痛虽较剧烈，但位置不固定，无腹肌紧张及反跳痛，呈症状与体征分离的现象，与外科急腹症不同。

4.肾型

需与急性肾小球肾炎、肾病综合征、狼疮性肾炎相鉴别。

5.混合型

应与系统性红斑狼疮、韦格纳肉芽肿、多发性微脉管炎鉴别，后两者与 HSP 患者的区别在于 HSP 患者血清中没有 IgG 抗中性粒细胞胞浆抗体。

（三）临床类型

本病症状多变，根据其病变主要累及部位、程度不同，分为以下几种类型：

（1）单纯皮肤型（紫癜型）：为最常见的类型。主要表现为皮肤出血性皮疹。

（2）关节型：主要以关节疼痛、肿胀为主。

（3）腹型：为最具潜在危险的类型。表现为消化道症状，如腹痛、呕吐、呕血、腹泻、便血等。空、回肠血管最易受累。多见于儿童。

（4）肾型：为最严重的类型。多见于儿童，其肾脏受累可在紫癜、腹痛、关节炎消失后才发生。

（5）混合型：以上四种类型有两种或两种以上合并存在。

（6）其他少见类型。

三、治疗对策

（一）治疗原则

治疗的关键在于去除病因，以对症治疗为主。

（二）治疗计划

1.病因治疗

及早查清及消除致病因素是治疗本病的关键。去除可能的致敏原，包括控制感染，驱虫治疗，禁食可疑引起过敏的食物和药物，避免接触疑为过敏源的用品或植物花粉等。

2.一般治疗

（1）卧床休息：临床观察发现，皮肤型、关节型患者卧床可加快症状消失。相反，过早下床行走症状易复现。

（2）抗组胺类药物：本病属于变态反应性疾病，对轻症患者可用抗组织胺类药物，如扑尔敏、异丙嗪、氯苯那敏等。

（3）维生素 C、芦丁及钙剂：能增强毛细血管抗力，降低毛细血管通透性及脆性，可用作辅助治疗。

3.对症治疗

（1）关节痛：可口服水杨酸类如阿司匹林等，该类药有干扰血小板功能的作用，勿用于合并肠道出血的患者。

（2）腹痛：可皮下注射或静滴山莨菪碱、阿托品等，腹痛疑为肠套叠或肠穿孔者，需及时手术治疗。

（3）消化道出血：予止血治疗，贫血严重时输血。

（4）紫癜性肾炎：轻症无须治疗，但病情活动期应每周随访尿常规；有水肿、尿少时，可用利尿剂、山梨醇等；对急性肾炎综合征、肾病综合征及肾炎-肾病综合征，主张用皮质激素、免疫抑制剂、抗凝剂联合治疗；对严重的急进型肾炎，病理检查发现 50%以上肾小球有新月体形成者，主张静脉甲基泼尼松龙冲击治疗，随后口服泼尼松加硫唑嘌呤或环磷酰胺；急性肾功能不全者必要时做血透或腹透；慢性肾功能不全者可考虑做肾移植，但移植后约50%的患者肾内有 IgA 沉积。

（5）有脑部并发症者：可用大剂量皮质激素、甘露醇脱水减压治疗。

4.普鲁卡因封闭疗法

普鲁卡因具有调节中枢神经系统,抑制过敏反应,使血管功能恢复的作用。用法为: 0.5%普鲁卡因 150～300mg 加入 5%葡萄糖溶液 500ml 中静脉滴注,每日 1 次,连用 7～10d 为一疗程。用药前需作过敏试验,阴性者方可使用。

5.肾上腺皮质激素

具有抑制免疫反应及减低毛细血管通透性作用,对控制关节疼痛、腹痛、胃肠道症状及皮肤紫癜的消退,血管神经性水肿的减退有明显疗效。而对肾型可能无效,也不能预防肾炎并发症的发生。对病程长短及复发的次数也没有影响。常用泼尼松 1～2mg/(kg•d)口服,重症者可用地塞米松 10～20 毫克加入 5%葡萄糖液中静脉滴注。激素的用量可根据症状改善情况,逐渐减少以至停药。疗程一般需 3～4 个月。

6.免疫抑制剂

适用于症状较重,反复发作,肾上腺皮质激素治疗无效或肾型的患者。用环磷酰胺 2～3mg/(kg•d)或硫唑嘌呤 2～3mg/(kg•d)口服,连续数周到数月。免疫抑制剂可与肾上腺皮质激素合用。注意监测血象及其他不良反应。

7.雷公藤

对肾型患者疗效较好。一般用雷公藤总甙片 1～1.5mg/(kg•d),分 2～3 次口服,疗程为 3 个月。

8.其他

抗凝剂如阿司匹林、双嘧达莫等有辅助作用。另有文献报道尿激酶能减少纤维蛋白在肾小球的沉积,对紫癜性肾炎有效。用法为 3～5mg/(kg•d),加入 5%葡萄糖内静脉滴注,7～10d 为一疗程。亦有人提出用大剂量丙种球蛋白冲击疗法和血浆置换治疗重症紫癜性肾病,其疗效有待进一步观察。

(三)治疗方案选择

轻型患者主要采用祛除病因,支持和对症治疗以及抗组胺药物等即可。皮疹以及关节、腹部症状严重的患者可加用肾上腺皮质激素,以缓解症状。肾型患者需使用免疫抑制剂,可与肾上腺皮质激素联用,亦可加用雷公藤及抗凝剂等。

四、病程观察及处理

(一)病情观察要点

(1)记录皮疹、腹痛、关节痛以及消化道出血情况有无改善。

(2)定期复查尿常规,了解尿中红细胞、蛋白、管型情况。

(3)定期复查血生化检查,了解尿素氮、肌酐变化。

(4)注意药物副反应,肝脏损害、血细胞下降等,需监测肝功能、血常规,治疗初期每 2 周 1 次,以后可酌情延长间隔时间。

(二)疗效判断与处理

1.疗效标准

(1)显效:治疗后一切症状消失,有关检查正常。观察一年未复发者可视为临床治愈。与未治疗或其他治疗相比,达到痊愈所需时间显著缩短,并发症发生率及一年内复发率显著减少者可视为治疗显效。

（2）有效：治疗后病情明显好转，但未恢复正常，可视为临床好转。与未治疗组相比达此程度所需时间明显缩短，可视为有效。若治疗后痊愈但 2 个月内又复发者，可为近期有效。

（3）无效：治疗后病情好转的程度和所需时间，与未治疗组相比无显著差别。

2.处理

（1）显效者：病情稳定者激素逐渐减量至停用。

（2）病情反复：须仔细寻找病因，积极预防和控制感染，寻找和避免接触过敏因素。

（3）无效：核查诊断，调整治疗方案。

五、预后评估

本病多数患者预后良好，其临床症状多在发作后 3～6 周恢复，也有反复发作长达数年之久者，但复发者病情较初发时有逐渐减缓趋势。肾脏受损程度是决定预后的关键因素。约有 2%患者发生终末期肾炎，有报道在起病头 3 个月内出现肾脏病变或病情反复发作并伴有肾病时常预后不良。

六、出院随访

预防感染，注意寻找和避免接触过敏源。监测血常规、肝功能情况，注意肾上腺皮质激素和免疫抑制剂的不良反应。定期门诊复查，激素逐渐减量。

第八节　血友病

一、血友病 A

血友病是一组遗传性出血性疾病，其中包括血友病 A（凝血因子Ⅷ缺乏症）、血友病 B（凝血因子Ⅸ缺乏症）和凝血因子Ⅺ缺乏症（以往称为血友病丙）。血友病是遗传性内源性凝血活酶生成障碍所致，在遗传性出血性疾病中最为常见，文献报道其患病率约为（5～10）/10^5 人口，其中以血友病 A 最常见，约占 80%～85%，其余主要为血友病 B，凝血因子Ⅺ缺乏症等约占 2%。

血友病 A（hemophilia A，HA）是一种 X 染色体连锁隐性遗传性出血性疾病，是由于凝血因子Ⅷ（FⅧ）缺乏和或功能异常，导致血浆中 FⅧ促凝活性（FⅧ：C）降低或者缺乏出现凝血功能障碍，临床表现为自发性出血，尤其是关节和肌肉出血。

（一）病因和发病机制

1.FⅧ的结构和功能

FⅧ是血浆中的一种大分子糖蛋白，主要由肝细胞合成，淋巴结、肺、脾等器官合成少量。主要生理功能是形成内源性凝血活酶，是内源性凝血系统中激活 FX 的辅因子，在 Ca^{2+} 和磷脂存在时，以辅酶形式参与 FⅨa 对 FX 的激活。在血循环中，FⅧ与血管性血友病因子（vWF）结合，以 FⅧ-vWF 复合物形式存在，vWF 保持 FⅧ的稳定性，防止 FⅧ过早被降解灭活。

FⅧ基因位于 X 染色体长臂末端（Xq28），全长 186kb，由 26 个外显子和 25 个内含子组成。成熟 FⅧ分子有 3 个 A 同源区、1 个 B 区和 2 个 C 同源区，各区顺序排列为 $A_1-A_2-B-A_3-C_1-C_2$，在 A_1-A_2 和 $B-A_3$ 之间分别各有一酸性氨基酸富含区，第一酸性氨基酸富含区为 FⅧ促凝活性所必需，第二酸性区存在 FⅧ与 vWF 的结合部位，对 FⅧ的稳定起重要作用。血浆中 FⅧ为双链分子，A_1-A_2-B 构成重链，$A_3-C_1-C_2$ 构成轻链，两者通过 Ca^{2+} 相连接。

FⅧ基因缺陷引起 FⅧ合成障碍以及 FⅧ分子结构异常，导致 FⅧ：C 降低或者缺乏是血友病 A 的病理生理基础。当 FⅧ：C 减低时，FⅨa、Ca^{2+} 和磷脂复合物组成障碍，凝血活酶生成不足，导致内源性凝血功能障碍而出血。FⅧ基因缺陷可以是点突变、部分或完全缺失、插入、基因倒位等，以点突变为主。目前已有近 400 种 FⅧ基因缺陷可导致血友病 A 的发生，其中内含子 22 基因倒位重组约占重型血友病 A 的 50%。

2.遗传特点

血友病 A 是性联隐性遗传性疾病，病变基因位于 X 染色体上，男性患病，女性传递。从理论上，遗传方式有以下四种情况：①血友病 A 男性患者与正常女性结婚，其子女中无血友病 A 患者，其女儿均为血友病 A 携带者；②正常男性与血友病 A 女性携带者结婚，其儿子患血友病 A 的概率为 50%，其女儿有 50%的概率为血友病 A 携带者（杂合子）；③血友病 A 男性患者与女性携带者结婚，其儿子患血友病 A 的概率为 50%，其女儿有 50%的概率为血友病 A 患者（纯合子）和 50%的概率为携带者；④血友病 A 男性患者与女性患者结婚，其儿子和女儿均为血友病 A 患者。实际上第三种婚配情况极少发生，而第四种婚配情况可能仅理论上存在。

血友病 A 女性患者极其罕见，虽然已有患病父亲与携带者母亲其女儿患血友病的报道。实际上女性患者中有相当部分为携带者，出现血友病 A 的临床表现是由于其正常 X 染色体极端灭活导致 FⅧ：C 降低而引起，常表现为月经过多，另外也可能是 2N 型血管性血友病。

在指导优生方面，如何判断与血友病 A 患者有血缘关系的女性携带者非常重要，其可能性有三种：①肯定携带者：血友病患者的女儿，至少 2 个以上血友病儿子的母亲，有 1 个血友病儿子的母亲且其家系中有 1 个血友病患者；②很可能携带者：无家族遗传史散发血友病患者的母亲；③可能携带者：与血友病患者有母系血缘关系但还没有血友病儿子的女性。

血友病患者中，约 1/3 为散发病例，其母系中无其他血友病患者。但携带者的检测结果表明无家族史的散发病例大多数由携带而来，新的基因突变引起者仅占少数。

（二）临床表现

出血症状为血友病 A 的主要临床表现，尤其是软组织血肿和关节出血。出血诱因常为轻度外伤、小手术（包括拔牙）以及肌内注射等，出血的严重程度与患者血浆 FⅧ：C 水平相平行，表 7-4 是我国血友病 A 临床分型标准。

血友病 A 患者出血早可以在出生后即发生，迟至成年以后发病，呈间歇性发作。重型患者日常活动即可引起无明显创伤的出血，尤其是关节和肌肉出血，反复关节出血使患者在成年以前出现慢性血友病性关节病。除外脑出血，出血引起的突然死亡少见。中型患者出现肌肉血肿和关节出血常常有明确的创伤史，少数引起关节畸形，且多在成年后。轻型极少有关节出血，无关节畸形，明确的创伤后出血，常因手术引起出血而得到诊断。大多数携带者无出血症状，当 FVⅢ：C＜45%时在手术和严重创伤后发生出血。

表 7-4 血友病 A 临床分型标准

分型	FVⅢ：C（%）	临床特点
重型	＜1	自发性出血，尤其是关节和肌肉出血，关节畸形多见
中型	1～5	偶见自发性出血，外伤或手术后出血严重
轻型	6～25	外伤或小手术出血不止
亚临床型	26～45	仅严重创伤或大手术后出血

1.皮肤和黏膜出血

常因轻微创伤引起，在血友病患者中非常多见，但不是其特征性的出血表现。皮肤出血呈片状瘀斑，常伴有皮下硬结，为真皮层以下组织出血形成的小血肿。创伤后小伤口持续渗血不止，常见齿龈、舌和其他口腔黏膜的小伤口出血，也可见胃肠道和泌尿道出血。

2.关节出血

是血友病 A 患者的典型症状。关节出血与该关节的承重和活动强度有关，在学步前很少发生。负重关节最多见，好发部位依次为膝关节、肘关节和踝关节，常发生在创伤、行走和运动后。关节出血来自关节滑膜下血管丛，出血后血液进入关节腔及其周围组织，出现急性无菌性炎症反应，关节肿胀、发热、疼痛，关节活动受限，病患关节长期保持弯曲体位导致继发性周围肌肉挛缩，关节出血血液渗入皮肤或者皮下时可出现局部瘀斑。关节出血常呈自限性，若能及时治疗，部分患者关节、积血可逐渐吸收，关节功能恢复。但反复关节出血后含铁血黄素沉积以及血细胞释放的各种蛋白酶等容易造成关节慢性损伤和慢性滑膜炎，滑膜增厚、关节软骨破坏、纤维化骨质增生等最终导致关节脱位、强直畸形、功能障碍，引起慢性血友病性关节病。

3.肌肉出血和血肿

是血友病也是其他凝血因子缺乏症的特有症状。常在创伤或者活动后发生，可发生在任何部位，多见于下肢、臀部和前臂等用力肌群，注意肌内注射也可引起注射部位巨大血肿。深部肌肉出血时可形成血肿，局部肿痛，活动受限，血肿压迫周围重要组织和血管神经时后果严重。如咽喉部和颈部出血出现呼吸道阻塞，腹膜后出血引起麻痹性肠梗阻，下腹部血肿导致尿路受阻影响肾功能。腿部和手臂屈肌群的软组织和肌肉出血血肿可能压迫周围重要神经，这包括髂腰肌血肿压迫引起股神经瘫痪、腓肠肌血肿压迫致胫后神经损伤和腓肠肌挛缩形成马蹄足畸形、前臂屈肌群血肿致正中神经或尺神经瘫痪（即 Volkmann's 缺血性肌挛缩）。

4.假肿瘤

常见于重型血友病 A 成人患者，发生率约 1%～2%。其机制系局部创伤出血后，血液在肌腱、筋膜下、骨膜下形成囊性血肿，囊内反复出血，体积逐渐增大，压迫、破坏和腐蚀周围血管、神经、骨骼等组织，形成假肿瘤。假肿瘤分三种类型：①局限于肌肉表层或肌肉内，该型最多见，多由于反复出血、血肿未充分吸收引起，很少累及周围组织，影像学检查呈单一囊性改变；②位于臀大肌和髂腰肌等大的肌肉群，囊性血肿逐渐增大，形成纤维囊肿，压迫、腐蚀周围组织，邻近骨皮质破坏可能引起骨折等；③位于骨内，此型最少见，常由于骨膜下出血引起，多发生在下肢长骨和骨盆部位，囊肿扩张使骨膜剥离、向外突起，引起周围肌肉、骨组织错位和坏死。假肿瘤是血友病的危险并发症，严重时发生病理性骨折并可能危及生命。

5.颅内出血和中枢神经系统并发症

颅内出血常在颅脑损伤后发生，发生率约 5%，是血友病 A 患者最常见的死亡原因。出血部位可在硬膜外、硬膜下和脑实质内，表现为逐渐加重的头痛、颅内高压的症状和体征以及昏迷等。许多患者在头部外伤后数天才出现中枢神经系统症状，因此对有头部外伤史可能发生颅内出血的患者在确诊前即应及早充分替代治疗。

6.手术后出血

血友病患者在没有替代治疗时手术常导致严重的出血，可发生在手术中、手术后数小时甚至数天后，且手术切口常愈合不良或不愈合。拔牙后以及各种创伤伤口缝合后出血很常见，因此血友病患者在术前应替代治疗直至手术切口愈合。

（三）实验室检查

1.筛选试验

依据血小板计数、BT、PT 和 APIT 试验，可大致对常见出血性疾病进行划分（表 7-5）。血小板计数、BT、PT 正常，APTT 延长，提示血友病的可能。

表 7-5 常见出血性疾病的筛选试验结果

可能情况	血小板计数	BT	PT	APTT
血友病和 FXI 缺乏症	正常	正常	正常	延长
血管性血友病	正常/减低	正常/延长	正常	正常/延长
血小板功能异常	正常	正常/延长	正常	正常

2.纠正试验

PT 正常，APTT 延长提示内源性凝血系统中 FⅧ、FⅨ、FⅪ和 FⅫ缺乏的可能。由于硫酸钡吸附的正常血浆含有 FⅧ、FⅪ和 FⅫ，正常血清含有 FⅨ、FⅪ和 FⅫ，因此通过分别加入硫酸钡吸附的正常血浆、正常血清和正常新鲜血浆的 APTT 纠正试验，基本可诊断血友病 A 和血友病 B（表 7-6）。

表 7-6 APTT 纠正试验

APTT 纠正试验	FⅧ缺乏	FⅨ	FⅨ/Ⅻ缺乏	存在抗凝抑制物
患者血浆+正常血浆	纠正	纠正	纠正	不能纠正
患者血浆+正常吸附血浆	纠正	不能纠正	纠正	不能纠正
患者血浆+正常血清	不能纠正	纠正	纠正	不能纠正

3.凝血因子水平测定

凝血因子水平测定可确诊并有助于血友病的临床分型。定期监测凝血因子水平有助于判断替代治疗的疗效，这在血友病患者外科手术中尤为重要。如果输入缺乏的凝血因子后其测定水平显著低于预期疗效，还可能提示存在凝血因子抑制物。目前，凝血因子水平测定多采用一期法，即用缺乏相应凝血因子的基质血浆测定，以相当于正常标准血浆的百分率或者每毫升血浆凝血因子的量表示，1ml 正常标准血浆凝血因子的含量为 1 单位（1U），1U/ml=100%。正常人血浆 FⅧ：C 约为 50%～150%，另外，同时测定 vWF 抗原（vWF：Ag）有助于发现血友病 A 携带者，正常 FⅧ：C/vWF：Ag 比值为 1。

4.基因诊断

目前，血友病 A 的基因诊断方法有多种，主要采用 PCR 技术，包括间接基因诊断和直接基因诊断。间接基因诊断多用基因连锁分析，需要有先证者，且母亲为该分析位点的杂合子，分析方法有三种：①限制性内切酶片断长度多态性（RFLP），需联合使用多个酶切位点；②可变数目串联重复序列（VNTR），位点 DXS 52 常用于分析；③短串联重复序列（STR），具有较高的应用价值，已发现 FⅧ基因内有两个 STR，一个位于内含子 13 内，另一个位于内含子 22 中。直接基因诊断指通过基因测序方法直接检测致病基因，对血友病做出最准确诊断，并为分子发病机制的研究提供依据。目前使用较多的是变性梯度凝胶电泳（DGGE）、单链构象多态性分析（SSCP）和化学错配碱基裂解法（CCM）结合基因测序进行直接基因诊断。FⅧ基因全长达 186kb，而 DGGE 和 SSCP 方法每次分析片断分别约 600～700bp 和 100～300bp 时最有效，因此这两种方法由于本身技术弱点而受限。CCM 可直接对约 1.5～1.8kb 的较长片断进行筛查，对 DNA 突变检出率高。

5.携带者与产前诊断

基因诊断应用于产前诊断和携带者检测有助于指导优生，避免血友病胎儿或携带者的出生，减少血友病的发病率。目前提取胎儿 DNA 有两种方法：①在第 9～11 孕周进行绒毛膜取样；②在第 12～15 孕周羊水穿刺取样获取羊水脱落细胞。

（四）诊断对策

1.诊断要点

（1）临床表现：①男性患者，有或无家族史，有家族史患者符合 X 连锁隐性遗传规律。女性纯合子型可发生，但极少见；②关节、肌肉、深部组织出血，可呈自发性，一般有活动用力过猛、轻微外伤、小手术包括拔牙史。关节反复出血易引起关节畸形，深部组织反复血肿可引起假肿瘤。

（2）实验室检查：①APTT 延长，可被正常硫酸钡吸附血浆纠正；②FⅧ：C 水平明显减低；③vWF：Ag 正常，FⅧ：C/vWF：Ag 比值降低。

2.鉴别诊断要点

借助实验室检查，血友病 A 与其他遗传性凝血因子缺乏症（主要是血友病 B、FⅪ缺乏症）的鉴别并不困难。血友病 A 需注意与血管性血友病（vWD）相鉴别，两者均有 FⅧ：C 降低，但血友病 A 实验室检查 vWF 水平正常，RIPA 试验正常。vWD 一般为常染色体显性遗传，男女均可发病，常表现为广泛皮肤瘀斑、鼻衄、牙龈出血，关节和肌肉出血少见，实验室检查血浆 vWF 缺乏或异常。另外，血友病 A 也需与其他出血性疾病如血小板减少或血小板功能障碍引起的出血性疾病、获得性血友病相鉴别。获得性血友病可发生于系统性红斑狼疮等自身免疫性疾病、青霉素过敏、妊娠和产后，出血症状和实验室检查与血友病 A 相似，但获得性血友病起病突然，既往无出血史，抑制物筛选试验和抑制物滴度测定可与血友病 A 相区别。

（五）预防

由于血友病 A 是一终身性疾病，严重出血时可危及生命，因此需同时对患者及其家庭成员等进行血友病相关知识的教育，并能和医务人员密切合作，积极参与血友病患者的防治工作。

（1）日常生活中尽量避免外伤或进行较重的体力活动，鼓励进行适当的体育锻炼如游泳、慢速骑车等，但应避免冲撞和对抗性运动。

（2）注意口腔卫生，定期牙科检查，预防牙龈和牙周疾患，尽量减少牙出血的可能。

（3）家中备有替代治疗药物。一旦发生出血则应尽早治疗，最好能在出血发生 2 小时内得到治疗。早期治疗可使出血部位早期停止出血，减少替代治疗的次数，并能减轻组织损伤，降低慢性血友病性关节病的发生率。

（4）任何侵入性医疗操作如各种内窥镜检查、腰椎穿刺术等前需进行替代治疗或者给予 1-去氨基-8D 精氨酸加压素（DDAVP），使 FⅧ：C 达到一定水平。

（5）避免服用影响血小板功能的药物，尤其是乙酰水杨酸（ASA）和阿司匹林等非甾体消炎药（NSAIDS），解热镇痛类药物可给予对乙酰氨基酚和某些环氧化酶 COX-2 特异性抑制剂。

（6）禁忌肌内注射、反复同一部位静脉抽血和动脉穿刺术，疫苗注射需采用皮下注射法。

（7）重型患者定期输入 FⅧ制剂可以降低关节出血发的生率，减少关节畸形。剂量：25～40IU/kg，每周 3 次可预防出血的发生，即使患者 FⅧ水平不能长期达到 2%以上。以往人们观察到 FⅧ：C＞2%的中型血友病患者很少出现自发性出血，关节功能保持良好。

（六）治疗

目前血友病 A 的治疗仍以替代治疗最有效，其他药物 DDAVP 和抗纤溶药物等对血友病出血有一定的辅助作用。另外血友病 A 治疗时，还可能涉及口腔科、理疗科、普外科和骨科等方面的处理，而当血友病 A 患者患有其他疾病需要治疗时也应考虑血友病本身可能产生的影响。

1.替代治疗

替代治疗应遵循早期、足量和维持足够疗程的原则，尤其是当出现危及生命的并发症如头部外伤怀疑有颅内出血、咽喉部和颈部出血可能引起呼吸道阻塞等时。目前由于 FⅧ制剂的大量生产和普遍使用，替代治疗已使血友病患者的平均寿命接近于正常人。欧美等发达国家对患儿每周一次预防性替代治疗以及成年后发生出血时的充分替代治疗，使慢性血友病性关节病和致残率已大大降低。

FⅧ制剂中 FⅧ的含量采用国际单位度量（U），1U=1ml 正常标准血浆 FⅧ的含量。一般认为每公斤体重输入 1U，血浆 FⅧ水平提高 2%。初次替代治疗剂量可按下述公式计算：需输入的 FⅧ剂量（U）=（期望 FⅧ：C-患者 FⅧ：C）×体重（kg）/2。例如：一血友病 A 患者，体重 50kg，检测其 FⅧ：C 小于 1%，期望提高 FⅧ：C 至 20%，初次需要输入 FⅧ的剂量（U）=（20-0）×50/2=500U。输入后体内 FⅧ半衰期为 8～12 小时，应每 8～12 小时输入 1 次，重要部位出血首次输入剂量需加倍。依据出血部位和出血的严重程度，所需输入的剂量不同。替代治疗期间应检测 FⅧ：C。

目前新鲜全血或新鲜血浆已很少用于血友病 A 的替代治疗，因为即使维持低水平 FⅧ：C 也必须大量输注，除可能传染血液传播性病毒外，单纯输入新鲜冰冻血浆也很难使血浆 FⅧ：C 达到 20%以上。冷沉淀能达到止血要求，但病毒不易灭活，且每袋含量不稳定，需冰冻保存。目前多输入病毒灭活冻干 FⅧ浓缩制剂和无病毒污染的重组 FⅧ制剂，猪 FⅧ制剂与抗人 FⅧ抗体只有很弱的交叉反应，适用于获得性抗 FⅧ抗体血友病 A 患者的治疗。

2.药物治疗

（1）DDAVP：这是一种合成的抗利尿激素（ADH）衍生物，有抗利尿和促使内皮细胞释放 vWF 及 FⅧ的作用，可使正常人和轻、中型血友病 A 患者 FⅧ：C 暂时性升高 3～6 倍。DDAVP 对重型患者无效。由于 DDAVP 给药后个体疗效差异大，在明确诊断或最初给药前应试验性治疗，确定每一患者对该药的疗效以指导治疗。常用使用方法：0.3μg/kg，溶于生理盐水 50～100ml，缓慢静脉输入，时间大于 20min，每 8～12h 静脉给药 1 次。目前已有浓缩喷鼻剂，鼻内给药，便于轻微出血患者的家庭治疗。静脉输入 DDAVP 释放 FⅧ的高峰出现在给药后 30min，随给药次数增加释放量逐渐减少，一般给药 3 天后 FⅧ增高不明显应停用。常见不良反应有心动过速、颜面潮红、高血压、头痛等，一般为轻度，腹部痉挛性疼痛和全身肌痛少见。老年和有动脉血管疾患的患者慎用，以防发生心肌梗死和脑梗死等血栓形成的危险。

（2）抗纤溶药物：鼻衄、口腔出血、月经过多等黏膜出血尤其是牙科手术后出血部分是由于其局部纤溶活性增高引起，抗纤溶药物可使其局部已形成的少量凝血块不被纤溶机制所溶解，有利于减轻出血症状，并可减少 FⅧ制剂的用量。常用制剂有氨甲环酸、6-氨基己酸等，一般使用 5～10d，拔牙手术前即可开始给药，也可同时配制成漱口液含漱止血。必须指出泌尿道出血患者禁用抗纤溶药物，以免肾盂和输尿管内形成的血凝块引起肾绞痛和梗阻性肾病并发症。另外，抗纤溶药物不能与凝血酶原复合物同时使用，避免血栓发生的危险。

（3）肾上腺皮质激素：可减轻出血引起的局部炎症反应，加速血肿吸收。一般多用于关节腔、咽喉部、深部肌肉、腹腔等出血形成血肿者，但疗程不宜长。

3.关节积血的处理

应尽早替代治疗，同时抬高患肢、制动。急性期局部疼痛肿胀明显时可进行冷敷或者冰敷，每次约 20min，每 4～6 小时 1 次，另外服用扑热息痛或者某些 COX-2 特异性抑制剂有利于减轻关节炎性反应，疼痛剧烈可给予镇痛剂。局部疼痛肿胀减轻后应尽早使关节处于功能位，有利于预防关节周围肌肉挛缩和保持关节运动功能。肾上腺皮质激素有利于血肿吸收。禁忌在无充分替代治疗的情况下进行关节腔穿刺和冲洗，否则会加重关节出血并可能诱发关节感染。反复某一特定关节出血，短期内预防性输入 FⅧ制剂 4～8 周能有效终止这一恶性循环，降低慢性血友病性关节病的发生。

4.假肿瘤的处理

具体处理应根据假肿瘤的部位、大小、生长速度和对周围组织的影响进行判断，某些小的假肿瘤在充分替代治疗后可进一步观察，大多数需外科手术治疗。术前进行 X 线、CT 或 MRI 检查，对大的假肿瘤在充分替代治疗基础上手术切除，位于浅表比较固定的假肿瘤手术前可瘤内注射纤维蛋白凝胶治疗。

5.局部止血治疗

皮肤小伤口和鼻衄可试用吸收性明胶海绵和止血棉球等压迫止血和冰敷，局部也可予以止血药物如凝血酶等，若无效则需替代治疗。皮肤大伤口或黏膜小伤口出血压迫止血常无效，需替代治疗。

6.外科手术

理论上血友病患者在充分替代治疗的基础上可进行正常人所做的手术治疗其他疾病。手术前应常规筛查 FⅧ抑制物，术后维持替代治疗时间：小手术直至伤口愈合，大手术约需 10～14d，某些整形手术时间可能更长。

7.基因治疗

最近细胞和分子生物学研究进展使基因治疗成为可能，这是血友病 A 患者最为理想的治疗前景。目前所做的工作仍处于研究阶段，作为临床常规治疗手段仍需大量的工作。

8.替代治疗并发症

替代治疗是治疗血友病 A 的主要方法，但也可引起以下严重并发症，因此血友病 A 患者需定期进行 FⅧ抑制物以及经血液传播病毒的筛查。

（1）抗 FⅧ抗体：FⅧ抗体的产生虽然不增加血友病患者出血的发生率，但使患者出血治疗的难度加大。反复替代治疗的血友病 A 患者中，约 10%～15%患者产生抗 FⅧ抗体的同种抗体，好发于婴儿和儿童。FⅧ抗体的产生是机体对外源性 FⅧ的免疫反应，与个体和遗传因素有关，如基因大片断缺失导致多个功能结构域异常的患者容易发生，而与免疫原本身的关系不大。FⅧ同种抗体具有种属特异性，多为 IgG4 亚型，不固定补体。抗 FⅧ抗体与血浆 FⅧ结合后，FⅧ被完全灭活，临床常出现严重出血。因此，对反复替代治疗的婴儿和儿童患者应定期进行 FⅧ同种抗体筛选试验，成人患者在临床充分替代治疗效果差时应怀疑可能存在 FⅧ抗体，而所有血友病患者在手术治疗前必须常规筛查。

如果血友病 A 患者 APTT 延长正常血浆不易纠正，提示 FⅧ抑制物存在可能，需要进一步采用 Bethesda 法测定 FⅧ抑制物滴度：即不同稀释度患者血浆与正常血浆等量混合，37℃孵育 2 小时，测定残余 FⅧ：C，残余 FⅧ：C 达 50%时 FⅧ抑制物的含量为 1 个 Bethesda 单位（1BU），此时患者血浆稀释度的倒数即为 FⅧ抗体的滴度。抗体分两种类型：一种为低反应型抗体，抗体滴度<5BU，机体对再次输入 FⅧ制剂一般无免疫记忆反应，抗体有可能会逐渐消失；另一种为高反应型抗体，指抗体滴度>10BU 或对人 FⅧ制剂的再次输入有免疫记忆反应，输入后抗体滴度上升，而且持续时间长，即使不再输入人 FⅧ制剂。因此，对高反应者在免疫诱导耐受治疗前，应避免输入人 FⅧ制剂。血友病 A 患者 FⅧ同种抗体多为高反应型抗体。

治疗应根据患者 FⅧ同种抗体水平、出血的部位和严重性以及临床治疗效果选择治疗方案。治疗的目的主要有两方面：控制出血发作和清除 FⅧ抑制物。

1）控制出血：对于抗体滴度<5BU 的低或高反应者，予以较大剂量 FⅧ替代治疗，即在中和抗体后，血浆 FⅧ水平能达到一定的止血水平。目前输入 FⅧ剂量尚无统一标准，报道可首剂 50～150U/kg 后每小时 10U/kg 持续输入，直至出血被控制。抗体滴度>5BU，则需更大剂量人 FⅧ制剂或者猪 FⅧ制剂持续输入或给予凝血酶原复合物。严重出血患者，输入前可先进行血浆置换或者体外免疫吸附降低抑制物水平，常可达到良好效果。目前报道重组 FⅧa 制剂止血效果良好，且无病毒传播的危险，常见用法：90～12μg/1cg，每 3 小时 1 次，直至出血控制。

2）清除 FⅧ抑制物：对有 FⅧ抑制物形成的血友病 A 患者，治疗的长期目标是预防免疫记忆反应和抑制抗体的进一步生成。大剂量输入 FⅧ联合免疫抑制治疗常有效，与单纯输入 FⅧ制剂比较，诱导免疫耐受时间显著缩短、费用减低。最常用的免疫抑制剂有类固醇激素和环磷酰胺，泼尼松龙每日 1～2mg/kg 联合口服环磷酰胺每日 50～100mg，通常治疗 2～3 周 FⅧ抑制物消失。另外联合静脉输入丙种球蛋白（Mg）可能有协同效应。

（2）肝炎和获得性免疫缺陷病（AIDS，艾滋病）：20 世纪 80 年代晚期世界各国陆续开始采用病毒灭活 FⅧ制剂和基因重组 FⅧ制剂，但在这之前替代治疗的所有血友病患者都面临传染血液传播病毒尤其是丙型肝炎病毒（HCV）和人类免疫缺陷病毒（HIV）的危险。据统计，1985 年以前发达国家几乎所有血友病患者都感染 HCV，反复输入 FⅧ制剂的血友病患者约 90%HIV 抗体阳性。HCV 患者容易发展为慢性活动性肝炎、肝硬化，同时感染 HIV 使病情进一步恶化。肝炎后肝硬化和艾滋病已成为其预后的决定因素。

（七）预后

自广泛进行替代治疗后，血友病 A 患者的平均寿命已接近正常人。有条件替代治疗和家庭治疗的患者，出血已不再是决定预后的因素，但替代治疗引起的肝炎、艾滋病和抗 FⅧ抗体的产生则与患者的预后密切相关。虽然目前病毒灭活技术和基因重组制剂已消除患者感染肝炎和艾滋病的危险，但已经感染的患者则处于危险状态，艾滋病成为发达国家年龄大血友病患者的主要死亡原因。

二、血友病 B

血友病 B（hemophilia B，HB），又称为遗传性 FⅨ缺乏症，遗传方式与血友病 A 相同，是一种 X 连锁隐性遗传病，发病机制为 FⅨ缺乏或结构异常。血友病 B 发病率次于血友病 A，占血友病类疾病的 15%～20%，其出血表现与血友病 A 相似。

（一）病因和发病机制

1.FⅨ 的结构和功能

FⅨ基因位于 X 染色体长臂末端（Xq27），全长 34kb，包括 8 个外显子和 7 个内含子。成熟 FⅨ在肝细胞内合成，是由 415 个氨基酸组成的单链糖蛋白，包括 4 个功能区，即γ-羧基谷氨酸区（Gla 区）、表皮生长因子区（EGF 区）、肽活化区和催化区。Gla 区内有 12 个谷氨酸残基，在维生素 K 作用下，经羧化酶作用成为γ-羧基谷氨酸，FⅨ通过钙桥与磷脂表面的连接功能与此有关。

血友病 B 发病机制是由于遗传性 FⅨ合成减少或缺乏，或者由于变异型 FⅨ合成引起。FⅨ基因缺陷已有许多报道，包括基因点突变、缺失、插入、框架移位和其他导致 FⅨ蛋白结构和功能改变的异常，FⅨ基因缺陷分布于各功能区，约 30%以上的突变发生在 DNA 序列中 CPG 二核苷酸序列。值得一提的是 5'端启动子区突变产生的 Leiden 突变，该突变类型血友病 B 患者在出生时或者儿童期 FⅨ促凝活性（FⅨ：C）和 FⅨ抗原（FK：Ag）水平都很低，但在青春期后水平逐渐升高达 60%以上。目前研究认为可能是由于青春期分泌的雄激素克服 FⅨ基因转录抑制，使血浆 FⅨ维持一定的水平。

2.遗传特点

血友病 B 遗传方式与血友病 A 相同，也是 X 连锁隐性遗传，男性患病，女性传递，但其携带者出血症状的发生率高于血友病 A 携带者。血友病 B 患者的女儿均为携带者，儿子均为正常人；携带者的女儿有 50%概率为携带者，儿子有 50%概率为血友病 B 患者。携带者 FIXC 的平均水平约为正常女性的一半，携带者一般无出血症状，但 FIX：C＜25%者即可有异常出血。

（二）临床表现

血友病 B 患者发生出血与创伤有关，其临床表现与血友病 A 相似。根据出血的严重性和 FIX：C 水平，分为重型（FIX：C＜1%）、中型（FIX：C 2%～5%），轻型（FIX：C 5%～25%）和亚临床型（FIX：C 26%～45%）。血友病 B 重型患者较血友病 A 少，而轻型较多见，因此临床出血倾向较轻。

（三）实验室检查

血友病 B 筛选试验结果与血友病 A 相同，APTT 纠正试验可被正常血清纠正而不被正常吸附血浆不能纠正可明确 FIX 缺乏，FIX：C 水平测定可确诊，正常人血浆 FIX：C 约为50%～150%，FIX：Ag 测定对其进一步分型具有价值。

血友病 B 携带者检测和产前诊断原则与血友病 A 相同，基因诊断使用较为普遍的是RFLP 法间接基因诊断，直接基因诊断中 DGGE、CCM 和直接测序较为可靠。

（四）预防

原则上同血友病 A。

（五）诊断与鉴别诊断

血友病 B 诊断标准：临床表现与血友病 A 相似，实验室检查 APTT 延长，可被正常血清纠正，FIX：C 的水平测定具有诊断意义。血友病 B 依靠实验室检查容易与血友病 A 相鉴别，其他出血性疾病如血管性血友病和其他凝血因子缺乏症可根据临床表现、遗传特点以及实验室检查做出鉴别。另外，血友病 B 还需与获得性维生素 K 依赖性凝血因子缺乏相鉴别，肝病、服用香豆素类药物以及长期使用抗生素可引起维生素 K 缺乏，导致多个维生素 K 依赖性凝血因子缺乏而不仅仅是 FIX 缺乏。发生于非血友病 B 的获得性 FIX 抑制物非常罕见。

（六）治疗

治疗原则与血友病 A 相同，主要为 FIX 的替代治疗，包括输入高度提纯的血浆 FIX 浓缩物、重组 FIX 制剂或凝血酶原复合物，单纯输入新鲜冰冻血浆很难使血浆 FIX 水平达到25%。凝血酶原复合物包含所有维生素 K 依赖的凝血因子：FⅡ、FⅦ、FIX、FX，其中部分凝血因子可能已经被活化，因此大剂量输入凝血酶原复合物有可能诱发血栓栓塞和弥漫性血管内凝血（DIC）。

FIX 体内半衰期约为 18～24h，每 18～24h 输入 1 次能维持血浆 FIX 水平，严重出血或者手术患者应每 12h 输入 1 次。与血友病 A 不同，输入后 FIX 约 50%弥散至血管外，因此每千克体重输入 1U 血浆 FIX 浓缩物，其血浆 FIX 水平约提高 1%，而输入重组 FIX 制剂可能更低（在成人提高 0.8%，儿童提高 0.7%）。每次替代治疗剂量可按下述公式计算：需输入 FIX 剂量=（期望 FIX：C-患者 FIX：C）×体重（kg），例如：一血友病 B 患者，体重 50kg，检测其 FIX：C 小于 1%，期望提高 FIX：C 至 20%，每次需要输入 FIX 剂量（U）=（20-0）×50=1000U。

血友病 B 的治疗不良反应与血友病 A 相似，主要为传染血液传播的 HCV 和 HIV，抗 F IX抗体的发生率为 1%～3%，远低于血友病 A。FIX 与其抗体的结合会产生严重的过敏反应，发生率高达 50%，严重过敏反应可在产生 FIX 抗体之后，检出之前的首次外源性输入时发生。因此对新诊断的血友病 B 患者，尤其是已经有家族性产生抗 FIX 抗体的血友病 B 患者，或者为容易产生抗 FIX 抗体的基因突变类型患者，最初 10～20 次 FIX 替代治疗应在医院进行。对已经产生 FIX 抑制物的患者，治疗原则与发生 FⅧ抑制物的血友病 A 相似，重组 FⅦa 制剂可达到良好的止血效果。

三、血管性血友病

血管性血友病（von Willebrand disease，vWD）是一组遗传性 von Willebrand 因子（vWF）量减少或者功能异常引起的异质性出血性疾病。该病由芬兰学者 Ericvon Willebrand 于 1926 年首先报道，与经典血友病不同，其为常染色体遗传，男女均可患病，临床主要表现为皮肤黏膜出血。目前认为本病发病率高于血友病，国外报道约为（10～20）/10^5 人口。

（一）病因和发病机制

vWF 基因位于第 12 号染色体短臂末端（12p13.3），长 178kb，由 52 个外显子和 51 个内含子组成。外显子大小差别很大，从 40bP 到约 1.4kb（外显子 28），外显子 28 主要编码 vWF 的 A_1 和 A_2 同源区。vWF 基因翻译后修饰过程复杂，主要包括前体蛋白质肽链的剪切、肽链 N 端和 C 端糖基化以及亚单位的多聚体化等。另外，在第 22 号染色体上存在一个 vWF 假基因，其核苷酸序列与 vWF 基因外显子 23～34 序列有近 97% 的同源性，这给 vWF 基因突变分析带来很大不便。

成熟 vWF 是一大分子多聚体糖蛋白，分子量约 260kD，亚单位各区排列顺序为 $D'-D_3-A_1-A_2-A_3-D_4-C_1-C_2-CK$，其中 $D'-D_3$ 区分别与血浆 FⅧ轻链 A_3 酸性氨基酸富含区和 C_2 区以氢键结合，A_3 区与 FⅧ重链 A_1-A_2 区结合；A_1 区、C_2 区分别与血小板 GPⅠb/Ⅸ和 GPⅡb/Ⅲa 受体相互作用，A_1、A_3 区与内皮下胶原结合。

vWF 在血管内皮细胞和巨核细胞中合成，贮存于内皮细胞 Weibel-Palade 小体和巨核细胞/血小板α颗粒内，分泌入血浆、血管内皮下基膜。vWF 是一种急性期反应蛋白，在血管受损等应激情况时，可动员贮存池释放。vWF 的正常止血生理功能主要包括两方面：第一，血管损伤后，内皮下 vWF 通过与血小板 GPⅠb/K、GPⅡb/Ⅲa 受体以及内皮下胶原相互作用，使循环血小板黏附并聚集于损伤血管处，参与初期止血，这种功能需要 vWF 大分子多聚体组分存在，瑞斯托霉素可诱导 vWF 与受体 GPⅠb/Ⅸ的结合；第二，vWF 与 FⅧ形成非共价体复合物，vWF 作为血浆 FⅧ载体，稳定 FⅧ，保持其促凝活性，使之不易被蛋白酶灭活。

vWF 基因突变导致 vWF 量的减少或者质的异常，目前发现突变类型达 250 种以上，包括基因缺失、插入、无义和错义突变以及剪接异常等。目前已知 2A 和 2B 亚型 vWD 基因突变几乎集中在编码 A_1 和 A_2 同源区的外显子 28，2N 亚型突变集中在编码 D'结构域的外显子 18～22 区域内。vWF 量的减少，继发性 FⅧ水平降低，可出现凝血功能障碍；vWF 质的异常，止血初期血小板不能黏附并聚集于损伤血管处，出现类似于血小板功能障碍性疾病的管腔黏膜出血症状。

（二）临床表现

vWD 是一种遗传性出血性疾病，常为常染色体显性遗传，大多数患者有出血倾向。与血友病 A 不同，vWD 以皮肤黏膜出血为主，常表现为皮肤瘀斑、鼻衄、牙龈出血和拔牙、外科手术后出血不止。在女性，特别是月经初潮后以及青春期，常表现为月经过多，分娩以及产后大量出血。

依据 vWF 量的减少或者质的异常，vWD 临床分为三型（表 7-7）。1 型最多见，约占 80%，特点为血浆 vWF 的量轻、中度减低，约为正常血浆水平 5%～45%（正常值为 50%～200%），血浆 FⅧ：C 也降低至相应水平。2 型约占 20%，特点为 vWF 质的异常，可进一步分为 2A、2B、2M 和 2N 亚型。1 型和 2 型（除外 2N 型）多为常染色体显性遗传，多数患者出血症状轻微，甚至无症状。3 型占 1%～5%，发病率约 1～3 例/10 万人群，纯合子患者为常染色体隐性遗传。血浆 vWF 水平显著降低（＜5%），甚至低于检测水平（即＜1%），血浆 FⅧ水平为 1%～10%。因此常发生自发性黏膜出血，胃肠道出血常见，部分 50 岁以上患者往往合并小肠或大肠壁毛细血管扩张而反复出现肠道出血症状。3 型 vWD 患者严重时可有肌肉血肿和关节积血，类似于中重型血友病 A。

表 7-7 vWD 表型分类及其遗传特点

表型	发病机理	遗传特点
1 型	vWF 量减低，导致 FⅧ水平降低	常染色体显性遗传
2 型	vWF 质的缺陷	常染色体显性遗传
2A	与血小板相互作用降低，与 vWF 大、中多聚体缺失有关	
2B	与血小板 GPⅠb 受体亲和力增加，与 vWF 大多聚体缺失无关	
2M	与血小板相互作用降低，与 vWF 多聚体无关	
2N	vWF 与 FⅧ结合缺陷	
3 型	vWF 量显著减低或完全缺乏，导致 FⅧ水平明显降低	常染色体隐性遗传

注：2N 亚型多为常染色体隐性遗传。

（三）实验室检查

实验室检查对 vWD 的诊断、分型和鉴别诊断非常重要。常用实验室检查包括 FⅧ：C、vWF 抗原（vWF：Ag）、瑞斯托霉素辅因子活性（vWF：RCo）、瑞斯托霉素诱导血小板聚集（RIPA）和凝胶电泳 vWF 多聚体分析。凝血检查筛选试验中 PT 正常，APTT 可延长，但若 FⅧ：C 水平接近正常患者 APTT 也可以正常。

1. Ⅷ：C 测定

多采用一期法测定血浆 FⅧ：C。FⅧ：C 水平在 vWD 变化很大，1 型患者可以正常，但大多数减低，一般为正常水平 10%～40%；2 型减低或者正常，但 2N 亚型多明显减低；3 型显著减低，与中型、重型血友病 A 相似，一般均低于 10%。

2. vWF：Ag

vWF：Ag 量可用免疫电泳、放射免疫电泳或 ELISA 法测定，Laurell 免疫电泳最常用。正常血浆 vWF：Ag 水平为 50%～200%（即 0.5～2.0U/ml），与血型有关，AB 血型者水平为

O 血型者的 2 倍。vWF：Ag 定量可鉴别 vWD 和血友病 A。不同分型 vWD 患者 vWF：Ag 减低程度不一：1 型轻、中度减低，通常与 FⅧ：C、vWF：Rco 的下降相一致；2 型一般减低，也可正常；3 型水平极低或检测不到。

3.vWF：RCo

瑞斯托霉素可诱导 vWF 与血小板 GPⅠb/Ⅸ受体的结合，vWF：RCo 测定患者血浆 vWF 在瑞斯托霉素存在时使血小板聚集的能力，试验使用甲醛或者多聚甲醛固定的正常血小板洗涤悬液。与 vWF：Ag 试验相似，vWF：RCo 为 vWF 活性测定试验，正常血浆 vWF：RCo 为 50%～200%，vWD 患者 vWF：RCo 一般减低。本试验敏感性较低，但 2A 亚型有可能 vWF：Ag 水平正常或者接近正常，而 vWF：RCo 试验血小板聚集能力却明显减低，所以 vWF：RCo 试验有助于 2A 亚型的诊断。

4.RIPA

富含血小板血浆内加入不同浓度的瑞斯托霉素，测定血小板的聚集量和聚集率，这与血浆 vWF 与血小板都有关。大多数 vWD 患者聚集量和聚集率降低。低浓度瑞斯托霉素时出现血小板的聚集量增高表明 vWF 的异常或血小板的异常，2B 亚型和血小板型假性 vWD 患者，RIPA 试验在瑞斯托霉素 0.3～0.5mg/ml 浓度时即可使血小板聚集，有时甚至在不加瑞斯托霉素时出现自发性聚集。

5.凝胶电泳 vWF 多聚体分析

用于血浆和血小板 vWF 多聚体的精确测定，诊断 vWD 特异性强，且能进一步分型。电泳时 vWF 多聚体依据分子量大小不同而分离，用放射自显影或酶标技术显示，正常多聚体图形大、中、小分子量多聚体均存在，可观察到 1 条主带和 2 条或 4 条卫星带，大分子量多聚体介导血小板聚集。1 型 vWD 大、中、小分子量多聚体均存在，自显影比正常对照浅，提示 vWF 量均减少。2 型 vWF 多聚体图形异常变化多，可表现为大、中分子量多聚体缺如。3 型无 vWF 多聚体图形出现。

各型 vWD 患者实验室检查结果见表 7-8。当患者 vWF：RCo/vWF：Ag 比值＜0.6 时，提示 2 型可能性极大，凝胶电泳 vWF 多聚体分析可以确定 2 型，RIPA 试验可进一步区分 2A、2B、2M 亚型。若实验室检查仅仅提示 FⅧ：C 减低，提示 2N 亚型，vWF 与 FⅧ结合试验或测定 vWF 基因型可明确诊断。

由于 vWD 基因较大，结构复杂，另外还存在假基因的干扰，因此 vWD 基因分析通常采用比较直接的策略，即对其突变的相关编码序列进行突变筛查与测序，如 2A 和 2B 亚型突变集中在外显子 28，2N 亚型突变集中在外显子 18～22 区域内，分析方法可采用直接基因诊断（如 CCM 法）或间接基因诊断（如 RFLP）。

（四）诊断与鉴别诊断

根据临床表现和实验室检查，多数 vWD 患者的诊断并不难，少数轻型患者需要重复多次实验室检查才能确定诊断。vWD 确诊后需进行临床分型，对指导治疗尤为重要。

鉴别诊断主要是与其他出血性疾病相区别。血友病和其他凝血因子缺乏症临床出血症状与 vWD 患者有差别，凝血检查为相应凝血因子缺乏，而 vWD 患者除 FⅧ外其他凝血因子水平正常。血友病 A 与 vWD 均有 FⅧ：C 降低，但血友病 A 患者 vWF：Ag 水平正常，RIPA 试验正常，绝大多数患者可以相鉴别。2N 型 vWD 与轻、中型血友病 A 临床表现和实验室检查均相似，需 vWF 与 FⅧ结合试验或者基因诊断才能加以区别。遗传性血小板功能异常疾病存在血小板缺陷导致的血小板功能异常，vWF 正常，一般容易与 vWD 鉴别，注意血小板型假性 vWD 表型与 2B 型 vWD 相似，但前者为血小板 GPⅠb/Ⅸ受体缺陷，患者富血小板血浆加入冷沉淀试验可鉴别，前者加入冷沉淀后能够诱导血小板聚集，2B 型 vWD 不出现血小板聚集。遗传性 vWD 还应与获得性 vWD 区别，后者既往无出血病史，也无家族史，存在原发基础疾病，常继发于淋巴系统增殖性疾患和自身免疫性疾病，也可见于室间隔缺损、心脏瓣膜病变患者。

表 7-8 各型 vWD 患者实验室检查结果

	vWF：Ag	vWF：RCo	FⅧ：C	vWF：RCo /vWF：Ag	vWF 多聚体分析	RIPA
1 型	减低	减低	减低/正常	>0.6	多聚体分布正常，量均减少	正常
3 型	减低	显著减低	1%～10%	-	-	-
2A	减低	明显减低	减低/正常	<0.6	缺大中分子量多聚体	减低
2B	减低	明显减低	减低/正常	<0.6	缺大分子量多聚体	增高
2M	减低	明显减低	减低/正常	<0.6	多聚体分布正常，卫星带可异常	减低
2N	减低/正常	减低/正常	10%～40%	>0.6	正常	正常

（五）治疗

治疗目的是使出血停止，FⅧ：C 水平正常，治疗药物的选择依据患者 vWD 分型和临床出血的严重程度而定。

1.DDAVP

DDAVP 是一种合成的抗利尿激素类似物，通过与抗利尿激素受体 2 结合，促进内皮细胞释放 vWF 和 FⅧ，给药 30～60 分钟内平均使血浆 vWF 和 FⅧ水平增高 3～5 倍。

由于 DDAVP 给药后个体疗效差异大，在明确诊断或最初给药前应试验性治疗，确定每一患者对该药的疗效以指导治疗：即按下述方法静脉给药后至少检测 FⅧ：C 和 vWF：RCo 试验各两次，给药后 1h 检测结果反映 vWF 和 FⅧ释放最高值，给药后 4h 检测结果反映其清除率。

不同类型 vWD 疗效差别很大。1 型患者 vWF 功能正常，部分患者疗效良好，第 1 次输入 DDAVP 后 1～3h，FⅧ：C，vWF：Ag、vWF：RCo 较原有基础水平可上升 3～5 倍，部分患者 FⅧ：C 水平可恢复正常。例如：vWF 和 FⅧ水平在 10% 的患者，给药后其水平可能增高至 30%～50%，可进行拔牙手术；而 vWF 和 FⅧ水平在 20% 的患者，给药后其水平可能增高至 60%～100%，则可以进行外科手术。因此，部分 1 型患者轻、中度出血时以及手术预防可使用 DDAVP 治疗。2 型患者本身 vWF 质有缺陷，DDAVP 促释放后仍不能达到有效的初期止血。2A 和 2M 亚型疗效一般较差；2B 亚型禁用 DDAVP，因为其异常 vWF 与血小板的亲和力增强，予以 DDAVP 后贮存部位释放异常 vWF 增多，血小板聚集增加，导致血小板进一步降低，此型应以输注冷沉淀和 FⅧ制剂治疗。2N 亚型给予 DDAVP 后，虽然 FⅧ水平增高，但由于 vWF 与之结合有缺陷，升高的 FⅧ易被清除，此型仍以替代治疗为主，除非 DDAVP 试验性治疗提示 FⅧ能提高至有效止血水平。3 型患者由于缺乏贮存的 vWF，DDAVP 治疗基本无效。

DDAVP 常静脉给药，每次 0.3～0.4μg/kg，溶于生理盐水 50～100ml，缓慢静脉输注，时间大于 20min。由于体内 FⅧ和 vWF 半衰期约为 8～12h，应每 12～24h 给药 1 次，单次剂量不超过 20μg。目前已有皮下注射和鼻内给药剂型（1.5mg/ml），便于患者预防性或家庭治疗。连续使用该药，促进内皮细胞释放贮存的 vWF 和 FⅧ逐日递减，因此一般连续用药 4d 后应停用 1～2d，使用期间监测 FⅧ：C、vWF：Ag、vWF：RCo，观察治疗反应。DDAVP 不良反应：常见有心动过速、头痛、颜面潮红，多为轻度；若同时液体摄入过多可出现稀释性低钠血症；反复给药儿童偶见水中毒引起的摸空症；不稳定型冠心病患者可能诱发心绞痛、心肌梗死。

2.替代治疗

替代治疗主要用于 2 型和 3 型 vWD，1 型患者在严重出血或手术 DDAVP 疗效不好或禁忌时使用。

替代治疗常采用冷沉淀或 FⅧ浓缩物（均含有 vWF 和 FⅧ），不宜输入高度提纯的 FⅧ制剂，而基因重组 vWF 制剂尚未应用于临床。目前要求用于 vWD 替代治疗的制剂需同时标记所含 vWF：RCo 和 FⅧ：C，vWF：RCo 表示 vWF 水平，与 FⅧ相同，一般认为每 kg 体重输入 1U，血浆 vWF 水平提高 2%，表 7-9 列出了 vWF 和 FⅧ严重缺乏患者（vWF：RCo 或 FⅧ：C≤10%）常见部位出血和手术时的输入剂量和替代治疗维持时间。与血友病 A 不同，vWD 患者本身内源性 FⅧ产生正常，输入后体内 FⅧ半衰期长达 24～36h，因此替代治疗期间应检测 FⅧ：C，每天 1～2 次，剂量达正常止血水平即可，过高增加静脉血栓形成危险，手术患者可预防性给予低分子量肝素。

表 7-9 vWF 和 FⅧ水平≤10% vWD 的替代治疗

出血类型	输入量（U/kg）	输入频率	输注目标
大手术	50	每天 1 次	FⅧ：C>50%，直至切口愈合（通常 5～10 天）
小手术	40	每天/隔天 1 次	FⅧ：C>30%，直至切口愈合（通常 2～4 天）
拔牙	30	1 次	FⅧ：C>50%，持续 12 小时
自发性出血	25	每天 1 次	FⅧ：C>30%，直至出血停止（通常 2～4 天）
分娩产褥期	40	分娩前和产褥期每天 1 次	FⅧ：C>50%，持续 3～4 天

注：儿童患者由于血浆容积比高，所需剂量需提高 20%。

经替代治疗，尽管 FⅧ：C 达正常止血水平，但出血仍不能控制的患者，需同时输入血小板。输入的血小板可能帮助转运和局限 vWF 至损伤血管处，有利于止血。

3 型 vWD 患者长期替代治疗后 vWF 抗体的发生率为 10%～15%，尤其是 vWF 基因大片断缺失患者。vWF 抗体的产生使患者血浆 FⅧ半寿期非常短（约 1～2h），患者的出血症状加重，需持续大剂量输注重组 FⅧ制剂或者重组 FⅦa 制剂。曾报道大剂量静脉用丙种球蛋白（1g/kg，连用 2d）或者血浆置换后可使患者抗体滴度降低。

3.辅助治疗

（1）抗纤溶药物：vWD 患者出血症状常表现为黏膜持续出血，如鼻衄、月经过多等，部分是由于其局部纤溶活性增高引起。抗纤溶药物减轻出血症状，尤其是牙科手术后出血。抗纤溶药物也可用于 vWD 患者外科手术时的辅助治疗。

（2）雌激素：口服雌孕激素或者避孕药可降低子宫内膜出血倾向，同时提高血浆 FⅧ 和 vWF 水平，因此可用于治疗女性 vWD 患者的月经过多症，尤其是对 3 型患者。

4.妊娠期的治疗

vWF 是一种急性期反应蛋白质，妊娠期间，vWF 合成增加，正常女性至临产时水平可高于 3.0U/ml。1 型 vWD 患者临产时常可达正常止血水平，这些患者分娩时无须任何特殊治疗。由于 DDAVP 无促进宫缩作用，1 型患者妊娠期间进行外科手术或其他侵入性操作如绒毛膜取样、羊水穿刺等时可仅给予 DDAVP 治疗。3 型由于 vWF 严重缺乏，妊娠期间 FⅧ 和 vWF 水平仍很低。2B 型妊娠期间由于与血小板结合能力增强的异常 vWF 水平不断升高，导致血小板进行性减低。尤其需注意分娩后 vWF 水平常迅速降低，有可能发生严重产后出血，因此分娩期间和产后 2 周需监测 vWF 和 FⅧ 水平。

FⅦ 水平在 30%～40% 患者，经阴道分娩或剖宫产术后发生出血的危险很低，但低于上述水平时临床常发生严重出血，患者产后出血可能延长至产后 1 个月以上。因此对 FⅧ：C ＜30% 和 2 型 vWD 孕妇通常需预防治疗，在分娩期间和产后 3～4d 必须给予 DDAVP 或者替代治疗（表 10-6）。另外，分娩时和分娩后子宫快速、完全收缩对防止严重出血也尤为重要。

（六）预后

大多数 vWD 患者预后良好，疾病随年龄增长有症状减轻的趋势。3 型患者得到有效正确治疗后，其生活质量也有很大提高，寿命接近于正常人。

第九节 原发性血小板减少性紫癜

原发性血小板减少性紫癜或称特发性血小板减少性紫癜是一种原因不明的获得性出血性疾病。其特点为皮肤、黏膜出血，严重者有内脏出血；外周血血小板减少，骨髓巨核细胞数正常或增多，但伴有发育或成熟障碍，患者血清或血小板表面常存在抗血小板抗体，血小板表面补体增高。目前多数学者仍认为本病与自身免疫有关，故又称自身免疫性血小板减少性紫癜（Autoimmune thrombocytopenic Purpura，ATP）。该病发病率：据统计欧美国家为（6～11）/10 万人口，日本为 16.7/10 万人口，占血小板减少患者的 3.9%～14.6%，占住院患者总数的 0.18%。国内上海有一家医院统计占住院患者总数的 0.13%。根据发病机制、诱发因素、临床表现、治疗效果和病程，ITP 可分为急性型和慢性型两类。

一、急性型 ITP

（一）病因和发病机制

其发病与多种病毒感染有关，包括疱疹类病毒（单纯疱疹病毒、水痘、带状疱疹病毒、EB 病毒、巨细胞病毒等）、微小病毒 B_{19}、麻疹病毒、风疹病毒、流行性腮腺炎病毒等，部分和疫苗接种有关。其发病机制可能有以下几种：①病毒改变血小板膜糖蛋白结构，使血小板抗原性发生改变，引起自身免疫反应，产生抗血小板抗体破坏血小板；②病毒感染后，经免疫应答形成循环免疫复合物（CIC），通过 CIC 抗体分子上的 FC 片段与血小板膜上 FC 受体相结合，使血小板易在单核-吞噬细胞系统内被识别并破坏；③抗病毒抗体与血小板膜表面成分存在交叉反应，引起血小板破坏；④病毒可直接作用于巨核细胞形成核内包涵体，使血小板产生减少。

（二）诊断步骤

1.病史采集要点

（1）好发人群：常见于儿童，男女发病率相近。

（2）起病情况：好发于冬春季节，起病前 1～3 周 80% 的患者有急性上呼吸道或其他病毒感染史。起病急骤，可有畏寒、发热。

（3）主要临床表现：广泛而严重的皮肤瘀点、瘀斑，多为全身性，首发于四肢，逐渐扩展至躯干。黏膜出血以牙龈出血和鼻衄为常见，口腔可有血疱。常有血尿、黑便等泌尿道和胃肠道出血表现，不到 1% 的患者可有颅内出血，一旦发生则危及生命。结合膜下出血多见，少数有视网膜出血。

2.体格检查要点

（1）皮肤、黏膜：有散在瘀点、瘀斑，口腔、舌黏膜可有血疱。

（2）肝脾、淋巴结：脾脏常不肿大。

3.门诊资料分析

（1）血常规：常有严重的血小板减少，多数在 $20×10^9/L$ 以下。失血过多可致继发性贫血而出现红细胞及血红蛋白降低。贫血与失血量成比例。白细胞计数常正常，分类可有淋巴细胞相对增多及嗜酸性粒细胞增多。

（2）止血和凝血功能检查：出血时间延长，血块收缩不良，束臂试验阳性。凝血功能正常。

4.进一步检查项目

（1）骨髓检查：多数病例可见巨核细胞数量增多，部分巨核细胞数可正常。以幼稚型巨核细胞为主，其核分叶少或无分叶，胞质中可见空泡、变性及颗粒缺乏等改变。

（2）免疫学检测：血小板相关抗体（PAIgG、PAIgA 及 PAIgM）相关补体（PAC3）及循环免疫复合物（CIC）多数呈阳性。其中以 PAIgG 升高最常见。血小板回升时 PAIgG 开始下降，直至恢复正常。

（三）诊断对策

1.诊断要点

（1）起病前 1～3 周有上呼吸道感染或病毒感染史，以儿童为多。

（2）全身皮肤、黏膜突然出现严重的瘀点、瘀斑和血疱。

（3）脾脏不大或仅轻度肿大。

（4）外周血小板明显减少（常在 $20×10^9/L$ 以下）。

（5）骨髓象：巨核细胞增生或正常，幼稚型巨核细胞增多，巨核细胞伴成熟障碍。

（6）排除继发性血小板减少症。

2.鉴别诊断要点

（1）败血症所致血小板减少：特别是脑膜炎双球菌败血症，亦可突然发生皮肤紫癜及血小板减少。但此症常有脑膜炎表现，多次做血培养可协助诊断。

（2）药物性血小板减少：应仔细询问服药史。疑为药物所致血小板减少应立即停药，若血小板数在7~10天后仍未恢复正常，则药物所致血小板减少可能性不大。

（3）先天性血小板减少：应调查家族史，必要时检查其他家族成员加以鉴别。

（4）急性白血病：可表现皮肤瘀点和瘀斑，血小板亦可减少，但其贫血和失血不成比例，常有肝脾、淋巴结肿大、胸骨压痛等浸润表现，骨髓检查可以确诊。

（四）治疗对策

1.治疗原则

（1）尽早明确诊断，积极治疗。

（2）卧床休息，减少活动，以防出血加重。

（3）积极预防和控制感染。

（4）合理的对症支持治疗，严格掌握血小板输注指征。

（5）注意防治药物的不良反应，激素治疗无效时不宜长期大剂量应用，应尽早减量。

2.治疗计划

（1）血小板输注：对严重出血或血小板<20×10^9/L患者给予输注浓缩血小板，具有防止颅内出血的作用。

（2）肾上腺皮质激素：多数学者对AITP儿童患者仍首先考虑肾上腺皮质激素应用。可用泼尼松1~3mg/（kg·d），有加速血小板回升，增强毛细血管张力作用。AITP起病2周内有发生颅内出血危险，应用皮质激素后，出血危险性减少。

（3）大剂量丙种球蛋白（HDIg）输注：剂量400mg/（kg·d），静脉输注，连续5天，60%~85%的患者血小板水平迅速升高。其不良反应少，且与其他治疗有协同作用，缺点是价格昂贵。

（4）脾切除术：对有颅内出血患者，可行紧急脾切除并联合大剂量皮质激素治疗。少数6~12个月肾上腺皮质激素、大剂量丙种球蛋白治疗无效而又出血严重者，可考虑脾切除。

（5）一般治疗：起病后1~2周应限制活动，避免外伤及任何非紧急手术（如拔牙等）。有明显瘀斑及活动性出血，应住院观察治疗；避免应用阿司匹林及其他抑制血小板功能的药物如噻氯匹定、双嘧达莫等。

3.治疗方案选择

由于80%以上的患者能在数周内自发缓解，对出血症状轻微、血小板减少不严重者，可以对症支持治疗为主，而不给予特殊治疗；对出血严重者应积极给予肾上腺皮质激素、大剂量丙种球蛋白等免疫抑制治疗。儿童脾切除即使必要，也应尽量推迟到5岁以后。

（五）病程观察及处理

1.病情观察要点

监测血象，血小板<20×10^9/L时颅内出血危险增高，可作眼底检查，了解有无视网膜出血。平时注意观察皮肤、黏膜以及消化道、泌尿生殖道的出血情况。

2.疗效判断与处理

详见慢性ITP。

（六）预后评估

本病为良性疾病，预后良好。病程多为自限性，80%以上的患者能在数周内自行缓解，平均病程4～6周，少数可迁延半年或数年以上转为慢性。少数重度血小板减少患者因并发颅内出血而死亡。

二、慢性型ITP

（一）病因和发病机制

其病因和发病机制至今仍未完全阐明，目前认为有几方面：①自身抗血小板抗体：80%～90%的ITP患者血清或血小板表面存在抗血小板抗体，血小板表面检测到的抗体为血小板相关抗体（PAIg），其中PAIgG最常见，此外还有PAIgM、PAIgA和PAC3。PAIg水平与血小板数和血小板寿命均呈负相关。表明PAIg的检测在慢性ITP中有意义。已证实脾脏是产生抗血小板抗体的主要部位。其内的单核-巨噬细胞又能清除致敏血小板。另有学者证明骨髓、肝脏亦是产生抗血小板抗体以及清除致敏血小板的部位。②巨核细胞相关IgG：近年有作者发现本病患者巨核细胞相关IgG明显升高，可能抑制巨核细胞造血，血小板无效生成。③细胞免疫：ITP的细胞免疫研究则开展较晚。慢性ITP患者外周血总T细胞及辅助性T细胞Th明显减低，T抑制细胞（Ts）明显增高，因而Th/Ts比值显著低于正常，提示T细胞功能缺陷。目前认为ITP主要缺陷在T细胞功能而不在B细胞。④雌激素：由于慢性ITP常发生于育龄妇女，妊娠期容易复发，提示雌激素参与其发病。有人认为雌激素可直接抑制血小板生成，并刺激单核-吞噬细胞系统对与抗体结合的血小板的吞噬和破坏。

（二）诊断步骤

1.病史采集要点

（1）好发人群：常见于年轻女性，女性发病率是男性的3～4倍。

（2）起病情况：起病缓慢，病程较长，症状较急性型轻，但容易反复发作。

（3）主要临床表现：出血程度与血小板计数有关，轻症患者表现为散在的皮肤出血点或轻度的鼻衄、牙龈出血等。女性月经过多可能是首发或唯一的症状。严重血小板减少时口腔和舌黏膜可发生血疱，关节、视网膜出血少见。结膜下出血、泌尿道和消化道出血也可发生。颅内出血很少见，但在血小板严重减少患者，如发生视网膜出血，应注意预防。

2.体格检查要点

（1）皮肤、黏膜：有散在性瘀点、瘀斑，以下肢远端和静脉穿刺部位多见，一般无皮下血肿。反复发作消化道、泌尿生殖道出血患者可有贫血貌。

（2）肝脾、淋巴结：少数患者可有轻度脾肿大。如有明显脾肿大，要除外继发性血小板减少的可能。

3.门诊资料分析

（1）血常规：白细胞数及分类多为正常。红细胞及血红蛋白可因出血而降低，多为正细胞性贫血，若出血严重且持续时间长，可为小细胞低色素性。严重出血可伴有网织红细胞增多。血小板中度减少，常在（30～80）$\times 10^9$/L，可见畸形、巨大血小板及血小板碎片，血小板减少而平均体积增大，为 ITP 的特异表现。

（2）止血和凝血功能检查：出血时间延长，血块收缩不良，束臂试验阳性，均与血小板减少有关。凝血功能正常。

4.进一步检查项目

（1）骨髓检查：骨髓有核细胞增生活跃，粒系无异常；红系可轻度增生。其特征性变化是巨核细胞数一般明显增多，亦可正常，但存在成熟障碍，以颗粒型巨核细胞为主，产血小板巨核细胞明显减少或缺乏，血小板罕见。

（2）免疫学检测：血小板表现相关抗体 PAIgG、PAIgA、PAIgM 和血小板相关补体 PAC3 测定显示：约 90% 的患者 PAIgG 和 PAIgA 与血小板数量负相关，30%～70% CITP 患者有 PAC3 增高，20%～30% ITP 患者有 PAIgM 增高。一般认为治疗前 PAIgM 显著升高者，常出血症状较严重且疗效多不满意或治疗无效。若缓解期患者 PAIgG 持续高水平，则容易复发。切脾后 PAIgG 可降至正常，如仍然升高，则提示抗体主要在肝脏或骨髓中产生，或有副脾存在。

（3）血小板寿命：用核素法或丙二醛法检测血小板生存时间，ITP 患者的血小板寿命较正常人明显缩短。

（三）诊断对策

1.诊断要点

全国第五届血栓与止血会议修订的诊断标准如下：

（1）多次化验检查血小板计数减少。

（2）脾脏不增大或仅轻度增大。

（3）骨髓检查巨核细胞数增多或正常，有成熟障碍。

（4）以下五点中应具备任何一点：①泼尼松治疗有效；②切脾治疗有效；③PAIgG 增多；④PAC3 增多；⑤血小板寿命测定缩短。

（5）排除继发性血小板减少症。

ITP 重型标准：①有 3 个以上出血部位；②血小板计数 $<10\times10^9/L$。

George 等制定的慢性难治性 ITP 诊断标准如下：①糖皮质激素和脾切除治疗无效；②年龄 >10 岁；③病程 >3 个月；④无其他导致血小板减少的疾病；⑤血小板计数 $<50\times10^9/L$。

2.鉴别诊断要点

（1）自身免疫性疾病可以血小板减少为早期唯一的表现：对年轻女性血小板减少者，应常规行抗核抗体、抗双链 DNA 抗体、补体等有关结缔组织病的各项免疫学检查。还应注意甲状腺功能的检测。

（2）Evans 综合征：除血小板减少外，还伴有自身免疫性溶血性贫血，患者有黄疸，血清 Coombs 试验阳性。

（3）血小板生成障碍所致继发性减少：常见于早期再生障碍性贫血（AA）、急性白血病、骨髓增生异常综合征（MDS）、放疗、化疗药物所致血小板减少。这些情况除血小板减少外还有其他血象和骨髓象改变，有放化疗史，一般鉴别不难。

（4）血小板分布异常所引起血小板减少：如肝硬化、血吸虫病所致脾肿大、骨髓纤维化、脾功能亢进等，可使血小板在肝脏、脾脏滞留，导致外周血小板减少。鉴别要点是明显的脾肿大，有些伴有肝脏肿大。外周血亦常有白细胞减少的改变。

（5）血栓性血小板减少性紫癜（TTP）：一般存在微血管性溶血性贫血、血小板减少、神经精神异常称为三联征。还可有肾损害和发热等，与上述三项共同存在称为五联征。

（四）治疗对策

1.治疗原则

慢性 ITP 的治疗根据病情采取不同的方法。一般来说，血小板计数＞$50×10^9$/L（国外标准＞$30×10^9$/L）、无出血情况者可不需治疗，定期观察。反之，则应予以积极治疗。

2.治疗计划

（1）紧急治疗。

1）紧急输注血小板：因患者血循环中有较多血小板抗体，输入的血小板很快被破坏，故血小板数可无明显增加，但可使毛细血管脆性得到改善，使出血减轻。输入血小板有效期仅为 1 天。

2）大剂量静脉输注丙种球蛋白：剂量为 0.4g/（kg•d），连用 5d；或 1.0g/（kg•d），连用 2d。

3）大剂量静脉输注甲基泼尼松龙：剂量：1000mg/d，静脉滴注 30min，连用 3d，后逐渐减量。

4）血浆置换：每次置换 3000ml 血浆，3～5d 内连续 3 次以上，可有效清除患者血浆中的抗血小板抗体。

5）紧急脾切除术：当采用上述方法治疗效果不佳，仍有持续出血威胁生命，应行紧急脾切除手术。

（2）常规治疗。

1）糖皮质激素：是治疗本病的首选药物。其作用机制包括：①抑制单核-吞噬细胞系统的吞噬和破坏作用，延长血小板的寿命；②减少抗血小板抗体的产生；③抑制抗原抗体反应，并使已结合了的抗体游离；④改善毛细血管通透性；⑤降低抗体对巨核细胞产生血小板的影响，刺激骨髓造血及血小板向外周血的释放。

首选泼尼松，初始剂量为 1mg/（kg•d），分次或顿服，病情严重者用等效量地塞米松或甲基泼尼松龙静脉滴注。血小板升至正常或接近正常后，逐步减量（每周减 5mg），最后以 5～10mg 维持，3～6 个月后停药。维持治疗最多不超过 1 年。如治疗 4 周后 PLT＜$50×10^9$/L 或 6 周后 PLT 仍不能达到正常，提示取得完全缓解可能性不大，应迅速减量至停药。

不良反应包括有柯兴氏面容，体液滞留，胃酸过多，血压升高，血钾降低、血糖升高，骨质疏松和激素性精神病等。

2）脾切除术：是治疗本病最有效的方法之一。作用机制是减少血小板抗体生成，消除血小板破坏的场所。

适应证：①正规糖皮质激素治疗 3～6 个月无效者；②糖皮质激素治疗有效，但维持量需泼尼松＞30mg/d 者；③有糖皮质激素使用禁忌证；④^{51}Cr 扫描脾区放射指数增高。

禁忌证：①首次发病的早期病例，尤其是儿童（因自行缓解率较高）；②2 岁以下儿童，脾切除后易发生暴发性严重感染；③骨髓巨核细胞数低于正常者；④妊娠期；⑤因其他原因不能耐受手术者。

脾切除疗效：脾切除后 70%～90% 的患者可获明显疗效，其中 60% 的患者可持续完全缓解，其余病例血小板有一定程度的上升和出血症状改善，仍需小剂量的皮质激素维持治疗。影响脾切除疗效的因素尚不确切，据报道与以下因素有关：①年龄：儿童缓解率高于成人，老年人疗效较差；②性别：女性好于男性；③病程：病程短者（<6 个月）疗效较好；④与糖皮质激素和大剂量丙种球蛋白疗效关系：术前糖皮质激素或大剂量：丙种球蛋白治疗有效者效果较好；⑤脾切除术后血小板上升速度与峰值关系；⑥血清中 PAIgG 浓度：术前后 PAIgG 明显增高者，脾切除疗效较差；⑦血小板破坏（阻留）场所：血小板在肝或在肝脾两处破坏者脾切除疗效较差；⑧副脾或残余脾组织存在。

脾切除术前准备：①对长期应用皮质激素者，术前 3 天及术后短期内适当增加剂量，亦可考虑静脉给药；②对激素无效者，术前、术中输注血小板悬液及大剂量免疫球蛋白（HDIgG），可使血小板数增加，增加手术安全性。必要时亦可静脉滴注长春新碱（VCR）0.02mg/（kg•W）（每次不超过 2mg）。

近年来对 ITP 患者经腹腔脾切除已获成功，并因其安全有效、创伤小的特点，有逐步取代传统开腹脾切除的趋势。脾切除的并发症主要为继发感染，尤以儿童患者多见。

3）脾动脉栓塞术：即在 X 线透视引导下，用动脉导管将人工栓子注入脾动脉及其分支，使部分脾实质发生缺血性梗死。副反应主要有疼痛、发热、恶心、脾区积液、胸膜渗出、急性胰腺炎等。

4）脾区照射：对不能耐受手术者可考虑脾区照射，总剂量为 75～1370cGy，在 1～6 周内完成。

（3）慢性难治性 ITP 的治疗：经足量皮质激素及脾切除治疗无效的 ITP 属难治性 ITP。常用治疗措施包括：

1）免疫抑制剂：适用于皮质激素或脾切除治疗疗效不明显者，以及不宜应用皮质激素和/或脾切除术者。作用机制是抑制单核-吞噬细胞的吞噬功能，抑制细胞和体液免疫反应，增加血小板生成。常用药物有：

①长春生物碱：VCR 1～2mg（0.02mg/kg•W）或长春花碱（VLB）5～10mg（0.1mg/kg•W）溶于 500ml 生理盐水，缓慢静脉滴注 6～8 小时，每周 1 次，连续 4～6 周。副作用主要是周围神经病变和轻度骨髓抑制。

②环磷酰胺（CTX）：2～4mg/（kg•d），分次口服；或 400～600mg 静脉注射，每 3 周 1 次。副作用主要是胃肠道反应、骨髓抑制、不育、出血性膀胱炎及继发恶性肿瘤等。

③硫唑嘌呤：1～3mg/（kg•d），分次口服。起效慢，需服 3～6 个月以上。副作用为骨髓抑制、恶心、呕吐或厌食，继发性肿瘤等。

④达那唑：属免疫调节剂，与皮质激素有协同作用。每次 200mg，每日 2～4 次。至少服 2 个月。然后逐渐减量至最低剂量（50mg/d）维持治疗，持续 1 年。与激素有协同作用，与泼尼松联用可减少泼尼松用量。副作用包括体重增加、痤疮、食欲减退、可逆性肝功能损害（ALT 升高）及红斑等。

⑤环孢素 A（CsA）：4～12mg/（kg•d），一般于治疗 1～4 周出现疗效，停药后易复发。副作用：上腹饱胀、食欲减退，肝、肾功能损害，牙龈增生、多毛症和继发性肿瘤等。

2）大剂量静脉滴注免疫球蛋白：现已广泛应用。剂量 400mg/（kg•d），连用 5d 或 1000mg/

（kg•d），连用 2d，副作用轻微。

3）大剂量甲基泼尼松龙冲击疗法：成人剂量 1000mg/d，静脉滴注，连续 3d。对急性、有严重出血倾向者更为适用。常用于紧急情况或术前准备。

4）抗 Rh（D）球蛋白：通过调节免疫系统使血小板上升。优点为无免疫抑制作用，对免疫功能低下者更适用，可肌内注射给药。对 Rh（D）抗原阴性者无效。剂量：0.1～4.5mg/次，连续 5d，在 20～30min 内静脉输注。副作用可有轻度溶血、胆红素轻度增高，暂时性抗人球蛋白（Coombs）试验阳性。

5）α-干扰素：剂量为 300 万 U，皮下注射，每周 3 次，12 次为一疗程，据报道有效率 69%～85%。作用机制不明，可能与其抑制 B 细胞产生抗血小板抗体有关。副作用：发热、流感样症状、ALT 升高，少数有皮肤红斑、白细胞一过性减少。

6）其他：还有用免疫吸附、维生素 C、秋水仙碱、他莫昔芬、联合化疗等治疗难治 ITP 的报道。近年来，国内外学者临床试用骁悉（MMF）、白细胞介素 11（IL-11）、抗 CD20 单抗、自体干细胞输注等治疗难治性 ITP，也取得了初步的疗效。

3.治疗方案

选择 ITP 的治疗可分为紧急治疗、常规治疗、难治性 ITP 治疗等。紧急治疗适用于 ITP 重症型，以及患者有显著的黏膜出血或疑有颅内出血，血小板计数明显低下（如<10×10⁹/L）者。常规治疗仍以糖皮质激素和脾切除治疗为主，适用于大多数患者。经足量皮质激素及脾切除治疗无效的慢性难治性 ITP 患者，可加用免疫抑制剂、大剂量静脉滴注免疫球蛋白等疗法。许多新方法仍在试验性阶段，可用于难治性 ITP 治疗，但尚不能替代经典的糖皮质激素和脾切除治疗。

（五）病程观察及处理

1.病情观察要点

与急性 ITP 相同。

2.疗效判断与处理

全国第五届血栓与止血会议修订的诊断标准如下：

（1）显效：血小板计数恢复正常，无出血症状，持续 3 个月以上。维持 2 年以上无复发者为基本治愈。

（2）良效：血小板计数升至 50×10⁹/L 或较原水平上升 30×10⁹/L 以上，无或基本无出血症状，持续 2 个月以上。

（3）进步：血小板计数有所上升，出血症状改善，持续 2 周以上。

（4）无效：血小板计数及出血症状无改善或恶化。

此外，国外报告的疗效标准如下：

（1）显效：血小板上升达≥100×10⁹/L，持续 2 个月或 2 个月以上。

（2）良好：血小板上升达 50×10⁹/L，但<100×10⁹/L，持续 2 个月以上。

（3）进步：血小板波动在（20～50）×10⁹/L（至少较治疗前增加 1 倍），持续 2 个月以上。

（4）暂时疗效：血小板上升高达 50×10⁹/L，但不能维持。

（5）无效：血小板达不到以上标准。

（六）预后评估

慢性ITP，一般病程较长，发作与缓解相间，偶有急性发作。自发缓解者很少。部分患者对糖皮质激素及脾切除治疗均无效。颅内出血仍是致死的主要原因。

（七）出院随访

出院后应避免外伤，定期门诊检查血小板计数与肝肾功能等，应当注意治疗有效后糖皮质激素及免疫抑制剂等均应逐渐减量，有一定的维持治疗时间，不宜突然停用。同时注意观察药物的毒副作用。

第十节　继发性血小板减少性紫癜

继发性血小板减少性紫癜是指继发于其他疾病或原因所致的血小板减少性紫癜。

一、药物性血小板减少性紫癜

药物性血小板减少性紫癜是指由药物引起的血小板减少。停药后症状减轻或消失，再次用药则血小板又减少。

（一）病因和发病机制

药物所致的血小板减少性紫癜根据发病机制可分为三种类型：

1.药物直接破坏血小板型

鱼精蛋白、肝素、瑞斯托霉素均可引起血小板聚集，进而导致血小板减少。

2.药物抑制血小板生成

药物作用于骨髓造血组织，使造血细胞（包括巨核细胞）生长、发育和成熟障碍所致。又分为两种情况：①对骨髓三系均抑制的药物：如氯霉素、抗肿瘤化疗药、磺胺药、抗甲状腺药物、抗糖尿病药、镇静剂、解热镇痛药等；②选择性抑制巨核细胞：如雌激素、氯噻嗪、乙醇等。

3.免疫性血小板破坏

能引起免疫性血小板减少的药物有：①抗生素：如头孢菌素、青霉素、红霉素、利福平、对氨基水杨酸钠、磺胺药等；②镇静、抗癫痫药：如苯妥英钠、苯巴比妥等；③解热镇痛药：如保泰松、阿司匹林、吲哚美辛等；④磺脲类降糖药；⑤其他：如奎宁、奎尼丁、甲基多巴、氯噻嗪、铋剂、丙硫氧嘧啶、金盐、抗凝剂等。

（二）诊断步骤

1.病史采集要点

（1）起病情况：起病与用药有相关性，在用药后出现，不同药物出现症状的快慢不一。

（2）出血：程度不一。肝素引起者通常不伴有出血，其他药物所致者可有明显出血症状，如皮肤瘀点、瘀斑、鼻衄、牙龈出血，甚至消化道和泌尿道出血。

（3）感染：伴有白细胞减少者可有发热等感染表现。

（4）贫血：伴有血红蛋白减少者有面色苍白、头晕、眼花等贫血表现。

（5）血栓形成：少数肝素所致患者可有肢体肿胀疼痛、呼吸困难、腹痛、皮肤坏死等动静脉血栓表现。

（6）前驱症状：部分患者有发热、寒战、嗜睡、瘙痒等前驱症状。

2.体格检查要点

（1）皮肤黏膜：皮肤瘀点、瘀斑，鼻腔、牙龈渗血，口腔黏膜出现血疱。有骨髓全面抑制者可有贫血貌。

（2）肝脾、淋巴结：一般无肿大。

（3）感染：白细胞同时受抑制者，要注意发现各部位可能存在的感染。

（4）血栓：有肢体末端肿胀或局部缺血、坏死，注意有无双侧肾上腺血栓而导致的严重低血压。

3.门诊资料分析

（1）血常规：血小板减少，出血严重或伴发溶血性贫血患者，可有红细胞和血红蛋白降低，网织红升高表现，骨髓全面受抑制者可有白细胞减少。

（2）其他：出血时间延长，血块回缩不良；可有大便潜血阳性。

4.进一步检查项目

（1）骨髓检查：由药物抑制骨髓造血所致者，骨髓有核细胞增生低下，巨核细胞明显减少或缺如。由免疫性血小板破坏所致者，骨髓有核细胞增生活跃，巨核细胞数增多或正常，但常有巨核细胞成熟障碍，产血小板的巨核细胞减少或缺如。

（2）血小板抗体测定：免疫性因素致病者可检测到高水平的抗体。

（三）诊断对策

1.诊断要点

有肯定的服药史，出血和血小板下降的严重程度不一，免疫性者在出血前有药物过敏样前驱症状，重复用药可诱发，停药后症状改善。结合实验室检查可诊断。

2.鉴别诊断要点

需与特发性血小板减少性紫癜等病鉴别，停药后观察血小板恢复情况有助鉴别。

（四）治疗对策

1.肝素相关的血小板减少性紫癜

血小板计数在 $50×10^9/L$ 以上时，可不停药，定期监测血小板数；当血小板数下降至 $50×10^9/L$ 以下，就应停用肝素。轻型患者不需治疗，血小板即可很快恢复；血小板严重减少，伴有血栓形成患者，在停药基础上，应积极抗血栓，可试用低分子量肝素（注意可能与肝素有交叉反应）、维生素 K 拮抗剂、纤溶酶。

2.药物抑制血小板生成者

除停药外，治疗同再生障碍性贫血。

3.药物免疫性血小板减少性紫癜

①立即停用可疑药物，避免使用影响血小板功能的药物。②对血小板重度降低，有严重出血者，应输注浓缩血小板。③短期内应用肾上腺皮质激素有利于止血，血浆置换术和静脉输注免疫球蛋白对重型患者，亦可试用。④金盐所致的血小板减少，可使用解毒剂如二巯丙醇加速药物的排泄。

（五）预后评估

本病预后一般较好，病程视药物的性质，特别是药物排泄速度而异。但在急性期，严重血小板减少时，可因颅内出血而致危及生命，故应加注意。应禁用引起本病的药物。

二、感染性血小板减少性紫癜

本病主要是由于感染（包括病毒、细菌、立克次体、支原体及其他病原体等所致）引起的血小板减少症。

（一）病因和发病机制

1.病毒感染

是引起血小板减少最常见的原因。通过减弱巨核细胞生成血小板的能力，对血小板的直接破坏，经免疫反应使单核巨噬细胞系统对血小板的破坏增加几方面机制起作用。

2.细菌败血症

其发生与细菌对血小板的直接破坏作用、影响骨髓生成血小板、免疫复合物沉积于血小板膜导致血小板的破坏增加有关。

3.原虫感染

与原虫的直接破坏作用、DIC、自身免疫作用、脾亢等有关。

（二）诊断步骤

1.临床表现

一般出血症状较轻，有时甚至无出血症状。但在新生儿血小板减少性紫癜、弥散性血管内凝血、流行性出血热等疾病时，血小板明显减少，出血症状严重。

2.门诊资料分析

（1）血常规：血小板轻度或中度血小板减少，严重时可降至（10～20）×10^9/L。

（2）其他：出血时间延长，血块回缩不良，束臂试验阳性。

3.进一步检查项目

骨髓检查：视病因和发病机制不同而异。病原体直接损伤巨核细胞时，巨核细胞数明显减少甚至缺如；血小板破坏或消耗过多时，骨髓巨核细胞数常可增多。

（三）诊断对策

1.诊断要点

有明确的感染史，感染控制后血小板逐渐恢复的患者，结合实验室检查可考虑本病诊断。

2.鉴别诊断要点

根据血小板减少发展的经过，结合外周血和骨髓检查，可与再生障碍性贫血、急性白血病导致的血小板减少鉴别。

（四）治疗对策

1.治疗原则

以病因治疗为主，辅以支持治疗等。

2.治疗计划

（1）病因治疗，尽快控制感染。

（2）血小板严重减少致出血明显时，可输注浓缩血小板。

（3）肾上腺皮质激素对改善出血症状有一定作用。

（4）大剂量免疫球蛋白静脉注射有助提升血小板。

（5）并发再生障碍性贫血者，按再障处理。

（6）注意预防颅内出血和弥散性血管内凝血的发生。

（五）预后评估

感染性血小板减少在感染控制后 2～6 周，多数患者血小板可望恢复正常，少数迁延至 3 个月以上才得以恢复。若发生骨髓增生低下或再生障碍，血小板可持续减少，伴有红、白细胞减少，直至再障改善，才可望恢复。

三、继发性免疫性血小板减少性紫癜

本病为自身免疫性疾病导致的血小板减少，如系统性红斑狼疮、类风湿性关节炎、硬皮病、皮肌炎、甲状腺炎、甲状腺功能亢进症等。

（一）病因和发病机制

其发病与自身免疫有关。患者体内有红细胞、血小板的自身抗体，有些还有白细胞自身抗体，致使红细胞、血小板以及白细胞都受到破坏。

（二）诊断步骤

1.病史采集要点

（1）出血：皮肤、黏膜以及消化道、泌尿生殖道的出血表现。

（2）贫血：出血严重或伴发溶血时，可有头晕乏力、心悸气促等。

（3）原发病的表现：关节痛等。

2.体格检查要点

（1）皮肤、黏膜：可见紫癜、瘀斑，贫血貌，伴有溶血时可见黄疸。

（2）肝脾、淋巴结：无明显肿大。

3.门诊资料分析

（1）血常规：血小板减少，可同时伴有红细胞及血红蛋白降低，网织红细胞增高，白细胞减少。

（2）其他：出血时间延长，血块回缩不良，束臂试验阳性。伴有溶血时有间接胆红素的升高，尿胆原阳性。

4.进一步检查项目

（1）骨髓检查：巨核细胞数正常或增多，可出现成熟障碍。红系和粒系也可增生活跃。

（2）免疫学检查：有抗核抗体、抗双链 DNA 抗体、抗甲状腺球蛋白抗体阳性等相关的免疫学检查异常。

（三）诊断

血小板减少性紫癜患者，若发现与自身免疫有关的疾病，结合临床表现和实验室检查，应考虑本病的诊断。

（四）治疗

治疗针对原发病，其余参照 ITP 的治疗。

四、人类免疫缺陷病毒（HIV）引起的血小板减少性紫癜

血小板减少可以是 HIV 感染的首发症状。在有症状患者其发生率更高，表现为出血。

（一）病因和发病机制

其发生可能与血小板上循环免疫复合物的沉积，抗HIV抗体与血小板膜的交叉反应有关，致血小板寿命缩短；此外，HIV损伤巨核细胞导致血小板生成减少也参与本病的发生。

（二）诊断步骤

1.临床表现

（1）起病情况：可发生于HIV感染的各个阶段，无年龄差异。

（2）AIDS有关表现：如机会感染、中枢神经系统感染表现，淋巴结病综合征，皮肤或内脏卡波济（Kapasi）肉瘤等。

（3）贫血、出血、感染的表现。

2.实验室检查

（1）血常规：全血细胞减少，特别是淋巴细胞减少，有些患者仅有血小板减少。

（2）骨髓检查：巨核细胞数正常或增多。

（3）免疫学检查：T淋巴细胞减少，辅助性T细胞（Th）及抑制性细胞（Ts）比例倒置。PAIgG升高。

（4）HIV抗体测定阳性。

（三）诊断对策

1.诊断要点

（1）疑诊三联症：①贫血；②淋巴细胞减少；③多克隆高丙种球蛋白血症。

（2）确诊：①患者有机会致病感染及/或恶性肿瘤（T淋巴细胞瘤、卡巴济肉瘤或其他肿瘤）表现；②细胞免疫缺陷如T细胞减低，Th/Ts倒置；③直接从感染细胞培养中找到病毒颗粒；④HIV抗体阳性。

2.鉴别诊断要点

本病需与继发性免疫性血小板减少性紫癜、药物性血小板减少性紫癜、脾功能亢进、肿瘤所致血小板减少鉴别。根据临床和实验室检查血清抗HIV抗体阳性，不难鉴别。

（四）治疗

1.治疗原则

在抗HIV感染的同时，可以采用类似ITP的治疗。

2.治疗计划

（1）针对HIV感染的治疗：包括应用叠氮胸腺嘧啶脱氧核苷（AZT）、地达诺新、扎西达宾和斯他呋啶等。AZT剂量为200mg，每6小时一次。

（2）针对血小板减少的治疗：与ITP类似。但糖皮质激素主张短期应用。

第八章　血脂检验

第一节　血清总胆固醇检验

TC 测定方法据其准确度与精密度不同分为 3 级：①决定性方法：放射性核素稀释-气相色谱-质谱法（ID-GC-MS），此法最准确，测定结果符合"真值"，但需特殊仪器与试剂，技术要求高、费用贵。用于发展和评价参考方法及鉴定纯胆固醇标准。②参考方法：目前国际上公认的是 Abell、Levy、Brodie 及 Kendall 等（1952）设计的方法，称为 AL-BK 法，是目前化学分析法中最准确的方法。③常规方法：化学方法大都用有机溶剂提取血清中的胆固醇，然后用特殊试剂显色，比色测定。显色剂主要有 2 类，即醋酸-醋酸酐-硫酸反应（简称 L-B 反应）和高铁硫酸反应，这些反应须用腐蚀性的强酸试剂，特异性差，干扰因素多，准确性差，应予淘汰。现在已广泛应用酶法，这类方法特异性高、精密、灵敏，用单一试剂直接测定，既便于手工操作，也适用于自动分析仪测大批标本，既可作终点法，也可作速率法。

一、酶法测定胆固醇

1.原理

血清中的胆固醇酯（CE）被胆固醇酯水解酶（CEH）水解成游离胆固醇（Chol），后者被胆固醇氧化酶（CHOD）氧化成 $\triangle^4$-胆甾烯酮并产生过氧化氢，过氧化氢再经过氧化物酶（POD）催化 4-氨基安替比林与酚（三者合称 PAP），生成红色醌亚胺色素（Trinder 反应）。醌亚胺的最大吸收光波长值在 500nm 左右，吸光度与标本中 TC 含量成正比。反应式如下：

胆固醇酯$+H_2O \xrightarrow{CEH}$ 胆固醇+脂肪

胆固醇$+O_2 \xrightarrow{CHOD} \triangle^4$-胆甾烯酮$+H_2O_2$

H_2O_2+4-氨基安替比林+酚$\xrightarrow{POD}$ 醌亚胺$+4H_2O$

2.参考区间

人群血脂水平主要决定于生活因素，特别是饮食营养，所以各地区调查所得参考区间高低不一，以致各地区有各自的高 TC 划分标准。现在国际上以显著增加冠心病危险的 TC 水平作为划分界限，在方法学标准化的基础上，采用共同的划分标准，有助于避免混乱。

（1）我国《血脂异常防治建议》提出的标准（1997，6）为：TC 水平理想范围<5.2mmol/L（<200mg/dl）；边缘升高：5.23～5.69mmol/L（201～219mg/dl）；升高：≥5.72mmol/L（≥220mg/dl）。

（2）美国胆固醇教育计划（NCEP），成年人治疗组（Adult Treatment Panel）1994 年提出的医学决定水平：TC 水平理想范围<5.1mmol/L（<200mg/dl），边缘升高 5.2～6.2mmol/L（200～239mg/dl），升高≥6.21mmol/L（≥240mg/dl）。

3.临床意义

（1）影响 TC 水平的因素：①年龄与性别：TC 水平往往随年龄上升；②长期的高胆固醇、高饱和脂肪和高热量饮食可使 TC 增高；③遗传因素；④其他：如缺少运动、脑力劳动、精神紧张等可能使 TC 升高。

（2）高 TC 血症是冠心病的主要危险因素之一，病理状态下高 TC 有原发性的与继发性的 2 类。

原发性的如家族性高胆固醇血症（低密度脂蛋白受体缺陷）、家族性 apoB 缺陷症、多源性高 TC、混合性高脂蛋白血症。继发的见于肾病综合征、甲状腺功能减退症、糖尿病、妊娠等。

（3）低 TC 血症也有原发性的与继发性的，前者如家族性的无或低β-脂蛋白血症；后者如甲状腺功能亢进症、营养不良、慢性消耗性疾病等。

二、正己烷抽提 L-B 反应显色法测定胆固醇

此法原为 Abell 等（1952）设计，由美国疾病控制中心（CDC）的脂类标准化实验室协同有关学术组织作了评价和实验条件的最适化，称为 AL-BK 法，已被公认为参考方法。

1.原理

本法用氢氧化钾乙醇溶液使血清蛋白变性，并水解血清中的胆固醇酯，加水后用正己烷分溶抽提，可以从碱性乙醇液中定量地提取胆固醇（达 99.7%），分溶抽提达到抽提与纯化的双重目的。提取的胆固醇溶液中除少量其他甾醇（人血清中约占总胆固醇的 1%）以外，基本上不含干扰物，故测定结果与放射性核素-稀释-气相色谱-质谱法（决定性方法）接近。

抽提液挥发干后，以 Lieberman-Bur-Chard（L-B）试剂与胆固醇显色，试剂中醋酸与醋酸酐作为胆固醇的溶剂与脱水剂，浓硫酸既是脱水剂又是氧化剂，所生成的绿色产物主要是五烯胆甾醇正离子，最大吸收光波长值为 620nm，但随后可变成黄色产物，故应该严格控制显色条件。

本法是目前化学分析法中最准确的方法，已被公认为参考方法。

2.临床意义

同酶法。

第二节 血清三酰甘油检验

血清三酰甘油（TG）测定的决定性方法为放射性核素-稀释-质谱法，参考方法为二氯甲烷抽提、变色酸显色法。常规方法为酶法（GPO-PAP 法），作为临床测定，国内外均推荐 GPO-PAP 法。

一、酶法测定三酰甘油

1.原理

用高效的微生物脂蛋白脂肪酶（LPL）使血清中 TG 水解成甘油与脂肪酸，将生成的甘油用甘油激酶（GK）及三磷腺苷（ATP）磷酸化，以磷酸甘油氧化酶（GPO）氧化 3-磷酸甘油（G-3-P），然后以过氧化物酶（POD）、4-氨基比林（4-AAP）与 4-氯酚（三者合称 PAP）显色，测定所生成的 H_2O_2，故本法简称 GPO-PAP 法，反应如下：

$$TG + 3H_2O \xrightarrow{LPL} 甘油 + 3\ 脂肪酸$$

$$甘油 + ATP \xrightarrow{GK, Mg^{2+}} 3\text{-磷酸甘油} + ADP$$

3-磷酸甘油+O_2+2H_2O $\xrightarrow{\text{GPO}}$ 磷酸二羟丙酮+2H_2O_2

H_2O_2+4-氨基安替比林+4-氯酚 $\xrightarrow{\text{POD}}$ 苯醌亚胺+2H_2O+HCl

分光光度波长 500nm，测定吸光度（A），对照标准可计算出 TG 含量。

2.参考区间

正常人 TG 水平高低受生活环境的影响，中国人低于欧美人，成年以后随年龄上升。TG 水平的个体内与个体间差异都比 TC 大，人群调查的数据比较分散，呈明显正偏态分布。营养良好的中、青年 TG 水平的平均值去除游离甘油（free glycerol，FG）为 0.90～1.00mmol/L（80～90mg/dl），老年前期与老年人平均超过 1.13mmol/L（100mg/dl），95%中青年约 1.69mmol/L（150mg/dl），老年约为 2.26mmol/L（200mg/dl）。

美国国家胆固醇教育计划对空腹 TG 水平划分界限的修订意见（1993）是：TG 正常<2.3mmol/L（<200mg/dl），TG 增高的边缘为 2.3～4.5mmol/L（200～400mg/dl），高 TG 血症>4.5mmol/L（>400mg/dl），胰腺炎高危>11.3mmol/L（>100mg/dl）。

3.临床意义

高 TG 血症也有原发性的与继发性的 2 类，其中包括家族性高 TG 血症与家族性混合型高脂（蛋白）血症等。继发的见于糖尿病、糖原累积病、甲状腺功能减退症、肾病综合征、妊娠、口服避孕药、酗酒等，但不易分辨原发或继发。高血压、脑血管病、冠心病、糖尿病、肥胖与高脂蛋白血症等往往有家族性集聚现象，其间可能有因果关系，但也可能仅仅是伴发现象；例如糖尿病患者胰岛素与糖代谢异常可继发 TG（或同时有 TC）升高，但也可能同时有糖尿病与高 TG 2 种遗传因素。冠心病患者 TG 偏高的比一般人群多见，但这种患者 LDL-C 偏高与 HDL-C 偏低也多见。一般认为单独有高 TG 不是冠心病的独立危险因素，只有伴以高 TC、高 LDL-C、低 HDL-C 等情况时才有病理意义。

通常将高脂蛋白血症分为 Ⅰ、Ⅱa、Ⅱb、Ⅲ、Ⅳ、Ⅴ 等 6 型，除Ⅱa 型以外都有高 TG。

（1）Ⅰ 型是极为罕见的高 CM 血症，原因有二，一为家族性 LPL 缺乏症，一为遗传性的 apoCⅡ缺乏症。

（2）最常见的是Ⅳ型，其次是Ⅱb 型，后者同时有 TC 与 TG 增高，即混合型高脂蛋白血症；Ⅳ型只有 TG 增高，反映 VLDL 增高，但是 VLDL 很高时也会有 TC 轻度升高，所以Ⅳ型与Ⅱb 型有时难于区分，主要根据 LDL-C 水平做出判断。家族性高 TG 血症属于Ⅳ型。

（3）Ⅲ型又称为异常β-脂蛋白血症，TC 与 TG 都高，其比例近于 1∶1（以 mg/dl 计），但无乳糜微粒血症。诊断还有赖于脂蛋白电泳显示宽β带；血清在密度 1.006g/ml 下超速离心后，其顶部（VLDL）做电泳分析证明有漂浮的β-脂蛋白或电泳迁移在β位的 VLDL 存在，化学分析示 VLDL-C/血清（或浆）TG＞0.3 或 VLDL-C/VLDL-TG＞0.35；apoE 分型多为 E_2/E_2 纯合子。

（4）Ⅴ型为乳糜微粒和 VLDL 都增多，TG 有高达 10g/L 以上的，这种情况可以发生在原有的家族性高 TG 血症的基础上，继发因素有糖尿病、妊娠、肾病综合征、巨球蛋白血症等，易引发胰腺炎。

二、变色酸显色法测定三酰甘油

原理：变色酸显色法为 CDC 参考方法。其原理是用二氯甲烷抽提血清 TG，同时加入硅酸去除磷脂、游离甘油、一酰甘油、部分二酰甘油及蛋白。TG 经氢氧化钾皂化生成甘油，酯化后以过碘酸氧化甘油产生甲醛，用亚砷酸还原过剩的过碘酸后，甲醛与变色酸在硫酸溶液中加热产生反应，产生紫红色物质，然后比色测定。

本法根据 Van Handel 等（1957）及 Carlson 法（1963）改进而来。

第三节　血清高密度脂蛋白胆固醇检验

高密度脂蛋白（HDL）是血清中颗粒数最多而且很不均一的一组脂蛋白，按其密度高低主要分为 HDL_2 与 HDL_3 2 个亚组分，临床一般只测定总 HDL，也可以分别测定其亚类。因为 HDL 组成中含蛋白质与脂质各半，脂质中主要是胆固醇与磷脂，磷脂测定比较麻烦，通常以测定胆固醇含量（HDL-C）代表 HDL 水平。HDL-C 测定参考方法为用超速离心分离 HDL，然后用化学法（ALBK 法）或酶法测定其胆固醇含量。20 世纪 70 年代出现不少多聚阴离子沉淀法，称直接测定法，有肝素法、磷钨酸（PTA）-镁离子法、硫酸葡聚糖（DS）-镁离子法和聚乙二醇（PEG）6000 法等。此类方法操作相对简便，被临床实验室用作常规测定。其中硫酸葡聚糖（DS）-镁离子法和聚乙二醇（PEG）6000 法应用最为广泛。但此类方法的缺点是标本需预处理，不能直接上机测定，且高 TG 的标本由于 VLDL 沉淀不完全，会影响测定结果，新近中华医学检验学会血脂专题委员会推荐匀相测定法作为临床实验室测定 HDL-C 的常规方法。匀相法免去了标本预处理步骤，可直接上机测定，在自动分析仪普及的基础上，很快被临床实验室接受。

一、磷钨酸-镁沉淀法

1.原理

血清 HDL 不含 apoB，临床检验中大都用大分子多聚阴离子化合物与两价阳离子沉淀含 apoB 的脂蛋白[包括 LDL、VLDL、Lp（a）]，本法中用磷钨酸与镁离子作沉淀剂，其上清液中只含 HDL，其胆固醇含量用酶法测定（同酶法测 TC）。

2.临床意义

（1）流行病学与临床研究证明，HDL-C 与冠心病发病成负相关，HDL-C 低于 0.9mmol/L 是冠心病危险因素，HDL-C 增高（＞1.55mmol/L，即 60mg/dl）被认为是冠心病的"负"危险因素。HDL-C 下降也多见于脑血管病、糖尿病、肝炎、肝硬化等。肥胖者 HDL-C 也多偏低。吸烟可使 HDL-C 下降，饮酒及长期体力活动会使 HDL-C 升高。

（2）在生理与病理情况下，HDL-C 水平的变动往往由于 HDL_2-C 的变化，而 HDL_3-C 的变化较小。多数报道认为冠心病患者 HDL_2-C 下降比 HDL_3-C 明显，但也有不同的报道。肝病患者 HDL-C 下降主要是 HDL_3-C 部分下降。

二、硫酸葡聚糖-Mg 沉淀法

原理：硫酸葡聚糖-Mg 沉淀法为 CDC 指定的比较方法。其原理是，以硫酸葡聚糖 DS50（MW 50000±5000）与 Mg^{2+}沉淀血清中含 apoB 的脂蛋白[LDL、VLDL、LP（a）]，测定上清液中的 HDL-C。

HDL 主要包括 HDL_2、HDL_3 亚组分（HDL，很少），适量增加 DS50 和 Mg^{2+}浓度，可使

血清中的 HDL_2 含 apoB 的脂蛋白同时沉淀，离心后上清液中只含 HDL_3，故可测出 HDL_3-C。总 HDL-C 与 HDL_3-C 之差即为 HDL_2-C。

三、匀相测定法

1.原理

基本原理有以下几类。

（1）PEG 修饰酶法（PEG 法）：①CM、VLDL、LDL+α-环状葡聚糖硫酸盐+Mg^{2+}→CM、VLDL、LDL 和 α-环状葡聚糖硫酸盐的可溶性聚合物；②HDL-C+PEG 修饰的 CEH 和 COD→胆甾烯酮+H_2O_2；③H_2O_2+酚衍生物+4-AAP+POD→苯醌亚胺色素。

（2）选择性抑制法（SPD 法）：①CM、VLDL 和 LDL+多聚体阴离子+多聚体→CM、VLDL、LDL 和多聚阴离子生成聚合物并被多聚体掩蔽；②HDL-C+表面活性剂+CEH 和 COD→胆甾烯酮+H_2O_2；③同（1）③。

（3）抗体法（AB 法）：①CM、VLDL 和 LDL+抗 apoB 抗体→CM、VLDL、LDL 和抗 apoB 抗体聚合物；②HDL-C+CEH 和 COD→胆甾烯酮+H_2O_2；③同（1）③。

（4）过氧化氢酶法（CAT 法）：①CM、VLDL、LDL+选择性试剂+CEH 和 COD→胆甾烯酮+H_2O_2；②H_2O_2+过氧化氢酶→$2H_2O+O_2$；③HDL-C+CEH 和 COD+过氧化酶抑制剂→胆甾烯酮+H_2O_2；④同 1（3）。

2.参考区间

（1）男性：1.16～1.42mmol/L（45～55mg/dl）。

（2）女性：1.29～1.55mmol/L（50～60mg/dl）。

（3）正常人 HDL-C 占 TC 的 25%～30%。

我国《血脂异常防治建议》提出的判断标准：理想范围＞1.04mmol/L（＞40mg/dl），降低＜0.91mmol/L（35mg/dl）。NCEP，ATPⅢ提出的医学决定水平：①＜1.03mmol/L（40mg/dl）为降低，CHD 危险增高；②≥1.55mmol/L（60mg/dl）为负危险因素。

ATPⅢ将 HDL-C 从原来的＜35mg/L（0.9mmol/L）提高到＜40mg/L（1.03mmol/L）是为了让更多的人得到预防性治疗（男性将从原来的 15%提高到约 40%，女性从原来的 5%提高到 15%的人群被划归高危人群）。

3.临床意义

同磷钨酸-镁沉淀法。

第四节　血清低密度脂蛋白胆固醇检验

直接测定血清（或血浆）LDL-C 的经典方法是超速离心分离 LDL，或超速离心（去除 VLDL）结合沉淀法，均非一般实验室所能采用。电泳分离 LDL 的方法也不够简单。10 多年来发展起来的简单方法有 2 类：一类是用化学法分离 VLDL，然后测定 HDL 和 LDL 部分的胆固醇，减去 HDL-C 得 LDL-C；另一类是选择沉淀 LDL 法。该法在 LDL 沉淀后，可测出上清液的 HDL+VLDL 部分的胆固醇然后计算出 LDL-C，或直接取沉淀物测定 LDL-C，这类方法有 3 种沉淀剂：肝素-枸橼酸；聚乙烯硫酸（PVS）；多环表面活化阴离子。目前多用 PVS 沉淀法，美国 LRC 各实验室也统一采用此法（Boehringer 试剂盒）。但国内还很少用 LDL-C 直接测定，而是用 Friedewald 公式用 TC、TG、HDL-C 3 项测定计算 LDL-C，不如直接测定法可靠。新近，中华医学会检验学会已推荐匀相法作为临床实验室测定 LDL-C 的常规方法。

一、聚乙烯硫酸沉淀法

1.原理

用聚乙烯硫酸（VSP）选择沉淀血清中 LDL，测出上清液中的胆固醇代表 HDL-C 与 VLDL-C 之和，所以 TC 减去上清液胆固醇即得 LDL-C 值。试剂中含 EDTA 用以除去两价阳离子，避免 VLDL 共同沉淀。适量的中性多聚物（聚乙二醇独甲醚 PEGME）用以加速沉淀。胆固醇测定同 TC 测定。

2.操作

用早晨空腹血清，如在 4℃ 存放不得超过 4d，深低温保存只能冻 1 次，融化后即须测定。在小离心管中加入血清 20μl，沉淀剂 100μl，混合，室温放置 15min，离心（3000r/min，15min）。混合后，放置 37℃ 水浴 5min，用分光光度计测吸光度（A），波长 500nm。

3.计算

（1）TC（mmol/L）=TC 测定管 A/标准管 A×校准管浓度（mmol/L）。

（2）非 LDL-C（mmol/L）=（非 LDL-C 测定管 A）/标准管 A×校准管浓度（mmol/L）。

（3）LDL-C（mmol/L）=TC（mmol/L）-非 LDL-C（mmol/L）。

4.临床意义

LDL 增高是动脉粥样硬化发生发展的主要脂类危险因素。过去只测 TC 估计 LDL-C 水平，但 TC 水平也受 HDL-C 水平的影响。故最好采用 LDL-C 代替 TC 作为动脉粥样硬化性疾病的危险因素指标。美国国家胆固醇教育计划成年人治疗专业组规定以 LDL-C 水平作高脂蛋白血症的治疗决策及其需要达到的治疗目标。

二、匀相测定法

1.原理

基本原理有如下几类。

（1）增溶法（Sol 法）：①VLDL、CM 和 HDL 由表面活性剂和糖化合物封闭；②LDL-C 表面活性剂+CEH 和 COD→胆甾烯酮+H_2O_2；③H_2O_2+4-AAP+POD+HSDA-苯醌胺色素。

（2）表面活性剂法（SUR 法）

1）VLDL，CM 和 HDL+表面活性剂Ⅰ+CEH 和 COD→胆甾烯酮+H_2O_2。

H_2O_2+POD→清除 H_2O_2，无色。

2）LDL-C+表面活性剂Ⅱ+CEH 和 COD→胆甾烯酮+H_2O_2。

3）H_2O_2+4-AAP+POD+HSDA→苯醌亚胺色素。

（3）保护法（PRO）

1）LDL+保护剂，保护 LDL 不被酶反应。

非 LDL-C+CEH 和 COD→H_2O_2+过氧化氢酶→H_2O_2。

2）LDL-C+去保护剂 CEH 和 COD→胆甾烯酮+H_2O_2。

3）H_2O_2+4-AAP+POD+HDAOS→显色。

（4）过氧化氢酶法（CAT 法）

1）非 LDL-C+非离子表面活性剂+CEH 和 COD→胆甾烯酮+H_2O_2。

H_2O_2+过氧化物酶→H_2O。

2）LDL-C+离子型表面活性剂+CEH 和 COD→胆甾烯酮+H_2O_2过氧化氢酶+NaN_3→抑制。

3）H_2O_2+4-AAP+POD+HSDA→苯醌亚胺色素。

（5）紫外法（CAL 法）

1）LDL+Calixarene→可溶聚合物。

非 LDL-C+CE 和 CO+肼→胆甾烯酮腙。

2）LDL-C+去氧胆酸+β-NAD+CEH 和 CH→胆甾烯酮腙+β-NADH。

2.参考区间

LDL-C 水平随年龄上升，中、老年人平均 2.7～3.1mmol/L（105～120mg/dl）。

（1）我国《血脂异常防治建议》提出的判断标准：理想范围＜3.12mmol/L（120mg/dl），边缘升高 3.15～3.61mmol/L（121～139mg/dl），升高＞3.64mmol/L（＞140mg/dl）。

（2）NCEP，ATPⅢ提出的医学决定水平：理想水平＜2.58mmol/L（100mg/dl），接近理想 2.58～3.33mmol/L（100～129mg/dl），边缘增高 3.64～4.11mmol/L（130～159mg/dl），增高 4.13～4.88mmol/L（160～189mg/dl），很高≥4.91mmol/L（≥190mg/dl）。

三、Friedewald 公式计算法

Friedewald 原公式按旧单位（mg/dl）计算，假设血清中 VLDL-C 为血清 TG 量的 1/5（以重量计），则 JLDL-C=TC-HDL-C-TG/5。

按法定计量单位（mmol/L）计，则应为：LDL-C=TC-HDL-C-TG/2.2。

第五节　血清载脂蛋白检验

血清载脂蛋白（Apo）测定采用免疫化学法，目前常用方法有电免疫分析（火箭电泳法）、放射免疫分析（RIA）、酶联免疫分析（EIA）及免疫浊度法等，后者又分为免疫透射比浊（ITA）及免疫散射比浊（INA）法。免疫浊度法是目前最常用的方法，具有简单快速，可以自动化批量分析等优点。INA 法需要光散射测定仪（例如激光浊度计），ITA 法只需要比较精密的光度计或生化自动分析仪，精密度高于其他各法，适合临床实验室应用。目前国内外生产的试剂盒大都采用此法。Lp（a）目前多用 EIA 法与 ITA 法。这些免疫测定方法必须有合适的抗血清，对抗血清的主要要求：特异性好，与其他血清蛋白及其他 Apo 无交叉反应；高亲和力高效价。在免疫比浊法中（包括 INA 与 ITA）尤其是用自动化仪器做速率法测定，要求抗原-抗体反应迅速，对抗血清的质量要求高。

1.方法

采用免疫透射比浊法测定 ApoAⅠ和 ApoB。

2.原理

血清 ApoAⅠ和 ApoB 分别与试剂中特异性抗人 ApoAⅠ和 ApoB 抗体相结合，形成不

溶性免疫复合物，使反应产生浑浊，以光度计在波长 340nm 测出吸光度，浊度高低与血清中 ApoA I 和 ApoB 含量成正比。

3.参考区间

（1）ApoA I 平均值为 1.40～1.45g/L，女性略高于男性，年龄变化不明显。

（2）ApoB 值不论男女均随增龄而上升，70 岁以后不再上升或开始下降。中、青年人平均 ApoB 值为 0.80～0.90g/L，老年人平均 ApoB 值为 0.95～1.05g/L。

4.临床意义

（1）HDL 组成中蛋白质占 50%，蛋白质中 ApoA I 占 65%～70%，而其他脂蛋白中 ApoA I 极少，所以血清 ApoA I 可以代表 HDL 水平，与 HDL-C 呈明显正相关。但是 HDL 是一系列颗粒大小与组成不均一的脂蛋白，病理状态下 HDL 脂类与组成往往发生变化，则 ApoA I 的升降不一定与 HDL-C 成比例，同时测定 ApoA I 与 HDL-C 对病理生理状态的分析可能更有意义。

（2）正常情况下，每一个 LDL、IDL、VLDL 与 Lp（a）颗粒中均含有 1 分子 ApoB100，因 LDL 颗粒居多，大约有 90%的 ApoB100 分布在 LDL 中，故血清 ApoB 主要代表 LDL 水平，它与 LDL-C 呈显著正相关，但当高 TG 血症时（VLDL 极高），ApoB 也会相应增高，在流行病学与临床研究中已确认，高 ApoB 是冠心病危险因素，但还很少有前瞻性研究表明 ApoB 对冠心病风险的估计价值。

（3）ApoB/ApoA I 比值可以代替 LDL-C/HDL-C 比值作为动脉粥样硬化指数。

第六节　脂蛋白（a）检验与血清脂蛋白电泳

一、脂蛋白（a）[Lp（a）]检验

[Lp（a）]的结构与 LDL 相似，可以携带大量的 CHO 结合于血管壁上，有促进动脉粥样硬化的作用。同时，Lp（a）与纤溶酶原有同源性，可以与纤溶酶原竞争结合纤维蛋白位点，从而抑制纤维蛋白水解作用，促进血栓形成。因此 Lp（a）是动脉粥样硬化和血栓形成的重要独立危险因子。

Lp（a）测定有 2 类方法，一是免疫化学法测定其所含特殊的蛋白 Apo（a），另一类方法是测定其所含的胆固醇，结果以 Lp（a）-C 表示。目前大都用免疫学方法测定 Apo（a），现在常用的免疫测定是 McAb 酶标记法（ELISA）及免疫比浊法（透射或散射法），后者受基质效应的干扰大，且灵敏度低，ELISA 法的优点是基质效应不明显，可以选择对 Apo（a）分子大小不敏感的 McAb，也可以用 ApoB McAb 代替 Apo（a）McAb 作为酶标记（第 2）抗体，避免 Apo（a）分子大小对结果的影响。下面以免疫透射比浊法来介绍脂蛋白（a）的测定。

1.原理

血清 Lp（a）与试剂中的特异性抗人 Lp（a）抗体相结合，能形成不溶性免疫复合物，使反应液产生浊度，在波长 340nm 测出吸光度，浊度高低反映血清标本中 Lp（a）的含量高低。

2.参考区间

正常人 Lp（a）数据呈明显偏态分布。80%的正常人 Lp（a）浓度＜200mg/L，个别人可高达 1000mg/L 以上。通常以 300mg/L 为分界线，高于此水平者表明冠心病危险性明显增高。

3.临床意义

（1）Lp（a）水平主要决定于遗传因素，家族性高 Lp（a）与冠心病发病倾向相关。男、女之间与不同年龄组间无明显差异，环境、饮食与药物对 Lp（a）水平的影响也不明显。

（2）现在将高 Lp（a）水平看作动脉粥样硬化性疾病（心、脑血管病，周围动脉硬化）的独立危险因素，因为它与高血压、吸烟、高 VLDL-C（高 TC）、低 HDL-C 等因素无明显相关。但 LDL-C 较高时，高 LP（a）的危险性就更高。在动脉粥样硬化病变形成中，Lp（a）与 ApoB 起协同作用。

二、脂蛋白电泳

脂蛋白颗粒表面的载脂蛋白也与其他血清蛋白一样具有兼性离子，暴露在表面的极性基团在 pH8.6 时因带负电荷而能向阳极移动，由于各种蛋白的等电点不同，所带电荷也不同，故能在支持介质上分离。脂蛋白的泳动速度也在一定程度上受颗粒大小的影响。

人血清脂蛋白成分比例的检测分析，是高脂蛋白血症诊断（分型）重要依据。

第七节　血浆脂代谢相关蛋白与酶的测定

一、血清（浆）LPL 测定

测定过程一定要与结构和功能类似的 HTGL 区别。HTGL 是结合在细胞表面作为肝素受体的蛋白多糖，可注射肝素竞争性地结合到细胞表面的蛋白质多糖分子后，酶被置换下来进入血浆。现在可采用 LPL 单克隆抗体的酶免疫方法进行检测，标本为血清或肝素抗凝血浆。

参考区间：血清（浆）136～321mg/L。

二、血浆 LCAT 测定

现在可采用微脂粒底物法，即微脂粒被血清中 HDL 吸附后，成为 LCAT 底物，在 37℃条件下，经一定时间反应，LCAT 活性值可依据游离胆固醇的减少量进行定量。目前尚无统一参考检测方法。参考区间：血浆 382～512U/L。

三、血浆 CETP 测定

利用 CETP 单克隆抗体进行酶联免疫测定，标本必须是肝素抗凝血浆。以函数制作标准曲线再计算。检测方法为免疫透射比浊法，目前尚无公认的检测方法和参考区间。

第九章 细菌检验技术

第一节 细菌形态学检查

一、显微镜

显微镜是由一个或几个透镜组合构成的一种光学仪器，主要用于放大微小物体成为人肉眼所能看到的仪器。由于细菌个体微小，观察其形态结构需要借助显微镜。根据所用光源的不同，显微镜可分为光学显微镜与电子显微镜。

光学显微镜通常由光学部分和机械部分组成。目前光学显微镜的种类很多，主要有普通光学显微镜、暗视野显微镜、荧光显微镜、相差显微镜、激光扫描共聚焦显微镜、偏光显微镜、微分干涉差显微镜、倒置显微镜等。

1.普通光学显微镜（light microscope）

普通光学显微镜主要用于观察细菌菌体染色性、形态、大细胞形态学以及寄生虫等。操作基本步骤如下。

（1）取镜和放置：一般右手紧握镜臂，左手托住镜座，将显微镜放于实验台上，距离实验台边缘5～10cm，并以自己感觉舒适为宜。

（2）光线调整：低倍镜对准通光孔，打开并调节光栅，根据需要调整至适宜的光线强度。

（3）放置标本：将制备好的玻片放在载物台上，并用弹簧夹卡住玻片，然后调整至最佳位置。

（4）调节焦距：先用粗螺旋调整至能看见物像，再用细螺旋调焦使物像清晰。

（5）物镜的使用：先从低倍镜开始，将位置固定好，放置标本玻片，调节亮度、焦距至成像清晰。显微镜设计一般是共焦点，使用高倍镜时，仅需要调节光线强度即可呈现清晰图像。观察细菌一般使用油镜，从低倍镜、高倍镜到油镜依次转动物镜，滴少许香柏油至载玻片上，先将油镜头浸入香柏油中并轻轻接触到载玻片，注意不要压破载玻片，然后慢慢调节粗、细螺旋升起油镜，直到观察到清晰物像为止。

2.暗视野显微镜（dark-field microscope）

暗视野显微镜主要用于未染色的活体标本的观察，如观察未染色活螺旋体的形态和动力等。与普通光学显微镜结构相似，不同之处在于以暗视野聚光器取代了明视野聚光器。该聚光器的中央为不透明的黑色遮光板，使照明光线不能直接上升进入物镜内，只有被标本反射或散射的光线进入物镜，因此，视野背景暗而物体的边缘亮。

3.荧光显微镜（fluorescence microscope）

荧光显微镜用于组织细胞学、微生物学、免疫学、寄生虫学、病理学以及自身免疫病的观察诊断。荧光显微镜按照光路不同分为两种：透射式荧光显微镜和落射式荧光显微镜。透射式荧光显微镜的激发光源是通过聚光器穿过标本材料来激发荧光的，常用暗视野聚光器，也可使用普通聚光器，调节反光镜使激发光转射和旁射到标本上。优点是低倍镜时荧光强，缺点是随放大倍数增加而荧光减弱，所以对观察较大标本材料较好。落射式荧光显微镜是近代发展起来的新式荧光显微镜，与透射式荧光显微镜的不同之处是激发光从物镜向下落射到标本表面。优点是视野照明均匀，成像清晰，放大倍数越大荧光越强。

4.相差显微镜（phase contrast microscope）

相差显微镜可以观察到透明标本的细节，适用于活体细胞生活状态下的生长、运动、增殖情况以及细微结构的观察。因此，相差显微镜常用于微生物学、细胞和组织培养、细胞工程、杂交瘤技术和细胞生物学等现代生物学方面的研究。

5.倒置显微镜（inverted microscope）

倒置显微镜用于微生物、细胞、组织培养、悬浮体、沉淀物等的观察，可以连续观察细胞、细菌等在培养液中繁殖分裂的过程，在微生物学、细胞学、寄生虫学、免疫学、遗传工程学等领域广泛应用。倒置显微镜与普通光学显微镜结构相似，均具有机械和光学两大部分，只是某些部件安装位置有所不同，如物镜与照明系统颠倒，前者在载物台之下，后者在载物台之上。

6.电子显微镜（electron microscope）

电子显微镜简称电镜，是以电子束作为光源来展示物体内部或表面的显微镜。电子显微镜可用于细胞、微生物（细菌、病毒、真菌）等表面及内部结构的观察。在医学、微生物学、细胞学、肿瘤学等领域有广泛应用。电子显微镜按照结构和用途不同分为透射式电子显微镜（transmission electron microscope，TEM）、扫描式电子显微镜（scanning electron microscope，SEM）、反射式电子显微镜和发射式电子显微镜等。透射式电子显微镜常用于观察分辨细微物质的结构，扫描式电子显微镜主要用于观察物体表面的形态、外貌，可以与 X 射线衍射仪或电子能谱仪结合，构成电子微探针，用于物质成分分析。

二、不染色标本检查

形态学检查是认识细菌、鉴定细菌的重要手段。细菌体积微小，需要借助显微镜放大1000 倍左右才可识别。由于细菌无色透明，直接镜检只能观察细菌动力，对细菌形态、大小、排列、染色特性以及特殊结构的观察，则需要经过一定染色后再进行镜检。研究超微结构则需要用电子显微镜观察。

不染色标本的检查用于观察标本中的各种有形成分，如观察细菌在生活状态下的形态、动力和运动状况等，可用普通光学显微镜、暗视野显微镜或相差显微镜进行观察。常用的观察方法有悬滴法、湿片法和毛细管法。

1.悬滴法

取洁净的凹形载玻片以及盖玻片各一张，在凹孔四周的平面上涂布一层薄薄的凡士林，用接种环挑取细菌培养液或细菌生理盐水 1～2 环放置于盖玻片中央，将凹窝载玻片的凹面向下对准盖玻片上的液滴轻轻按压，然后迅速翻转载玻片，将四周轻轻压实，使凡士林密封紧密，菌液不至于挥发，放于镜下观察。先用低倍镜调成暗光，对准焦距后以高倍镜观察，不可压破盖玻片。有动力的细菌可见其从一处移到另一处，无动力的细菌呈布朗运动而无位置的改变。螺旋体由于菌体纤细、透明，需用暗视野显微镜或相差显微镜观察其形态和动力。

2.湿片法

湿片法又称压片法。用接种环挑取菌悬液或培养物 2 环，置于洁净载玻片中央，轻轻压上盖玻片，于油镜下观察。制片时菌液要适量以防外溢，并避免产生气泡。

3.毛细管法

毛细管法主要用于检查厌氧菌的动力。先将待检菌接种在适宜的液体培养基中，经厌氧培养过夜后，以毛细管吸取培养物，菌液进入毛细管后，用火焰密封毛细管两端。将毛细管固定在载玻片上，镜检。

三、染色检查

通过对标本染色，能观察到细菌的大小、形态、排列、染色特性，以及荚膜、鞭毛、芽孢、异染颗粒、细胞壁等结构，有助于细菌的初步识别或诊断。染色标本除能看到细菌形态外，还可按照染色反应将细菌加以分类。如革兰染色分为革兰阳性菌和革兰阴性菌。细菌的等电点（isoelectric point，pI）较低，pI 为 2～5，在近中性或弱碱性环境中细菌带负电荷，容易被带正电荷的碱性染料（如亚甲蓝、碱性复红、沙黄、结晶紫等）着色。

1.常用染料

用于细菌染色的染料，多为人工合成的含苯环的有机化合物，在其苯环上带有色基与助色基。带有色基的苯环化合物——色原，虽然本身带色，但与被染物无亲和力而不能使之着色，助色基并不显色，但它本身能解离，解离后的染料可以与被染物结合生成盐类，使之着色。根据助色基解离后的带电情况，可将染料分为碱性和酸性两大类。此外，还有复合染料。

2.常用的染色方法

在细菌感染标本的检查中，临床上常用的染色方法有革兰染色、抗酸染色和荧光染色。

第二节 培养基的种类和制备

一、常用玻璃器材的准备

微生物实验室内应用的玻璃器材种类很多，如吸管、试管、烧瓶、培养皿、培养瓶、毛细吸管、载玻片、盖玻片等，在采购时应注意各种玻璃器材的规格和质量，一般要求能耐受多次高热灭菌，且以中性为宜。玻璃器皿用前要经过刷洗处理，使之干燥清洁，有的需要无菌处理。对于每个从事微生物工作的人员应熟悉和掌握各种玻璃器皿用前用后的处理。

（一）新购入玻璃器皿的处理

新购玻璃器皿常附有游离碱质，不宜直接使用，应先在 2% 盐酸溶液中浸泡数小时，以中和碱性，然后用肥皂水及洗衣粉洗刷玻璃器皿内外，再以清水反复冲洗数次，以除去遗留的酸质，最后用蒸馏水冲洗。

（二）用后玻璃器皿的处理

凡被病原微生物污染过的玻璃器皿，在洗涤前必须进行严格的消毒后，再行处理，其方法如下：

（1）一般玻璃器皿（如平皿、试管、烧杯、烧瓶等）均可置高压灭菌器内灭菌（压力：103.4kPa，温度：121.3℃，时间：15～30min）。随后趁热将内容物倒净，用温水冲洗后，再用 5%肥皂水煮沸 5min，然后按新购入产品的方法同样处理。

（2）吸管类使用后，投入 2%来苏儿或 5%苯酚溶液内浸泡 48h，以使其消毒，但要在盛来苏儿溶液的玻璃器皿底部垫一层棉花，以防投入吸管时损破。吸管洗涤时，先浸在 2%肥皂水中 1～2h，取出，用清水冲洗后再用蒸馏水冲洗。

（3）载玻片与盖玻片用过后，可投入 2%来苏儿或 5%苯酚溶液，取出煮沸 20min，用清水反复冲洗数次，浸入 95%酒精中备用。

凡粘有油脂如凡士林、石碏等的玻璃器材，应单独进行消毒及洗涤，以免污染其他的玻璃器皿。这种玻璃器材于未洗刷之前须尽量去油，然后用肥皂水煮沸趁热洗刷，再用清水反复冲洗数次，最后用蒸馏水冲洗。

（三）玻璃器皿的干燥

玻璃器材洗净后，通常倒置于干燥架上，自然干燥，必要时亦可放于干烤箱中 50℃左右烘烤，以加速其干燥；烘烤温度不宜过高，以免玻璃器皿碎裂。干燥后以干净的纱布或毛巾拭去干后的水迹，以备做进一步处理应用。

（四）玻璃器皿的包装

玻璃器皿在消毒之前，须包装妥当，以免消毒后又被杂菌污染。

1.一般玻璃器材的包装

如试管、三角瓶、烧杯等的包装，选用大小适宜的棉塞，将试管或三角烧瓶口塞好，外面再用纸张包扎，烧杯可直接用纸张包扎。

2.吸管的包装

用细铁丝或长针头塞少许棉花于吸管口端，以免使用时，将病原微生物吸入口中，同时又可滤过从口中吹出的空气。塞进的棉花大小要适度，太松太紧对其使用都有影响。最后，每个吸管均需用纸分别包卷，有时也可用报纸每 5～10 支包成一束或装入金属筒内进行干烤灭菌。

3.培养皿、青霉素瓶的包装

用无油质的纸将其单个或数个包成一包，置于金属盒内或仅包裹瓶口部分直接进行灭菌。口部分直接进行灭菌

（五）玻璃器材的灭菌

玻璃器材干燥包装后，均置于干热灭菌器内，调节温度至 160℃维持 1～2h 进行灭菌，灭菌后的玻璃器材，须在 1 周内用完，过期应重新灭菌，再行使用。必要时，也可将玻璃器材用油纸包装后，用 121℃高压蒸汽灭菌 20～30min。

二、培养基的成分和作用

培养基是指用人工方法配制的适合细菌生长繁殖的营养基质。培养基的成分主要可以分为营养物质、水、凝固物质、指示剂和抑制剂五大类。

1.营养物质

（1）肉浸液：是将新鲜牛肉去除脂肪、肌腱及筋膜后，浸泡、煮沸而制成的肉汁。肉汁中含有可溶性含氮浸出物、非含氮浸出物及一些生长因子。该物质可为细菌提供氮源和碳源。

（2）牛肉膏：由肉浸液经长时间加热浓缩熬制而成。由于糖类物质在加热过程中被破坏，因而其营养价值低于肉浸液，但因无糖可用作肠道鉴别培养基的基础成分。

（3）糖与醇类：为细菌生长提供碳源和能量。制备培养基常用的糖类有单糖（葡萄糖、阿拉伯胶糖等）、双糖（乳糖、蔗糖等）、多糖（淀粉、菊糖等）；常用醇类有甘露醇、卫茅醇等。糖、醇类物质除作为碳源和提供能量外，还用于鉴别细菌。糖类物质不耐热，高温加热时间过长会使糖破坏，因而制备此类培养基时不宜用高温灭菌，而宜用 55.46kPa/cm^2 的压力灭菌。

（4）血液：血液中既含有蛋白质、氨基酸、糖类及无机盐等营养物质，还能提供细菌生长所需的辅酶（如 V 因子）、血红素（X 因子）等特殊生长因子。培养基中加入血液，适用于营养要求较高的细菌的培养。含血液的培养基还可检测细菌的溶血特性。

（5）鸡蛋与动物血清：鸡蛋和血清不是培养基的基本成分，却是某些细菌生长所必需的营养物质，因而可用于制备特殊的培养基，如培养白喉棒状杆菌的吕氏血清培养基、培养结核分枝杆菌用的鸡蛋培养基等。

（6）无机盐类：提供细菌生长所需要的化学元素，如钾、钠、钙、镁、铁、磷、硫等。常用的无机盐有氯化钠和磷酸盐等。氯化钠可维持细菌酶的活性及调节菌体内外渗透压；磷酸盐是细菌生长良好的磷源，并且在培养基中起缓冲作用。

（7）生长因子：是某些细菌生长需要但自身不能合成的物质。主要包括 B 族维生素、某些氨基酸、嘌呤、嘧啶及特殊生长因子（X 因子、V 因子）等。在制备培养基时，通常加入肝浸液、酵母浸液、肉浸液及血清等，这些物质中含有细菌生长繁殖所需要的生长因子。

2.水

水是细菌代谢过程中重要的物质，许多营养物质必须溶于水才能被细菌吸收。制备培养基常用不含杂质的蒸馏水或离子交换水。也可用自来水、井水、河水等，但此类水中常含有钙、磷、镁等，可与蛋白胨或肉浸液中磷酸盐生成不溶性的磷酸钙或磷酸镁，高压灭菌后，可析出沉淀。因而用自来水、井水等制备培养基时应先煮沸，使部分盐类沉淀，过滤后方可使用。

3.凝固物质

制备固体培养基时，需在培养基中加入凝固物质。最常用的凝固物质为琼脂，特殊情况下亦可使用明胶、卵清蛋白及血清等。

琼脂是从石花菜中提取的一种胶体物质，其成分主要为多糖（硫酸酚酯半乳糖）。该物质在 98℃ 以上时可溶于水，45℃ 以下时则凝固成凝胶状态，且无营养作用，不被细菌分解利用，是一种理想的固体培养基赋形剂。

4.指示剂

在培养基中加入指示剂，可观察细菌是否利用或分解培养基中的糖、醇类物质。常用的有酚红（酚磺酞）、溴甲酚紫、溴麝香草酚蓝、中性红、中国蓝等酸碱指示剂及亚甲蓝等氧化还原指示剂。

5.抑制剂

在培养基中加入某种化学物质，抑制非目的菌的生长而利于目的菌的生长，此类物质称抑制剂。抑制剂必须具有选择性抑制作用，在制备培养基时，根据不同的目的选择不同的抑制剂。常用的有胆盐、煌绿、玫瑰红酸、亚硫酸钠、抗生素等。

三、培养基的种类

1.按培养基的物理性状分类

可分为 3 类如下所述。

（1）液体培养基：在肉浸液中加入 1%蛋白胨和 0.5% NaCl，调 pH 至 7.4，灭菌后即成为液体培养基。液体培养基常用于增菌培养或纯培养后观察细菌的生长现象。

（2）半固体培养基：在液体培养基中加入 0.2%～0.5%的琼脂，琼脂溶化后即成半固体培养基。半固体培养基常用于保存菌种及观察细菌的动力。

（3）固体培养基：在液体培养基中加入 2%～3%的琼脂，琼脂溶化后即成固体培养基。该培养基倾注至培养皿中制成平板，用于细菌的分离纯化、鉴定及药敏试验等，注入试管中则可制成斜面而用于菌种的保存。

2.按培养基的用途分类

可分为下列几类。

（1）基础培养基：含有细菌生长所需的基本营养成分，如肉浸液（肉汤）、普通琼脂平板等。基础培养基广泛应用于细菌检验，也是制备其他培养基的基础成分。

（2）营养培养基：包括通用营养培养基和专用营养培养基，前者为基础培养基中添加合适的生长因子或微量元素等，以促使某些特殊细菌生长繁殖，例如链球菌、肺炎链球菌需在含血液或血清的培养基中生长；后者又称为选择性营养培养基，即除固有的营养成分外，再添加特殊抑制剂，有利于目的菌的生长繁殖，如碱性蛋白胨水用于霍乱弧菌的增菌培养。

（3）鉴别培养基：在培养基中加入糖（醇）类、蛋白质、氨基酸等底物及指示剂，用以观察细菌的生化反应，从而鉴定和鉴别细菌，此类培养基称为鉴别培养基。常见的有糖发酵培养基、克氏双糖铁琼脂等。

（4）选择培养基：是根据某一种或某一类细菌的特殊营养要求，在基础培养基中加入抑制剂，抑制非目的菌的生长，选择性促进目的菌生长，此类培养基为选择培养基。常用的有 SS 琼脂、伊红亚甲蓝琼脂、麦康凯琼脂等。

（5）厌氧培养基：专供厌氧菌的分离、培养和鉴别用的培养基，称为厌氧培养基。这种培养基营养成分丰富，含有特殊生长因子，氧化还原电势低，并加入亚甲蓝作为氧化还原指示剂。其中心、脑浸液和肝块、肉渣含有不饱和脂肪酸，能吸收培养基中的氧；硫乙醇酸盐和半胱氨酸是较强的还原剂；维生素 K_1、氯化血红素可以促进某些类杆菌的生长。常用的有庖肉培养基、硫乙醇酸盐肉汤等，并在液体培养基表面加入凡士林或液状石蜡以隔绝空气。

四、培养基的制备

不同培养基的制备程序不尽相同，但配制一般培养基的程序基本相似，分为下列几个步骤：

1.培养基配方的选定

同一种培养基的配方在不同著作中常会有某些差别。因此，除所用的是标准方法并严格按其规定进行配制外，一般均应尽量收集有关资料加以比较核对，再依据自己的使用目的加以选用，记录其来源。

2.培养基的制备记录

每次制备培养基均应有记录，包括培养基名称，配方及其来源，最终 pH 值、消毒的温度和时间、制备的日期和制备者等，记录应复制一份，原记录保存备查，复制记录随制好的培养基一同存放，以防发生混乱。

3.培养基成分的称取

培养基的各种成分必须精确称取并要注意防止错乱，最好一次完成，不要中断。每称完一种成分即在配方上做出记号，并将所需称取的药品一次取齐，置于左侧，每种称取完毕后，即移放于右侧。完全称取完毕后还应进行一次检查。

4.培养基各成分的混合和溶化

使用的蒸煮锅不得为铜锅或铁锅，以防有微量铜或铁混入培养基中，使细菌不易生长。最好使用不锈钢锅加热溶化，也可放入大烧杯中再置于高压蒸汽灭菌器或流动蒸汽消毒器中蒸煮溶化。在锅中溶化时，可先用温水加热并随时搅动，以防焦化，如发现有焦化现象，该培养基即不能使用，应重新制备。待大部分固体成分溶化后，再用较小火力使所有成分完全溶化，直至煮沸。如为琼脂培养基，应先用一部分水将琼脂溶化，用另一部分水溶化其他成分，然后将两溶液充分混合。在加热溶化过程中，因蒸发而丢失的水分，最后必须加以补足。

5.培养基 pH 值的调整

培养基 pH 值即酸碱度，是细菌生长繁殖的重要条件。不同细菌对 pH 值的要求不一样。一般培养基的 pH 值为中性或偏碱性的（嗜碱细菌和嗜酸细菌例外）。所以配制培养基时，都要根据不同细菌的要求将培养基的 pH 调到合适的范围。

在未调 pH 之前，先用精密 pH 试纸测量培养基的原始 pH，如果偏酸，用滴管向培养基中滴加入 1mol/L NaOH，边加边搅拌，并随时用 pH 试纸测其 pH，直至 pH 达到 7.2～7.6。反之，用 1mol/L HCl 进行调节。注意 pH 值不要调过头，以避免回调，否则将会影响培养基内各离子的浓度。对于有些要求 pH 值较精确的微生物，其 pH 的调节可用酸度计进行（使用方法，可参考有关说明书）。

培养基在加热消毒过程中 pH 会有所变化，例如，牛肉浸液约可降低 pH 0.2，而肝浸液 pH 却会有显著的升高。因此，对这个步骤，操作者应随时注意探索经验、以期能掌握培养基的最终 pH，保证培养基的质量。pH 调正后，还应将培养基煮沸数分钟，以利培养基沉淀物的析出。

6.培养基的过滤澄清

液体培养基必须绝对澄清，琼脂培养基也应透明无显著沉淀、因此需要采用过滤或其他澄清方法以达到此项要求。一般液体培养基可用滤纸过滤法，滤纸应折叠成折扇或漏斗形，以避免因压力不均匀而引起滤纸破裂。琼脂培养基可用清洁的白色薄绒布趁热过滤。亦可用中间夹有薄层吸水棉的双层纱布过滤。新制肉、肝、血和土豆等浸液时，则须先用绒布将碎渣滤去，再用滤纸反复过滤。如过滤法不能达到澄清要求，则须用蛋清澄清法。即将冷却至55～60℃的培养基放入大的三角烧瓶内，装入量不得超过烧瓶容量的 1/2，每 1000ml 培养基加入 1～2 个鸡蛋的蛋白，强力振摇 3～5min，置高压蒸汽灭菌器中 121℃加热 20min，取出，趁热以绒布过滤即可。若能自行沉淀者，亦可静置冰箱中 1～2d 吸取其上清液即可。

7.培养基的分装

（1）基础培养基：基础培养基一般分装于三角烧瓶中，灭菌后备用。

（2）琼脂平板：将溶化的固体培养基（已灭菌）冷却至50℃左右，按无菌操作倾入无菌平皿内，轻摇平皿，使培养基铺于平皿底部，凝固后备用。一般内径为90mm的平皿中倾入培养基的量约为13~15ml，如为MH琼脂则每个平皿倾入培养基的量为25ml。内径为70mm的平皿内，倾入培养基约7~8ml较为适宜。

（3）半固体培养基：半固体培养基一般分装于试管内，分装量约为试管长度的1/3，灭菌后直立凝固待用。

（4）琼脂斜面：制备琼脂斜面应将培养基分装在试管内，分装量为试管长度的1/5，灭菌后趁热放置斜面凝固，斜面长约为试管长度的2/3。

（5）液体培养基：液体培养基一般分装在试管内，分装量为试管长度的1/3，灭菌后备用。

8.培养基的灭菌

一般培养基经高压蒸汽法灭菌，这是目前最可靠的方法。培养基的灭菌温度和时间因培养基的品种、装量和容器的大小而定，如培养基中含不耐热的成分，灭菌时的压力不可过高。培养基可采用121℃高压蒸汽灭菌15min的方法。在各种培养基制备方法中，如无特殊规定，即可用此法灭菌。某些畏热成分，如糖类应另行配成20%或更高的溶液，以过滤或间歇灭菌法消毒，以后再用无菌操作技术定量加入培养基。明胶培养基亦应用较低温度灭菌。血液、体液和抗生素等则应从无菌操作技术抽取和加入已经冷却约50℃的培养基中。琼脂斜面培养基应在灭菌后立即取出，待冷至55~60℃时，摆置成适当斜面，待其自然凝固。

9.培养基的质量测试

为确保培养基的使用效果，制备好的培养基应做以下检验，以确定所制的培养基质量是否合格。

（1）一般性状检查：一般性状检查包括培养基的颜色、澄清度、pH值等是否符合要求。固体培养基还查其软硬度是否适宜。干燥培养基则应测定其水分含量和溶解性等。

（2）无菌检查：无论是经高压蒸汽灭菌或是无菌分装的培养基，均应做无菌试验，合格的方可使用。通常将配制好的培养基于37℃培养，过夜后，观察是否有细菌生长。如果没有细菌生长视为合格。

（3）培养基性能试验：对于细菌生长繁殖、增菌、分离、选择和鉴别等用培养基，均应用已知特性的、稳定标准菌株进行检查，符合规定要求的方可使用。即使市购的干燥培养基商品，也要按照产说明书规定进行检查。

1）测试菌株选择：测试菌株是具有其代表种的稳定特性并能有效证明实验室特定培养基最佳性能的一套菌株，应来自国际/国家标准菌种保藏中心的标准菌株。

2）定量测试方法：测试菌株过夜培养物10倍递增稀释；测试平板和参照平板划分为4个区域并标记；从最高稀释度开始，分别滴一滴稀释液于试验平板和对照平板标记好的区域；将稀释液涂满整个1/4区域，37℃培养18h；对易计数的区域计数，按公式计算生长率（生长率=待测培养基平板上得到的菌落总数/参考培养基平板上获得的菌落总数）。非选择性培养基上目标菌的生长率应不低于0.7，该类培养基应易于目标菌生长；选择性培养基上目标菌的生长率应不低于 0.1。

3）半定量测试方法：平板分 ABCD 四区，共划 16 条线，平行线大概相隔 0.5cm，每条有菌落生长的画线记作 1 分，每个仅一半的线有菌落生长记作 0.5 分，没有菌落生长或生长量少于画线的一半记作 0 分，分数加起来得到生长指数 G。目标菌在培养基上应呈现典型的生长，而非目标菌的生长应部分或完全被抑制，目标菌的生长指数 G 大于 6 时，培养基可接受。

4）定性测试方法：平板接种观察法，用接种环取测试菌培养物，在测试培养基表面划平行直线。按标准中规定的培养时间和温度对接种后的平板进行培养，目标菌应呈现良好生长，并有典型的菌落外观、大小和形态，非目标菌应是微弱生长或无生长。

10.培养基的保存

新配制的培养基，其保存条件的好坏，对培养基的使用寿命关系很大。如保存不当，加速培养基的物理和化学变化，因为培养基的成分大多是由动物组织提取的大分子肽和植物蛋白质，它们能引起不溶性的沉淀和雾浊。为避免和减慢这些变化，新配制的培养基一般存于 2～8℃冰箱中备用；为防止培养基失水，液体或固体的试管培养基应放在严密的容器中保存；平板培养基应密封于塑料袋中保存。放置时间不宜超过一周，倾注的平板培养基不宜超过 3d。

第三节　细菌的接种和培养

一、无菌技术

微生物检验的标本主要来自患者，这些标本具有传染性，有可能导致实验室感染和医院感染。另外，微生物广泛分布于自然界及正常人体，这些微生物可能污染实验环境、实验材料等，因而影响实验结果的判断。因此，微生物检验工作中，工作人员必须牢固树立无菌观念，严格执行无菌操作技术。

（1）无菌室、超净工作台、生物安全柜使用前必须消毒。

（2）微生物检验所用物品在使用前应严格进行灭菌，在使用过程中不得与未灭菌物品接触，如有接触必须更换无菌物品。

（3）接种环（针）在每次使用前、后，均应在火焰上烧灼灭菌。

（4）无菌试管或烧瓶在拔塞后及回塞前，管（瓶）口应通过火焰次，以杀灭管（瓶）口附着的细菌。

（5）细菌接种、倾注琼脂平板等应在超净工作台或生物安全柜内进行操作。

（6）使用无菌吸管时，吸管上端应塞有棉花，不能用嘴吹出管内余液，以免口腔内杂菌污染，应使用吸耳球轻轻吹吸。

（7）微生物实验室所有感染性废弃物、细菌培养物等不能拿出实验室，亦不能随意倒入水池。须进行严格消毒灭菌处理后，用医用废物袋装好，送医疗废物集中处置部门处置。

（8）临床微生物检验工作人员须加强个人防护。工作时穿工作衣、戴口罩及工作帽，必要时穿防护衣、戴防护镜及手套。离开时更衣、洗手。实验台在工作完毕应进行消毒灭菌。

二、接种工具

接种环和接种针是微生物检验中用以取菌、接种及分离细菌的器具，是细菌学实验必需的工具。接种环可用于画线分离培养、纯菌转种、挑取菌落和菌液以及制备细菌涂片等。接种针主要用以挑取单个细菌、穿刺接种及斜面接种细菌等。

接种针一般用镍合金制成。接种环系由接种针的游离端弯成圆环而成，环部的直径一般2～4mm。接种针的另一端固定于接种杆上，接种杆另一端为接种柄（图9-1）。使用时右手握持接种环（针）的柄部（握毛笔状），将环（针）部置于酒精灯火焰上或红外接种环灭菌器中灭菌，杀灭环（针）部的细菌，冷却后挑取细菌。接种完毕再灭菌接种环（针）。

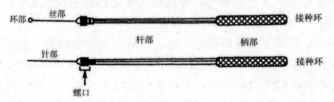

图9-1 接种环与接种针示意图

三、细菌的一般接种方法

细菌接种时，应根据待检标本的种类、检验目的及所用培养基的类型选择不同的接种方法。常用的细菌接种方法有平板画线分离法、斜面接种法、穿刺接种法、液体和半固体接种法、涂布接种法等。

（一）平板画线分离法

平板画线分离法是指把混杂在一起的微生物或同一微生物群体中的不同细胞用接种环在平板培养基表面，通过分区画线稀释而得到较多独立分布的单个细胞，经培养后生长繁殖成单菌落，通常把这种单菌落当作待分离微生物的纯种。有时这种单菌落并非都由单个细胞繁殖而来的，故必须反复分离多次才可得到纯种。

为方便画线，一般培养基不宜太薄，每皿约倾倒20ml培养基，培养基应厚薄均匀，平板表面光滑。画线分离主要有分区画线法和连续画线法两种（图9-2）。分区画线法是将平板分为大小相似的几个区。画线时每次将平板转动60°～70°画线，每换一次角度，应烧灼灭菌接种环，再通过上次画线处画线；另一种连续画线法是从平板边缘一点开始，连续作波浪式画线直到平板的另一端为止，当中不需烧灼灭菌接种环。

1.连续画线法

轻轻摇匀待接种试管，左手手心托待接种试管底侧部，右手执接种环，右手小指拔下试管塞，灭菌接种环，并于酒精灯附近将接种环伸进试管，稍候，再插入待接种液中，蘸一下，取满一环，抽出、烧塞、盖盖、放回试管架。或将接种环通过稍打开皿盖的缝隙伸入平板，在平板边缘空白处接触一下使接种环冷却，然后以无菌操作接种环直接取平板上待分离纯化的菌落。

用左手小指和无名指托接种的平皿底部，中指和拇指捏平皿盖，于靠近酒精灯处打开平皿盖约30°，右手将环伸进平皿，将菌种点种在平板边缘一处，轻轻涂布于琼脂培养基边缘，抽出接种环，盖上平皿盖，然后将接种环上多余的培养液在火焰中灼烧，打开平皿盖约30°伸入接种环，待接种环冷却后，再与接种液处轻轻接触，开始在平板表面轻巧滑动画线，接种环不要嵌入培养基内划破培养基，线条要平行密集，充分利用平板表面积，注意勿使前后两条线重叠，画线完毕，关上皿盖。灼烧接种环，待冷却后放置接种架上。培养皿倒置于适温的恒温箱内培养（以免培养过程皿盖冷凝水滴下，冲散已分离的菌落）。

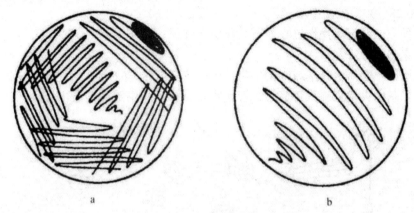

图 9-2 平板画线分离法

2.分区画线法

取菌、接种、培养方法与"连续画线法"相似。用接种环挑取细菌标本，将标本沿平板边缘均匀涂布在培养基表面，约占培养基面积的1/5，此为第一区；烧灼灭菌接种环，待冷，转动平板约70°，将接种环通过第一区3～4次，连续画线，画线面积约占培养基面积的1/5，此为第二区。依次划第三区、第四区、第五区。分区画线法多用于含菌量较多的细菌标本的接种，如粪便、脓汁、痰液等标本。经过分区画线，可将标本中的细菌分散开，从而获得单个菌落。

（二）斜面接种法

该法主要用于单个菌落的纯培养、保存菌种或观察细菌的某些特性。

（1）左手平托两支试管，拇指按住试管的底部。外侧一支试管是斜面上长有菌苔的菌种试管，内侧一支是待接的空白斜面，两支试管的斜面同时向上。用右手将试管塞旋松，以便在接种时容易拔出。

（2）右手拿接种环（如握毛笔一样），在火焰上先将环部烧红灭菌，然后将有可能伸入试管的其余部位也过火灭菌。

（3）将两支试管的上端并齐，靠近火焰，用右手小指和掌心将两支试管的试管塞一并夹住拔出，试管塞仍夹在手中，然后让试管口缓缓过火焰。注意不得将试管塞随意丢于桌上受到沾污，试管口切勿烧得过烫以免炸裂。

（4）将已灼烧的接种环伸入外侧的菌种试管内。先将接种环触及无菌苔的培养基上使其冷却。再根据需要用接种环蘸取一定量的菌苔，注意勿刮破培养基。将沾有菌苔的接种环迅速抽出试管，注意勿使接种环碰到管壁或管口上。

（5）迅速将沾有菌种的接种环伸入另一支待接斜面试管的底部，轻轻向上画线（直线或曲线，根据需要确定），勿划破培养基表面。

（6）接种好的斜面试管口再次过火焰，试管塞底部过火焰后立即塞入试管内。

（7）将沾有菌苔的接种环在火焰上烧红灭菌。先在内焰中烧灼，使其干燥后，再在外焰中烧红，以免菌苔骤热，会使菌体爆溅，造成污染。

（8）放下接种环后，再将试管塞旋紧，在试管外面上方距试管口 2～3cm 处贴上标签。

（9）在 28～37℃恒温中培养。

斜面接种方法及无菌操作过程如下具体操作过程（图 9-3）。

（三）穿刺接种法

此方法用于半固体培养基或细菌生化反应用鉴别培养基的接种。用接种针挑取菌落或培养物，由培养基中央垂直刺入管底（距管底约 0.4cm），再沿穿刺线拔出接种针（图 9-4）。

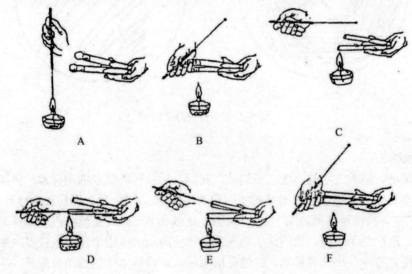

图 9-3 斜面接种无菌操作示意图

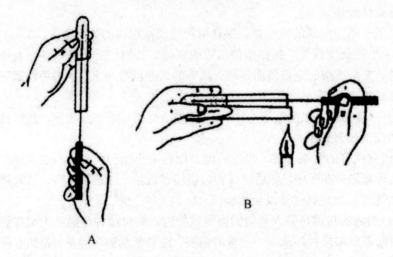

图 9-4 穿刺接种的两种方法

（四）液体和半固体接种法

1.液体接种法

用接种环（针）挑取细菌，倾斜液体培养管，先在液面与管壁交界处（以试管直立后液体培养基能淹没接种物为准）研磨接种物，并蘸取少许液体培养基与之调和，使细菌均匀分布于培养基中。此方法多用于普通肉汤、蛋白胨水等液体培养基的接种。

2.半固体培养基接种法

将烧灼过的接种针插入菌种管冷却后，蘸取菌液少许，立即垂直插入半固体培养基的中心至接近于管底处，但不可直刺至管底，然后按原路退出（图9-5）。管口通过火焰，塞上棉塞，接种针烧灼灭菌后放下。将上述已接种好的培养物，37℃恒温箱内培养，24h后取出观察结果。

（五）涂布接种法

将琼脂平皿半开盖倒置于培养箱内至无冷凝水，用无菌移液管吸取菌悬液 0.1ml，滴加于培养基平板上，右手持无菌玻璃涂棒，左手拿培养皿，并用拇指将皿盖打开一缝，在火焰旁右手持玻璃涂棒与培养皿平板表面将菌液自平板中央均匀向四周涂布扩散，切忌用力过猛将菌液直接推向平板边缘或将培养基划破。接种后，将平板倒置于恒温箱中，培养观察（图9-6）。

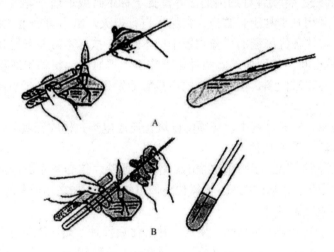

图 9-5 液体和半固体培养基接种法

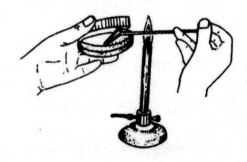

图 9-6 涂布接种操作过程示意图

四、细菌的一般培养方法

根据细菌标本的类型、细菌的种类及培养目的,选择适宜的培养方法,对细菌进行培养。常用方法有:普通培养、二氧化碳培养及厌氧培养法等。

1.普通培养法

又称需氧培养法,将已接种好的平板、肉汤管、半固体、斜面置于37℃温箱中,一般的细菌培养18~24h即可生长,但菌量很少或生长较慢的细菌培养3~7d,甚至一个月才能生长。注意事项:①箱内不应放过热或过冷物品,取放物品时应随手关闭箱门,以维持恒温。②箱内培养物不宜过挤,以保证培养物受温均匀。③金属孔架上物品不应过重,以免压弯孔架,物品滑脱,打碎培养物。④温箱底层温度较高,培养物不宜与之直接接触。

2.二氧化碳培养

二氧化碳培养是将细菌置于5%~10% CO_2 环境中进行培养的方法。有的细菌(如脑膜炎奈瑟菌、淋病奈瑟菌、布鲁菌等)初次分离培养时在有 CO_2 环境中生长良好。常用方法有:

(1)二氧化碳培养箱培养法:二氧化碳培养箱能调节箱内 CO_2 的含量、温度和湿度。将已接种好细菌的培养基置于二氧化碳培养箱内,孵育一定时间后,可观察到细菌的生长现象。

(2)烛缸培养法:将接种好细菌的培养基置于标本缸或玻璃干燥器内,把蜡烛点燃后置于缸内,加盖,并用凡士林密封缸口,待蜡烛自行熄灭,缸内可产生5%~10%的 CO_2。

(3)化学法:将接种好细菌的培养基置于标本缸内,按标本缸每升容积加碳酸氢钠0.4g和浓盐酸0.35ml的比例,分别加入此两种化学物质于平皿内,将该平皿放入标本缸内,加盖密封标本缸。使标本缸倾斜,两种化学物质接触后发生化学反应,产生 CO_2。

3.厌氧培养

厌氧菌对氧敏感,培养过程中,必须降低氧化还原电势,构成无氧环境。厌氧培养的方法很多,常用的方法有以下几种。

(1)庖肉培养法:此法为利用动物组织促进还原法。培养基中的肉渣含有不饱和脂肪酸和谷胱甘肽,能吸收培养基中的氧,使氧化还原电势下降。加之培养基表面用凡士林封闭,使与空气隔绝而造成厌氧条件。

方法:接种时先于火焰上稍加热,使凡士林融化后接种(如作厌氧芽孢菌分离,接种后将肉渣培养基置80~85℃水浴10min处理),置37℃温箱培养2~4d观察结果。

(2)焦性没食子酸法:焦性没食子酸与碱能生成棕色的焦性没食子碱,此碱性溶液能迅速吸收空气中的氧,造成厌氧条件。

方法:于接种厌氧菌的血平板盖的外侧面中央,放一直径约4cm圆形纱布两层,其上放焦性没食子酸0.2g,再盖同样的纱布两层。然后加100g/L NaOH 0.5ml,迅速将平皿底倒扣在盖上,周围用石蜡密封,置37℃温箱培养24~48h观察结果。

(3)硫乙醇酸钠法:硫乙醇酸钠是还原剂,能除去培养基中氧或还原氧化型物质,有利于厌氧菌生长。

方法:将厌氧菌接种于含1g/L的硫乙醇酸钠液体培养基中,37℃温箱培养24~48h,观察结果。培养基内加有亚甲蓝作氧化还原指示剂,无氧时亚甲蓝还原成无色。

（4）气袋法：此法不需要特殊设备，具有操作简便、使用方便等特点。气袋为一透明而密闭的塑料袋，内装有气体发生安瓿、指示剂安瓿、含有催化剂的带孔塑料管各 1 支。

方法：将接种厌氧菌的平板放入气袋中，用弹簧夹夹紧袋口（或用烙铁加热封闭），然后用手指压碎气体发生安瓿。30min 后再压碎指示剂安瓿，若指示剂不变蓝仍为无色，证明袋内达到厌氧状态。可放 37℃温箱进行培养 18～24h，观察厌氧菌生长情况。一只厌氧袋只能装 1～2 个平板，故只适合小量标本的使用。

（5）厌氧罐法：此法适用于一般实验室，具有经济并可迅速建立厌氧环境的特点。

方法：将已接种厌氧菌的平板置于厌氧罐中，拧紧盖子。用真空泵抽出罐中空气，再充入氮气使压力真空表指针回到零，如此反复三次，以排出绝大部分空气。最后当罐内压力为 -79.98kPa 时，充入 80% N_2、10% H_2、10% CO_2。排气过程中厌氧指示剂亚甲蓝呈淡蓝色，待罐内无氧环境建立后，指示剂亚甲蓝则持续无色。

（6）厌氧箱培养法：这是一种较先进的厌氧菌培养装置。适合于处理大量标本。标本接种、分离培养和鉴定等全部检验过程均在箱内进行，有利于厌氧菌检出。装置由手套操作箱和传递箱两个主要部分组成。

传递箱有两个门，一个与操作箱连接，一个与外部相通，起缓冲间的作用，以保持操作箱内的无氧环境不变。由外向内传递物品时，先关闭内侧门，物品由外侧门进入传递箱，然后关闭外侧门。用真空泵排气减压，充入氮气。重复排气一次，其中的氧可排除 99% 以上。再通过手套操作箱打开内侧门，无氧的气体则从操作箱自动流入传递箱，保持无氧环境。手套操作箱内有接种环、灭菌器、标本架和过氧化氢酶等用品。

五、细菌在培养基中的生长现象

将细菌接种到适宜的培养基中，经 35℃培养 18～24h（生长慢的细菌需数天或数周）后，可观察到细菌的生长现象。不同的细菌在不同的培养基中的生长现象不一样，据此可鉴别细菌。

（一）细菌在液体培养基中的生长现象

细菌在液体培养基中生长可出现 3 种现象。

1.混浊

大多数细菌在液体培养基中生长后，使培养基呈现均匀混浊。

2.沉淀

少数呈链状生长的细菌在液体培养基底部形成沉淀，培养液较清亮。如链球菌、炭疽芽孢杆菌等。

3.菌膜

专性需氧菌多在液体表面生长，形成菌膜。如铜绿假单胞菌等。

（二）细菌在半固体培养基中的生长现象

有鞭毛的细菌在半固体培养基中可沿穿刺线扩散生长，穿刺线四周呈羽毛状或云雾状。无鞭毛的细菌只能沿穿刺线生长，穿刺线四周的培养基透明澄清。

（三）细菌在固体培养基上的生长现象

细菌经分离培养后，在固体培养基上生长可形成菌落。菌落是由单个细菌分裂繁殖形成的肉眼可见的细菌集团。当进行样品活菌计数时，以在琼脂平板上形成的菌落数来确定样品中的活菌数，用菌落形成单位表示。不同细菌在琼脂平板上形成的菌落特征不同，表现在菌落大小、形态、颜色、气味、透明度、表面光滑或粗糙、湿润或干燥、边缘整齐与否等方面各有差异。据细菌菌落表面特征不同，可将菌落分为3种类型：

1.光滑型菌落（S型菌落）

菌落表面光滑、湿润、边缘整齐。新分离的细菌大多为光滑型菌落。

2.粗糙型菌落（R型菌落）

菌落表面粗糙、干燥，呈皱纹或颗粒状，边缘不整齐。R型菌落多为S型细菌变异失去表面多糖或蛋白质而成，其细菌抗原不完整，毒力及抗吞噬能力均比S型细菌弱。但也有少数细菌新分离的毒力株为R型，如结核分枝杆菌、炭疽芽孢杆菌等。

3.黏液型菌落（M型菌落）

菌落表面光滑、湿润、有光泽，似水珠样。多见于有肥厚荚膜或丰富黏液层的细菌，如肺炎克雷伯菌等。

另外，细菌在血琼脂平板上生长可出现不同的溶血现象。如出现α溶血（亦称草绿色溶血），菌落周围出现1～2mm的草绿色溶血环，可能为细菌代谢产物使红细胞中的血红蛋白变为高铁血红蛋白所致；β溶血（又称完全溶血），菌落周围出现一个完全透明的溶血环，系由细菌产生溶血素使红细胞完全溶解所致；γ溶血（即不溶血），菌落周围培养基无溶血环。

有些细菌在代谢过程中产生水溶性色素，使菌落周围培养基出现颜色变化，如绿脓杆菌产生的绿脓色素使培养基或脓汁呈绿色；有些细菌产生脂溶性色素，使菌落本身出现颜色变化，如金黄色葡萄球菌色素。

此外，有的细菌在琼脂平板上生长繁殖后，可产生特殊气味，如铜绿假单胞菌（生姜气味）、变形杆菌（巧克力烧焦的臭味）、厌氧梭菌（腐败的恶臭味）、白色假丝酵母菌（酵母味）和放线菌（泥土味）等。

第四节　常用染色技术

一、细菌染色的原理

细胞的细胞膜上含有蛋白质，具有兼性离子的性质，其等电点较低，pH一般在2～5之间，通常情况下细菌带负电荷，易与带正电荷的碱性染料结合着色，所以细菌染色多用碱性染料，常用的有亚甲蓝、碱性复红、沙黄、结晶紫等。但有时也用中性或酸性染料。细菌染色的机制，一方面是由于物理的吸附作用而使细菌着色，另一方面可能是与细菌菌体成分起化学反应。

二、染色的一般步骤

1.涂片

于洁净载玻片上滴加1小滴生理盐水，再用接种环挑取菌落少许，均匀涂布于盐水中。脓汁、痰、分泌物、菌液等直接涂片。有的标本或细菌培养物在载玻片上不易附着，常与少量无菌血清或蛋白溶液一起涂布。涂片应自然干燥或温箱加热使其干燥。

2.固定

多采用加热法，涂片膜向上以中等速度通过火焰三次也可用乙醇或甲醇固定。其目的是保持细菌原有的形态和结构，杀死细菌，并使染料易于着色，另外使细菌附着于载玻片上，不易被水冲掉。

3.染色

一般采用低浓度（1%以下）的染色液。为了促使染料与菌体结合，有的染色液中需加入酚、明矾，有的在染色过程中需滴加碘液进行媒染。

4.脱色

根据某些细菌具有着色后能耐受醇、丙酮、氯仿、酸或碱而不被脱色的特性，对染色标本进行脱色，有时需复染来做鉴别。70%的乙醇和无机酸脱色能力强，常用作抗酸染色的脱色剂，95%的乙醇常用于革兰染色法脱色。

5.复染

又称对比染色，其反衬作用，如与紫色对比用稀释复红或沙黄，与红色对比用亚甲蓝或苦味酸，与深蓝色对比用黄呲精或俾土麦褐等。

三、常用染色方法

（一）革兰染色法

1.试剂

（1）初染液：结晶紫（或甲紫）2.0g，95%乙醇 20.0ml，1%草酸铵水溶液 80.0ml，先将结晶紫溶于乙醇中，然后与草酸铵溶液混合。

（2）媒染液（碘液）：碘 1.0g，碘化钾 2.0g，蒸馏水 300ml，将碘化钾溶于少量蒸馏水中，待其完全溶解后，加入碘，充分振摇溶解后，加蒸馏水至 300ml。

（3）脱色剂：95%乙醇或乙醇、丙酮（7∶3）混合液。

（4）复染液：稀释苯酚复红或沙黄液（2.5%沙黄乙醇液 10ml 加蒸馏水 90ml 混匀）。

2.方法

在已固定的细菌染片上，滴加结晶紫染液染 1min，水洗。滴加碘液作用 1min，水洗。将玻片上残水甩掉。用 95%乙醇脱色，至无明显紫色继续脱落为止（约 10～30s，依涂片厚薄而定），水洗。滴加复染液，染 30s，水洗，干后镜检。

3.结果

革兰阳性菌呈紫色，革兰阴性菌呈红色。

4.注意事项

（1）在同一载玻片上，用已知金黄色葡萄球菌和大肠埃希菌作为革兰阳性和阴性对照，以利判断。

（2）染色的关键在于涂片和脱色。涂片过于浓厚，常呈假阳性。在镜检时应以分散存在的细菌染色反应为准。纯细菌涂片脱色，以 95%乙醇易于掌握，如涂片上有水分，则脱色力强，易形成假阴性。所以去掉玻片上的残留水或印干后再行脱色很有必要。

（3）涂片干燥和固定过程中应注意：涂片后自然干燥，不可用酒精灯加热，以免因掌握温度不准使菌体变性而影响染色效果。固定时通过火焰三次即可，不可过分。黏稠标本涂片近干时，再行涂抹均匀，以免因表层下不干染色时被冲掉。

（4）初染液以结晶紫为好，因甲紫不是单一成分染料，常不易脱色，出现假阳性。

（5）革兰阳性菌的染色反应，有的受菌龄影响，培养 24 或 48h 以上，则部分或全部转变为阴性反应，此点应特别注意。

（二）稀释复红染色法

1.染色液

用姜-纳二氏苯酚复红溶液做 10 倍稀释即为稀释苯酚复红染色液。

2.方法

将涂片在火焰上固定，待冷。滴加染液，染 1min，水洗，干后镜检。

3.结果

细菌呈红色。

（三）碱性亚甲蓝染色法

1.染色液

亚甲蓝 0.3g，95%乙醇 30.0ml，0.01%氢氧化钾溶液 100.0ml，将亚甲蓝溶于乙醇中，然后与氢氧化钾溶液混合。

2.方法

将涂片在火焰上固定，待冷。滴加染液，染 1min，水洗，待干后镜检。

3.结果

菌体呈蓝色。

（四）抗酸染色法

抗酸染色法主要用于检查临床标本中的结核分枝杆菌等具有抗酸性的细菌。常用的有以下两种方法。

1.姜-尼（Ziehl-Neelsen）染色法

（1）涂片、加热固定后滴加 2～3 滴苯酚复红液，用火焰微微加热至出现蒸汽，维持至少 5min（可补充染液，勿使蒸发变干），水洗。

（2）用第二液盐酸乙醇脱色约 1min，至涂片无色或呈淡红色为止，水洗。

（3）滴加第三液亚甲蓝复染液复染 1min，水洗，自然干燥后镜检。

（4）结果：抗酸菌呈红色，背景及其他细菌呈蓝色。

2.金永（Kinyoun）染色法

（1）用接种环挑取待检标本涂片、自然干燥。

（2）滴加苯酚复红染 5～10min，不用加热，水洗。

（3）滴加盐酸乙醇脱色至无色为止，水洗。

（4）滴加亚甲蓝复染 30s，水洗待干燥后镜检。

（5）结果：抗酸菌染成红色，其他细菌、细胞等为蓝色。

（五）鞭毛染色法

1.镀银染色法

（1）染液。

1）第一液：鞣酸 5g，$FeCl_3$ 1.5g，15%甲醛溶液 2ml，1%NaOH 1ml，蒸馏水 100ml。

2）第二液：硝酸银 2g，蒸馏水 100ml。

待硝酸银溶解后，取 10ml 备用。向剩余的 90ml 中滴加浓氢氧化铵，形成浓厚的沉淀，再继续滴加氢氧化铵至刚刚溶解沉淀为澄清溶液为止，再将备用的硝酸银慢慢滴入，则出现薄雾，轻轻摇动，薄雾状沉淀消失，再滴入溶液，直至摇动仍呈现轻微而稳定的薄雾状沉淀为止，雾重时为银盐析出，不宜使用。

（2）方法：将涂片自然干燥后，滴加第一液染 3～5min，蒸馏水冲洗。用第二液冲去残水后加第二液染 30～60s，并在酒精灯上稍加热（涂片切勿烘干），再用蒸馏水冲洗，待干镜检。

（3）结果：菌体为深褐色，鞭毛为褐色。

（4）注意事项。

1）鞭毛染色用新培养的菌种为宜：一般用新制备的斜面，接种后培养 16～24h。如所用菌种已长期未移种，最好用新制备的斜面连续移种 2～3 次后再使用。

2）涂片时采用光滑洁净的载玻片，在其一端滴蒸馏水一滴，用接种环挑取斜面上少许菌苔（注意不可带上培养基），轻蘸几下水滴（切勿用接种环转动涂抹防止鞭毛脱落）。将玻片稍倾斜，使菌液随水流至另一端，然后平放在空气中干燥。切勿以火焰固定。

3）染色过程中，要充分洗净第一液后再加第二液。另外，染液当日配制效果最佳。

2.申云生染色法

（1）染液：20%鞣酸水溶液（加温溶解）2ml，20%钾明矾溶液（加温溶解）2ml，1：12 苯酚饱和液 5ml，无水乙醇复红饱和液 1.5ml。

（2）方法：取培养 12h 琼脂斜面培养物管内的凝集水 0.5ml，加蒸馏水 3ml，轻轻摇匀后，离心沉淀 15min，去上清液。重复两次后，用生理盐水 3ml 制成悬液，加入 10%甲醛液 2ml，放于 37℃孵育 2h，取上液滴于洁净载玻片上，略侧动载玻片使菌液自然流散成薄膜，待其自然干燥。滴加染液染 2.5～3min，水洗，待干镜检。

（3）结果：菌体呈深红色，鞭毛呈红色。

3.谷海瀛鞭毛染色法

（1）鞭毛肉汤：胰胨 10.0g，NaCl 2.5g，K_2HPO_4 1.0g，H_2O 1000ml，pH 7.0。

（2）菌株培养：菌株均分别画线接种血琼脂平板和鞭毛肉汤管，30℃培养 18～24h。鞭毛肉汤管出现微混浊即在显微镜下观察动力。

（3）涂片制备：血平板培养物：在处理过的洁净玻片一端加 2～3 滴蒸馏水，用灭菌过的接种针蘸取蒸馏水后蘸取单个菌落，轻轻点于玻片上蒸馏水中，轻轻晃动，使菌体分散于玻片上，室温风干或置于 35℃温箱干燥。2ml 鞭毛肉汤培养物加入 0.1ml 37%甲醛，1200g 离心 20min，倾掉上清液后加入 2ml 蒸馏水轻轻晃动使菌体分散，再离心 20min，再加入适量蒸馏水，变成微乳混浊，制成涂片。

（4）染色液配制。

1）媒染剂 A：3.0g $FeCl_3 \cdot 6H_2O$，100ml 0.01 mol/L HCl 溶液，室温存放，长期稳定。

2）媒染剂 B：鞣酸 15.0g 溶解于 100ml 蒸馏水中，加 37%甲醛 1.0ml。室温存放，长期稳定。

3）银染液 C：$AgNO_3$ 5.0g 溶于 100ml 蒸馏水。取出 10.0ml 备用，向余下的 90ml 硝酸

银溶液缓缓滴加浓氨水，边加边摇动直到形成沉淀又渐渐溶解恰好形成澄清溶液，再用备用硝酸银溶液慢慢回滴形成稳定薄雾状溶液。取出 20ml，余下染液避光密封，4℃冰箱存放。

（5）染色方法。

1）取 A 液 0.1ml（4 滴）加入带塞的试管内，再加入 B 液 0.1ml（4 滴），充分混合，用酒精灯火焰轻微缓缓加热 10～20s，稍冷却。

2）用 A、B 混合液染片 40s（30～60s）即可，蒸馏水缓慢冲洗干净。A、B 混合物不稳定，加热后 10min 内使用，否则影响染色质量。

3）滴加银染液 C 染色，加热至微冒蒸气染 10～20s，蒸馏水洗净染液，干后，油镜检查，应观察 10 个视野以上。

（6）涂片染色鞭毛质量评分：应用 West 等人方法，根据染色质量不同，分别记作 1、2、3、4、5 分。

1 分：为只见菌体，未见鞭毛。

2 分：见很少的鞭毛，但鞭毛形态很差。

3 分：见很少的鞭毛，但鞭毛形态完整。

4 分：见很多的鞭毛，鞭毛形态完整但仅局限在涂片某部位。

5 分：见很多的鞭毛，且形态完整，分布在大部分涂片上。

（六）荚膜染色法

1.奥尔特荚膜染色法

（1）染液：3%沙黄水溶液（乳钵研磨溶化）。

（2）方法：在已固定的细菌涂片上滴加染液，用火焰加温染色，持续 3min，冷后水洗，待干镜检。

（3）结果：菌体呈褐色，荚膜呈黄色，此法主要用于炭疽杆菌。

2.Hiss 硫酸铜法

（1）染液：第一液：结晶紫乙醇饱和液 5ml 加蒸馏水 95ml，混合。第二液：20%硫酸铜水溶液。

（2）方法：细菌涂片自然干燥后，经乙醇固定，滴加第一液，加微热染 1min。再用第二液将涂片上的染液洗去，切勿再水洗，倾去硫酸铜液，以吸水纸吸干镜检。

（3）结果：菌体及背景呈紫色，荚膜呈鲜蓝色或不着色。

（七）芽孢染色法

1.染液

第一液：萋-纳二氏苯酚复红液。

第二液：95%乙醇。

第三液：碱性亚甲蓝液。

2.方法

在已固定的细菌涂片上滴加第一液，加热染 5min，待冷，水洗。用第二液脱色 2min，水洗。加第三液复染 1min，水洗，待干镜检。

3.结果

菌体呈蓝色，芽孢呈红色。

（八）负染色法

背景着色而菌体本身不着色的染色为负染色法，最常见的是墨汁负染色法，用来观察真菌及细菌荚膜等。

方法：取标本或培养物少许于载玻片上，必要时加少量盐水混匀，再加优质墨汁或碳素墨水一小滴，混合后加盖玻片（勿产生气泡），镜检。背景为黑色，如新型隐球菌可呈圆形、厚壁、生芽、围以荚膜的形态。以油镜检查，细菌荚膜可呈现明显的透亮圈。

第五节　细菌数量测定

一、物理计数

1.计数器测定法

即用血细胞计数器进行计数。取一定体积的样品细菌悬液置于细胞计数器的计数室内，用显微镜观察计数。由于计数室的容积是一定的（0.1mm³），因而可根据计数器刻度内的细菌数计算样品中的细菌数量。本法简便易行，可立即得出结果。

2.电子计数器计数法

电子计数器的工作原理是测定小孔中液体的电阻变化，小孔仅能通过一个细胞，当一个细胞通过这个小孔时，电阻明显增加，形成一个脉冲，自动记录在电子记录装置上。该法测定结果较准确，但只识别颗粒大小，而不能区分是否为细菌。因此，要求菌悬液中不含任何其他碎片。

3.比浊法

比浊法是根据菌悬液的透光度间接地测定细菌的数量。细菌悬浮液的浓度在一定范围内与透光度成反比，与吸光度成正比，所以，可用光电比色计测定菌液，用吸光度表示样品中菌液浓度。此法简便快捷，能检测含有大量细菌的悬浮液，得出相对的细菌数目。

4.测定细胞重量法

此法分为湿重法和干重法。湿重法是指单位体积培养物经离心后将湿菌体进行称重；干重法是指单位体积培养物经离心后，以清水洗净放入干燥器加热烘干，使之失去水分然后称重。此法适于菌体浓度较高的样品，是测定丝状真菌生长量的一种常用方法。

二、生物计数

生物计数法即活细胞计数法。常用的有平板菌落计数法，是根据每个活的细菌能长出一个菌落的原理设计的。取一定容量的菌悬液，作一系列的倍比稀释，然后将定量的稀释液与融化好的培养基进行平板倾注培养，根据培养出的菌落数，可算出培养物中的活菌数。此法灵敏度高，是目前国际上所采用的检测活菌数的常用方法。生物计数法广泛应用于尿液、水、牛奶、食物、药品等各种材料的细菌检验。

注意事项如下：

（1）一般选取菌落数在30～300之间的平板进行计数，过多或过少均不准确。

（2）为了防止菌落蔓延而影响计数，可在培养基中加入 0.001% 2，3，5-氯化三苯基四氮唑（TTC）。

（3）本法限用于形成菌落的微生物。

1.菌落总数

菌落是指细菌在固体培养基上生长繁殖而形成的能被肉眼识别的生长物，它是由数以万计相同的细菌集合而成。当样品被稀释到一定程度后与培养基进行混合，在一定培养条件下，每个细菌都可以在平板上形成一个可见的菌落。菌落总数就是指在一定条件下（如需氧情况、营养条件、pH 值、培养温度和时间等）每克（每毫升）检样所生长出来的菌落总数。如在需氧情况下，37℃培养 48h，能在普通营养琼脂平板上生长的菌落总数。所有厌氧或微需氧菌、有特殊营养要求的以及非嗜中温的细菌，由于现有条件不能满足其生理需求，故难以生长繁殖。因此，菌落总数并不表示实际中的所有细菌总数，另外，菌落总数并不能区分其中细菌的种类，所以也称为杂菌数或需氧菌数等。菌落总数测定常用于判定食品被细菌污染的程度及卫生质量，它反映食品在生产过程中是否符合卫生要求，以便对被检样品做出适当的卫生学评价。菌落总数的多少在一定程度上标志着食品卫生质量的优劣。

2.检验方法

菌落总数的测定，一般将被检样品制成几个不同的 10 倍递增稀释液，然后从每个稀释液中分别取出 1ml 置于灭菌平皿中与营养琼脂培养基混合，在一定温度下，培养一定时间后（一般为 48h），记录每个平皿中形成的菌落数量，依据稀释倍数，计算出每克（或每毫升）原始样品中所含细菌菌落总数。

3.倾注培养检验方法

（1）操作方法：根据标准要求或对标本情况进行估计进行适宜比例的稀释，用吸管吸取 1mL 稀释液于灭菌平皿中，每个稀释度做 2 个平皿。将凉至 46℃的营养琼脂培养基注入平皿约 15ml，并转动平皿混合均匀。同时将营养琼脂培养基倾入已加 1ml 无菌生理盐水的灭菌平皿内作对照。待琼脂凝固后，翻转平板，置 35℃孵箱内培养 18～24h，计算平板内菌落数目，再乘以稀释倍数，即得出每毫升（每克）样品所含细菌的数量。

（2）注意事项：倾注用培养基应在 46℃水浴内保温，温度过高会影响细菌生长，过低琼脂易于凝固而不能与菌液充分混匀。如无水浴，应以皮肤感受较热而不烫为宜。倾注培养基的量规定不一，从 12～20ml 不等，一般以 15ml 较为适宜，平板过厚可影响观察，太薄又易干裂。倾注时培基底部如有沉淀物，应将其弃去，以免与菌落混淆而影响计数观察。为使菌落能在平板上均匀分布，标本加入平皿后，应尽快倾注培养基并旋转混匀，可正、反两个方向旋转，标本从开始稀释到倾注最后一个平皿所用时间不宜超过 20min，以防止细菌死亡或繁殖。培养温度一般为 35℃。培养时间一般为 48h，培养箱应保持一定的湿度，培养 48h 后培养基失重不应超过 15%。

第六节　细菌的生化反应

一、糖类代谢试验

1.糖（醇、苷）类发酵试验

（1）原理：不同细菌发酵糖类的酶不同，故分解糖的能力不同，所产生的代谢产物也随细菌种类而异。观察细菌能否分解各类单糖（如葡萄糖等）、双糖（如乳糖等）、多糖（如淀粉等）、醇类（如甘露醇等）和糖苷（如水杨苷等），是否产酸或产气。

（2）方法：将纯培养的细菌接种到含各种糖的培养管中，放置于一定条件下孵育后取出，观察结果。

（3）结果判断：若细菌能分解此种糖产酸，则指示剂呈酸性变化；不产酸，则培养基颜色无变化。产气可使液体培养基中倒置的小管内出现气泡，或在半固体培养基内出现气泡或裂隙。

（4）注意事项：糖发酵培养基内不能含有任何其他糖类和硝酸盐，以免出现假阳性反应。因为有些细菌可使硝酸盐还原产生气体，而影响结果观察。

2.葡萄糖代谢类型鉴别试验

该试验又称氧化/发酵（O/F）试验。

（1）原理：观察细菌对葡萄糖分解过程中是利用分子氧（氧化型），还是无氧降解（发酵型），或不分解葡萄糖（产碱型）。

（2）方法：从平板上或斜面上挑取少量细菌，同时穿刺接种 2 支 O/F 管，其中 1 支滴加无菌液状石蜡覆盖液面 0.3～0.5cm，经 37℃培养 48h 后，观察结果。

（3）结果判断：仅开放管产酸为氧化型，两管都产酸为发酵型，两管均不变为产碱型。

（4）注意事项：有些细菌不能在 O/F 培养基上生长，若出现此类情况，应在培养基中加入 2%血清或 0.1%酵母浸膏，重做 O/F 试验。

3.β-半乳糖苷酶试验（ONPG 试验）

（1）原理：某些细菌具有β-半乳糖苷酶，可分解邻-硝基酚-β-D-半乳糖苷，产生黄色的邻-硝基酚。

（2）方法：取纯菌落用无菌盐水制成浓的菌悬液，加入 ONPG 溶液 0.25ml，35℃水浴，于 20min 和 3h 观察结果。

（3）结果判断：通常在 20～30min 内显色，出现黄色为阳性反应。

（4）注意事项：①ONPG 溶液不稳定，若培养基变为黄色即不可再用。②ONPG 试验结果不一定与分解乳糖相一致。

4.三糖铁试验（TSI 试验）

（1）原理：能发酵葡萄糖和乳糖的细菌产酸产气，使三糖铁的斜面均呈黄色，并有气泡产生；只能发酵葡萄糖，不发酵乳糖的细菌，使斜面呈红色，而底层呈橙黄色；有些细菌能分解培养基中的含硫氨基酸，产生硫化氢，硫化氢遇到铅或铁离子形成黑色的硫化铅或硫化铁沉淀物。

（2）挑取纯菌落接种于三糖铁琼脂上，经 35℃培养 18～24h。

（3）结果判断：出现黑色沉淀物表示产生硫化氢。

（4）注意事项：三糖铁琼脂配制时，应掌握好高压灭菌的温度和时间，以免培养基中的糖被分解。

5.甲基红试验

（1）原理：某些细菌能分解葡萄糖产生丙酮酸，丙酮酸进一步分解为乳酸、甲酸、乙酸,使培养基的 pH 值降到 4.5 以下,加入甲基红指示剂即显红色（甲基红变红范围为 pH 4.4～

6.0）；某些细菌虽能分解葡萄糖，如果产酸量少，培养基的 pH 值在 6.2 以上，加入甲基红指示剂呈黄色。

（2）方法：将待检菌接种于葡萄糖蛋白胨水培养基中，35℃培养 1～2d，加入甲基红试剂 2 滴，立即观察结果。

（3）结果判断：呈红色者为阳性，呈黄色者为阴性。

（4）注意事项：①培养基中的蛋白胨可影响甲基红试验结果，在使用每批蛋白胨之前要用已知甲基红试验阳性细菌和阴性细菌做质量控制。②甲基红反应并不因增加葡萄糖的浓度而加快。

6.VP（Voges-Proskauer）试验

VP 试验亦称伏普试验。

（1）原理：某些细菌能分解葡萄糖产生丙酮酸，并进一步将丙酮酸脱羧成为乙酰甲基甲醇，后者在碱性环境中被空气中的氧氧化成二乙酰，进而与培养基的精氨酸等所含的胍基结合，形成红色的化合物，即为 VP 试验阳性。

（2）操作步骤：

1）将待检细菌接种于葡萄糖蛋白胨水培养基中，35℃孵育 1～2d。

2）观察方法—贝氏法（Barritt）：观察时按每 2ml 培养物加入甲液 1ml、乙液 0.4ml 混合，置 35℃ 15～30min，出现红色为阳性。若无红色，应置 37℃ 4h 后再判断，本法较奥氏法敏感。

（3）结果判断：红色者为阳性。

（4）注意事项：α-萘酚酒精容易失效，试剂放室温暗处可保存 1 个月，KOH 溶液可长期保存。

7.淀粉水解试验

（1）原理：产生淀粉酶的细菌能将淀粉水解为糖类，在培养基上滴加碘液时，在菌落周围出现透明区。

（2）方法：将被检菌画线接种于淀粉琼脂平板或试管中，35℃培养 18～24h，加入碘液数滴，立即观察结果。

（3）结果判断：阳性反应时菌落周围有无色透明区，其他地方为蓝色；阴性反应时培养基全部为蓝色。

（4）应用：用于白喉棒状杆菌的生物分型，重型淀粉酶水解试验阳性，轻、中型为阴性；也可用于芽孢杆菌属菌种和厌氧菌某些种的鉴定。

8.胆汁七叶苷试验

（1）原理：在 10%～40%胆汁条件下，有些细菌具有分解七叶苷的能力。七叶苷被细菌分解产生七叶素，七叶素与培养基中的枸橼酸铁的二价铁离子发生反应形成黑色化合物。

（2）方法：被检菌接种于胆汁七叶苷培养基中，35℃培养 18～24h，观察结果。

（3）结果判断：培养基基本变黑为阳性，不变色为阴性。

（4）应用：主要用于 D 群链球菌与其他链球菌的鉴别，以及肠杆菌科细菌某些种的鉴别。

9.明胶液化试验

（1）原理：细菌分泌的胞外蛋白水解酶（明胶酶）能分解明胶，使明胶失去凝固能力而液化。

（2）方法：将待检菌接种于明胶培养基中，35℃培养24h至7d，每24h取出放入4℃冰箱，约2h后观察有无凝固。

（3）结果判断：如无凝固则表示明胶已被水解，液化试验阳性，如凝固则需继续培养。

（4）注意事项：注意培养时间应足够长，时间不够，容易形成假阴性结果；应该同时作阳性对照和阴性对照。

10.吡咯烷酮芳基酰胺酶（PYR）试验

（1）原理：多数肠球菌含有吡咯烷酮芳基酰胺酶（pyrrolidonyl arylamidase），能水解吡咯烷酮-β-萘基酰胺（L-pyrrolidonyl-β-naphthylamide，PYR），释放出β-萘基酰胺，后者可与PYR试剂（N，N-dimethylamino-cinnamaldehyde）作用，形成红色的复合物。

（2）方法：直接取细菌培养物涂在PYR纸片上，放在35℃孵育5min，滴加PYR试剂。

（3）结果：显红色为阳性，呈无色或不改变为阴性。

11.葡萄糖酸盐氧化试验

（1）原理：某些细菌可氧化葡萄糖酸钾，产生α-酮基葡萄糖酸。α-酮基葡萄糖酸是一种还原性物质，可与班氏试剂反应，生成棕色或砖红色的氧化亚铜沉淀。

（2）方法：将待检菌接种于葡萄糖酸盐培养基中（1ml），置于35℃孵育48h，加入班氏试剂1ml，于水浴中煮沸10min，迅速冷却观察结果。

（3）结果判断：出现黄色到砖红色沉淀为阳性；不变色或仍为蓝色为阴性。

（4）注意事项：隔水煮沸应注意试管受热均匀，以防管内液体喷出。

二、氨基酸和蛋白质代谢试验

1.吲哚（靛基质）试验

（1）原理：某些细菌具有色氨酸酶，能分解培养基中的色氨酸产生吲哚，吲哚与试剂（对二甲氨基苯甲醛）作用，形成玫瑰吲哚而呈红色。

（2）方法：将待检细菌接种于蛋白胨水培养基中，35℃孵育1～2d，沿管壁慢慢加入吲哚试剂0.5ml，即可观察结果。

（3）结果判断：两液面交界处呈红色反应者为阳性，无色为阴性。

（4）注意事项：蛋白胨中应含有丰富的色氨酸，否则不能应用。

2.尿素试验

（1）原理：某些细菌能产生脲酶，分解尿素形成氨，使培养基变为碱性，酚红指示剂变为红色。

（2）方法：将待检细菌接种于尿素培养基中，35℃孵育1～4d。

（3）结果判断：呈红色者为尿素试验阳性。

（4）注意事项：尿素培养基颜色的变化是依靠出现碱性来实现的，故对尿素不是特异的。某些细菌如铜绿假单胞菌利用培养基中的蛋白胨可分解为大量氨基酸，使pH值升高而呈碱性，造成假阳性。因此，必须用无尿素的相同培养基作为对照。

3.氨基酸脱羧酶试验

（1）原理：有些细菌能产生某种氨基酸脱羧酶，使该种氨基酸脱去羧基，产生胺（如赖氨酸→尸胺、鸟氨酸→腐胺、精氨酸→精胺），从而使培养基变为碱性的，使指示剂变色。

（2）方法：挑取纯菌落接种于含有氨基酸及不含氨基酸的对照培养基中，加无菌液状石蜡覆盖，35℃孵育 4d，每日观察结果。

（3）结果判断：若仅发酵葡萄糖显黄色，为阴性；由黄色变为紫色，为阳性。对照管（不含氨基酸）为黄色。

（4）注意事项：①由于脱羧酶培养基含有蛋白胨，培养基表面的蛋白胨氧化和脱氨基作用可产生碱性反应，所以培养基应封闭，隔绝空气，以消除假阳性反应。②不含氨基酸的空白对照管，孵育 18～24h 后，仍应保持黄色（发酵葡萄糖）。

4.苯丙氨酸脱氨酶试验

（1）原理：有些细菌产生苯丙氨酸脱氨酶，使苯丙氨酸脱去氨基产生苯丙酮酸，与三氯化铁作用形成绿色化合物。

（2）方法：将待检细菌接种于苯丙氨酸琼脂斜面上，35℃孵育 18～24h，在生长的菌苔上滴加三氯化铁试剂，立即观察结果。

（3）结果判断：斜面呈绿色为阳性。

（4）注意事项：①注意接种菌量要多，否则会出现假阴性反应。②苯丙氨酸脱氨酶试验在加入三氯化铁试剂后，应立即观察结果，因为绿色会很快褪去，不管阳性或阴性结果，都必须在 5min 内做出判断。

5.硫化氢试验

（1）原理：细菌分解培养基中的含硫氨基酸（如胱氨酸、半胱氨酸等）产生硫化氢，硫化氢遇到铅或铁离子产生黑色硫化物。

（2）方法：将培养物接种于醋酸铅培养基或克氏铁琼脂培养基中，35℃孵育 1～2d，观察结果。

（3）结果判断：呈黑色者为阳性。

6.精氨酸双水解（ADH）试验

（1）原理：精氨酸经两次水解后产生鸟氨酸、氨及二氧化碳，鸟氨酸又在脱羧酶的作用下生成腐胺，氨与腐胺均为碱性物质，可使培养基指示剂变色。

（2）方法：将待检菌接种于精氨酸双水解培养基上，35℃孵育 1～4d，观察结果。

（3）结果判断：溴甲酚紫指示剂呈紫色为阳性，酚红指示剂呈红色为阳性，呈黄色为阴性。

（4）应用：主要用于肠杆菌科细菌及假单胞菌属某些细菌的鉴定。

三、有机酸盐和铵盐代谢试验

1.枸橼酸盐利用试验

（1）原理：在枸橼酸盐培养基中，细菌能利用的碳源只有枸橼酸盐。当某种细菌能利用枸橼酸盐时，可将其分解为碳酸钠，使培养基变为碱性，pH 指示剂溴麝香草酚蓝由淡绿色变为深蓝色。

（2）方法：将待检细菌接种于枸橼酸盐培养基斜面，于 35℃ 孵育 1～4d。

（3）结果判断：培养基由淡绿色变为深蓝色者为阳性。

（4）注意事项：接种菌量应适宜，过少可发生假阴性，接种过多可导致假阳性。

2.丙二酸盐利用试验

（1）原理：在丙二酸盐培养基中，细菌能利用的碳源只有丙二酸盐。当某种细菌能利用丙二酸盐时，可将其分解为碳酸钠，使培养基变为碱性，pH 指示剂溴麝香草酚蓝，由淡绿色变为深蓝色。

（2）方法：将待检细菌接种子丙二酸盐培养基上，于 35℃ 孵育 1～2d，观察结果。

（3）结果判断：培养基由淡绿色变为深蓝色者为阳性。

（4）注意事项：某些利用丙二酸盐的细菌产碱量少，造成判断困难。可将其与未接种的培养基进行对比。培养 48h 后有蓝色表示为阳性，阴性结果必须在培养 48h 后才能做出判断。

3.乙酰胺利用试验

（1）原理：非发酵菌产生脱酰胺酶，可使乙酰胺经脱酰胺酶作用释放氨，使培养基变为碱性。

（2）方法：将待检菌接种于乙酰胺培养基中，于 35℃ 孵育 24～48h，观察结果。

（3）结果判断：培养基由黄色变为红色为阳性，培养基颜色不变为阴性。

（4）应用；主要用于非发酵菌的鉴定。铜绿假单胞菌、无色杆菌、代尔夫特菌为阳性，其他非发酵菌大多数为阴性。

4.醋酸盐利用试验

（1）原理：细菌利用铵盐作为唯一氮源，同时利用醋酸盐作为唯一碳源时，可在醋酸盐培养基上生长，分解醋酸盐产生碳酸钠，使培养基变为碱性。

（2）方法：将待检菌接种于醋酸盐培养基斜面上，于 35℃ 孵育 7d，逐日观察结果。

（3）结果判断：斜面上有菌落生长、培养基变为蓝色为阳性，否则为阴性。

（4）应用：肠杆菌科中埃希菌属为阳性，志贺菌属为阴性；铜绿假单胞菌、荧光假单胞菌等非发酵菌为阳性。

四、酶类试验

1.触酶试验

（1）原理：具有触酶（过氧化氢酶）的细菌，能催化过氧化氢放出新生态氧，继而形成气泡。

（2）方法：取 3% 过氧化氢溶液 0.5ml，滴加于不含血液的细菌培养基上，或取 1～3ml 滴加于盐水菌悬液中。

（3）结果判断：培养物出现气泡者为阳性。

（4）注意事项：①细菌要求新鲜。②不宜用血平板上的菌落做触酶实验，因红细胞内含有触酶，可能出现假阳性。③需用已知阳性菌和阴性菌做对照。

2.氧化酶试验

（1）原理：氧化酶（细胞色素氧化酶）是细胞色素呼吸酶系统的酶。具有氧化酶的细菌，首先使细胞色素 C 氧化，再用氧化型细胞色素 C 使对苯二铵氧化，生成具有颜色的醌类化合物。

（2）方法：取洁净的滤纸一小块，蘸取菌苔少许，加一滴 10g/L 盐酸对苯二铵溶液于菌落上，观察颜色变化。

（3）结果判断：立即呈粉色并迅速转为紫红色者为阳性。

（4）注意事项：①试剂在空气中容易氧化，故应经常更换试剂，或配制时在试剂内加入 0.1%维生素 C 以减少自身氧化。②不宜采用含有葡萄糖的培养基上的菌落（葡萄糖发酵可抑制氧化酶活性）。③实验时应避免含铁的培养基等含铁物质，因本实验过程中遇铁时会出现假阳性结果。

3.靛酚氧化酶试验

（1）原理：具有氧化酶的细菌，首先使细胞色素 C 氧化，再由氧化型细胞色素 C 使盐酸对二甲氨基苯胺氧化，并与α-萘酚结合，产生靛酚蓝而呈蓝色。

（2）方法：取靛酚氧化酶纸片用无菌盐水浸湿，然后直接蘸取细菌培养物，立即观察结果。

（3）结果判断：纸片在 10s 内变成蓝色为阳性。

4.血浆凝固酶试验

（1）原理：金黄色葡萄球菌可产生两种凝固酶。一种是结合凝固酶，即结合在细菌细胞壁上，为纤维蛋白原的受体，能与血浆中的纤维蛋白原结合，可用玻片法测出。另一种是游离凝固酶，为分泌至菌体外的蛋白质，能被血浆中的协同因子激活成为凝血酶样物质，从而使血浆发生凝固。

（2）方法。

1）玻片法：取兔或人血浆和生理盐水各一滴分别置于清洁玻片上，挑取待检菌落分别与血浆及生理盐水混合。如果血浆中有明显的颗粒出现而生理盐水中无自凝现象为阳性。

2）试管法：取试管 3 支，分别加入 0.5ml 的血浆（经生理盐水 1∶4 稀释），挑取菌落数个加入测定管充分研磨混匀，将已知阳性菌株和阴性菌株加入对照管，37℃水浴 3～4h。血浆凝固为阳性。

（3）注意事项：若被检菌为陈旧的肉汤培养物（大于 18～24h）或生长不良、凝固酶活性低的菌株往往出现假阴性。该试验需要设阳性对照与阴性对照。

5.DNA 酶试验

（1）原理：某些细菌可产生细胞外 DNA 酶。DNA 酶可水解 DNA 长链，形成数个寡核苷酸链，后者可溶于酸。在平板上加入酸后，若菌落周围出现透明环，表示该菌具有 DNA 酶。

（2）方法：将待检细菌点种于 DNA 琼脂平板上，35℃培养 18～24h，在细菌生长物上加一层 1mol/L 盐酸（使菌落浸没）。

（3）结果判断：菌落周围出现透明环为阳性，无透明环为阴性。

（4）注意事项：培养基表面凝固水需烘干，以免细菌蔓延状生长。也可在营养琼脂的基础上增加 0.2% DNA。

6.硝酸盐还原试验

（1）原理：硝酸盐培养基中的硝酸盐可被某些细菌还原为亚硝酸盐，后者与乙酸作用产生亚硝酸。亚硝酸与对苯氨基苯磺酸作用，形成偶氮苯磺酸，再与α-萘胺结合生成红色的N-α-萘胺偶氮苯磺酸。

（2）方法：将待检细菌接种于硝酸盐培养基中，于35℃孵育1～2d，加入甲液和乙液各2滴，即可观察结果。若加入硝酸盐试剂不出现红色，需检查硝酸盐是否被还原。可于原试管内加入少量锌粉，如出现红色，证明产生芳基肼，表示硝酸盐仍然存在；若仍不产生红色，表示硝酸盐已被还原为氨和氮。也可在培养基内加1支小导管，若有气泡产生，表示有氮气产生，用以排除假阴性。如铜绿假单胞菌、嗜麦芽窄食单胞菌等可产生氮气。

（3）结果判断：呈红色者为阳性。若不呈红色，再加入少量锌粉，如仍不变为红色者为阳性，表示培养基中的硝酸盐已被还原为亚硝酸盐，进而分解成氨和氮。加锌粉后变为红色者为阴性，表示硝酸盐未被细菌还原，红色反应是由于锌粉还原所致。

（4）注意事项：本实验在判定结果时，必须在加试剂之后立即判定，否则会因迅速褪色而造成判定困难。

五、其他试验

1.氢氧化钾拉丝试验

（1）原理：革兰阴性菌的细胞壁在稀碱溶液中容易破裂，释放出未断裂的DNA螺旋，使氢氧化钾菌悬液呈现黏性，可用接种环搅拌后拉出黏液丝，而革兰阳性菌在稀碱溶液中没有上述变化。

（2）方法：取1滴40g/L氢氧化钾水溶液于洁净玻片上，取新鲜菌落少量混合均匀，并不断提拉接种环，观察是否出现拉丝。

（3）结果判断：出现拉丝者为阳性，否则为阴性。

2.黏丝试验

（1）霍乱弧菌与0.5%去氧胆酸盐溶液混匀，1min内菌体溶解，悬液由混浊变为清晰，并变黏稠，用接种环挑取时有黏丝形成。

（2）方法：在洁净载玻片上加0.5%去氧胆酸盐溶液，与可疑细菌混匀，用接种环挑取，观察结果。

（3）结果判断：在1min内菌悬液由混变清并且黏稠，有黏丝形成为阳性，否则为阴性。

3.CAMP试验

（1）原理：B群链球菌具有"CAMP"因子，能促进葡萄球菌β溶血素的活性，使两种细菌在画线处呈现箭头形透明溶血区。

（2）方法：先用产溶血素的金黄色葡萄球菌在血平板上画一横线，再取待检的链球菌与前一画线做垂直接种，两者相距0.5～1.0cm，于35℃孵育18～24h，观察结果。

（3）结果判断：在两种细菌画线交界处，出现箭头形透明溶血区为阳性。

（4）注意事项：被检菌与金黄色葡萄球菌画线之间留出0.5～1.0cm的距离，不得相接。

4.奥普托欣（Optochin）敏感试验

（1）原理：Optochin（乙基氢化去甲奎宁 ethylhydrocupreine 的商品名）可干扰肺炎链

球菌叶酸的生物合成，抑制该菌的生长，故肺炎链球菌对其敏感，而其他链球菌对其耐药。

（2）方法：将待检的α溶血的链球菌均匀涂布在血平板上，贴放 Optochin 纸片，35℃孵育 18～24h，观察抑菌环的大小。

（3）结果判断：抑菌环大于 15mm 的为肺炎链球菌。

（4）注意事项：①做 Optochin 敏感实验的平板不能在二氧化碳环境下培养，因其可使抑菌环缩小。②同一血平板可同时测定几株菌株，但不要超过 4 株。③Optochin 纸片可保存于冰箱中，一般可维持 9 个月。如用已知敏感的肺炎链球菌检测为耐药时，纸片应废弃。

5.新生霉素敏感试验

（1）原理：金黄色葡萄球菌和表皮葡萄球菌可被低浓度新生霉素抑制，表现为敏感，而腐生葡萄球菌表现为耐药。

（2）方法：将待检菌接种于 MH 琼脂平板或血平板上，贴上每片含 5μg 新生霉素诊断纸片一张，35℃孵育 18～24h，观察抑菌环的大小。

（3）结果判断：抑菌环直径大于 15mm 为敏感，不大于 15mm 为耐药。

6.杆菌肽敏感试验

（1）原理：A 群链球菌对杆菌肽几乎全部敏感，而其他群链球菌对杆菌肽一般为耐药。故用以鉴别 A 群链球菌和非 A 群链球菌。

（2）方法：用棉拭子将待检菌均匀接种于血平板上，贴上每片含 0.04U 的杆菌肽纸片一张，放 35℃孵育 18～24h，观察结果。

（3）结果判断：抑菌环直径大于 10mm 为敏感，不大于 10mm 为耐药。

7.O/129 抑菌试验

（1）原理：O/129（2，4 二氨基-6，7-二异丙基喋啶）能抑制弧菌属、发光杆菌属和邻单胞菌属细菌生长，而气单胞菌属和假单胞菌属细菌耐药。

（2）方法：用棉拭子将待检菌均匀涂布于碱性琼脂平板上，把每片含 10μg、每片含 150μg 两种含量的 O/129 纸片贴于其上，放 35℃孵育 18～24h，观察结果。

（3）结果判断：出现抑菌环者表示敏感，无抑菌环者为耐药。

（4）注意事项：弧菌属、邻单胞菌属敏感，气单胞菌属细菌为耐药。上述细菌传染性强危害大，实验过程中务必做好生物安全工作，或在相应生物安全级别实验室进行。

第七节　分子微生物学检验技术

分子生物学的理论和技术的迅速发展为微生物的鉴定与鉴别，微生物的分型，耐药基因的检测，分子流行病学的调查等提供了重要手段，使得其更加准确、简洁和快速。

一、脉冲场凝胶电泳

脉冲场凝胶电泳（PFGE）以其重复性好、分辨力强而被誉为微生物分子分型技术的"金标准"。无论是在固体还是液体培养基中生长的细菌，用蛋白裂解酶溶解细胞壁和蛋白质后，再经 ONA 特异位点内切酶消化、酶切，再将经如上处理的微生物 DNA 放置凝胶中电泳。定时改变电场方向的脉冲电源，每次电流方向改变后持续 1 秒至 5 分钟左右，然后再改变电流方向，反复循环，使 DNA 在琼脂糖凝胶的网孔中呈曲线波动，从而将 10～800kb 的大片段微生物 DNA 有效地分离，此电泳图谱经荧光素染色（如溴乙啶）后观察。成像的数据可贮存在商品化的数据库中，并用商品化的软件包进行数据分析。

PFGE 图谱的判别标准，根据其电泳条带来判定，如 PFGE 图谱一致，说明为相同菌株；有 1～3 条带的差异说明菌株间有相近关系，且只有单基因的改变；4～6 条带的差异说明菌株间可能有相近关系，但可有两个独立基因的差异；如菌株间有 6 条带或更多条带差异，表明有三个或更多基因的改变，可视为无相关性。此标准只适用于小量的局部性基因的变化研究，有一定的局限性。

PFGE 适用于各种病原菌分析，与其他分型方法比较有着更高的分辨力和重复性。目前，许多常见的细菌病原体如肺炎链球菌、肠球菌、肠杆菌、铜绿假单胞菌和其他革兰阴性菌以及非结核分枝杆菌等都可用 PFGE 进行分析。但是，对耐甲氧西林金黄色葡萄球菌、流感嗜血杆菌 b 型和大肠埃希菌 O157：H7 型等，由于它们各菌属间有相同的内切酶位点，故在流行病学上无相关性的分离株也可表现出相同的 PFGE 图谱，不易区分。尽管如此，PFGE 在分子生物学分型技术中仍是分辨率最好的方法，实验表明较大多数其他方法分辨率高，如在鉴别乙酸钙不动杆菌和鲍曼不动杆菌、淋病奈瑟菌等菌株时，其分辨率也明显高于重复序列片段 PCR（Rep-PER）。凝胶扫描分析仪和相应软件有助于创建所有病原菌 PFGE 图谱数据库。将鉴定的图谱数据与数据库中的相比较，可判断被测菌株与相关菌属间的遗传学关系。

二、DNA 印迹和限制性片段长度多态性分析

DNA 印迹主要用于测定和定位各种真核和原核生物体基因序列，其方法是将全染色体 DNA 经内切酶消化后，用琼脂糖凝胶电泳将其片段分离，再将分离的 DNA 片段从琼脂糖凝胶中转印到硝酸纤维素或尼龙膜上，最后将结合在膜上的核酸通过与一个或多个同源性探针杂交进行检测。探针的标记可用酶显色底物或酶化学发光底物等。该方法已成功地用于细菌菌株的分型中，它基于各种内切酶位点在不同菌株的基因特异性区域中呈多态性的原理，根据琼脂糖电泳的条带大小来判定菌株间的关系。

基因特异性探针现已用于监测微生物的流行菌（毒）株。在 RFLP-DNA 印迹的基础上发展起来另一个分型法，核糖体分型（ribotyping）技术，其最大特点是选用细菌核糖体中 16SrRNA 或 23SrRNA 基因为杂交探针，核糖体分型可用于区分不同的细菌菌株的研究。由于该方法产生的杂交条带较少，结果的判别较容易，但对基因关系相近的菌株间其分辨力尚显不够。

多基因位点也能成为细菌分型中 DNA 印迹研究的靶点，如采用 toxA 基因和 16S 与 23SrRNA 基因的复合探针用于铜绿假单胞菌的分型。但应用双基因探针法的 DNA 印迹技术，其分辨力仍低于 PFGE，又由于 DMA 印迹技术烦琐，其应用多已被 PCR 特异性位点 RFLP 方法所代替。

三、随机扩增 DNA 多态性分析

随机扩增 DNA 多态性分析（RAPD）又称为随机引物 PCR（arbitrary primers PCR）最初由 Wil-liams、Welsh 及 Mc-Clelland 等于 1990 年报道。RAPD 分析是基于较短的随机序列引物（9～10 个碱基长度），在低退火温度下能与染色体 DNA 序列有较好的亲和力，能用于

细菌基因区域的初始扩增。如果当退火时两个 RAPD 引物分别在数千 bp 的范围内，与模板结合后 PCR 所产生的分子长度与两者间的结合距离相一致。由于在同种细菌的不同株之间与随机引物结合位点的数量不同，在理论上不同菌株经琼脂糖电泳分离扩增后产物所产生的条带图谱有所不同。

在多数情况下，RAPD 引物序列所产生的最佳 DNA 条带靠经验来确定试验条件。有人用噬菌体 M_{13} 的一段保守 DNA 序列作为 RATO 指纹图谱分析的引物，可能有助于 RAPD 方法的标准化。

RAPD 法可用来进行细菌和真菌的分型。与其他的分型技术比较，RAPD 分析 16rRNA 基因和 16S～23SrRNA 间隔区较 RFLP 有更好的分辨性，但不及 Rep-PCR。RAPD 分析中的问题是缺乏重复性和难以标准化。由于引物不能直接与一些特殊的基因位点结合使得引物与模板位点间发生不完全性杂交，加之扩增过程敏感性极高，在退火温度下的轻微变化都能导致图谱条带的改变，且根据经验来设计引物，给确定最佳反应条件和试剂浓度的选择带来了困难，这些都是该技术难以标准化的因素。

四、PCR-异性位点 RFLP

PCR 能对细菌特异性的基因区域进行扩增并进行比较，被检测的这些特异性区域常用相应的特异性引物来进行扩增，将产物进行 RFLP 分析。消化后的 DNA 片段可通过琼脂糖或聚丙烯凝胶电泳进行分离。

PCR-特异性位点 RFLP（PCR-based locus-specific RFLP）特异性位点的 RFLP 方法能用于微生物基因分型研究。细菌的 16S、23S 和 16S～23S 区域常用于特异性位点 RFLP 的研究靶点。核糖体 DNA 的扩增、内切酶消化和 DNA 片段的电泳分离，较之 DNA 印迹的传统核糖体分型更加简便，同时，特异性位点的 RFLP 方法还可运用于耐药基因的筛查中，Cockerill 等曾通过扩增对异烟肼不同程度耐药的结核分枝杆菌 katG 基因的 RFLP 方法来观察其突变。

由于 PCR 特异性位点 RFLP 所检测的细菌基因区域有限，研究表明，PCR-核糖体分型与 PFGE 和生化分型方法比较，其分辨率较低。

五、重复片段 PCR

此法通过 PCR 扩增细菌基因的重复 DNA 片段来获得菌株特异性图谱。目前主要应用两种重复片段，一种是基因外重复回文序列（repetitive extragenic palindromic，REP），它是一个有 38bp 的片段，由一个保守回文段以及两端分别为有 6 个降解位点和一个 5bp 的可变框组成。REP 序列已在许多肠杆菌科细菌中发现，REP 片段中的回文特性和它能形成框架结构的特性是导致其具有高度保守结构分散等多重功能的关键。第二种常用于分型的 DNA 序列是肠杆菌科基因间重复序列（enterobacterial repetitive intergenic consensus，ERIC），其核酸为 126bp，其中包含了一个高度保守的中央倒置重复序列并位于细菌染色体中的基因外区域，它们在大肠埃希菌和沙门菌的基因序列中极其重要。

在扩增时，无论 REP 还是 ERIC 片段可以是一对引物或一组引物，也可选用多组复合引物。ERIC 法所产生的图谱一般较 REP 简单，但在对细菌菌株的分辨力却相似。同时选用 REP 和 ERIC 引物进行 PCR 分型可提高其分辨能力。

在细菌 DNA 分型中，重复片段 PCR（Rep-PCR）方法应用最为广泛，REP 和 ERIC 引物都适合于肠杆菌属等各种革兰阴性菌和肺炎链球菌等各种革兰阳性菌。由于该方法简便，适合于大批量菌株的鉴定，但其分辨力仍不及 PFGE。

六、扩增片段长度多态性分析

扩增片段长度多态性分析（AFLP）是一种基因指纹技术，其原理是对经内切酶消化的 DNA 片段进行选择性的扩增，最初该方法主要用于鉴定植物基因的特性，后也用于细菌的 DNA 分型中。一般 AFLP 可选用两个不同的内切酶和两个引物，也可用一个内切酶和一个引物进行。通常细菌 DNA 经提取、纯化后，用两个不同的酶如 EcoRI 和 Msel 消化，选用与酶切位点和被检序列有同源性的片段作为 PCR 引物，则能较好地与之互补进行扩增。为了便于观察，PCR 引物可用放射性同位素或荧光素标记，也可用于溴乙啶染色检查。研究表明，AFLP 在菌株分型中有着较好的重复性，其分辨能力优于 PCR-核糖体技术，但不如 Rep-PCR 和 PFGE。

七、DNA 序列测定

所有鉴别微生物的基因检测方法都是根据菌（毒）株间 DNA 序列的差异而设计，故在理论上 DNA 序列测定（DNA sequencing）是最可靠的微生物分型手段，也是微生物鉴定的基本依据。但因需特殊设备且成本较高，故不宜在临床应用。DNA 序列测定通常是采用 PCR 扩增样品 DNA 中的某一片段，再将 PCR 产物进行测序，RNA 也可通过反转录后进行序列分析。自动化的 DNA 测序仪是基于实时荧光来监测标记的测序产物而进行，常用的 DNA 测序仪通常采用的是双脱氧链终止法，即在 DNA 合成反应中加入 5'被荧光素标记的寡核苷酸引物和少量的一种 ddNTP 后，链延伸将与偶然发生但却十分特异的链进行竞争，反应产物是一系列的核苷酸，其长度取决于起始 DNA 合成的引物末端到出现链终止位置之间的距离，在 4 组独立的酶反应中分别采用 4 种不同的 ddNTP，结果将产生 4 组寡核苷酸，它们将分别终止于模板的每一个 A、C、G、T 的位置上。再将四管反应物同时进行聚丙烯酰胺凝胶电泳，在电泳时，荧光标记物被氩激光所激发而自动检测，其数据结果经特殊的软件处理而判读出碱基序列。

DNA 序列测定的应用需注意以下几个问题，首先 DNA 序列测定只适用于细菌染色体中非常小范围内的直接检测，不适宜对复杂序列或细菌染色体大范围的测定，而 PFGE、Rep-PCR 和 RAPD 分析等则是检测的细菌全染色体。其次，由于序列测定的 DNA 范围有效，在选择序列范围时，应避开细菌的高度保守区域，以提高其分辨能力。再次，在分型中所选择的被测序列应不能水平地传递给其他菌株，以保证其分型的准确性。

第八节 免疫学检测技术

传统的和现代的抗原-抗体反应在微生物的鉴定和微生物感染诊断中均具有重要意义。

一、传统的抗原-抗体反应

（一）凝集反应

原理：颗粒性抗原与相应的抗体在合适的浓度比例下、在合适的反应条件下（温度、pH、盐离子和反应时间等）可发生凝集反应。应用：用已知抗原检查抗体，或用已知抗体检查抗原。它是细菌鉴定传统的重要技术。

1.直接凝集反应

多为在实验室制备多价或单价抗血清用来检查细菌的抗原而鉴定细菌。

（1）沙门菌的血清型鉴定：沙门菌的菌体或鞭毛的抗原结构不同。实验室应用成套的多价和单价的抗血清依凝集反应而分出血清型。以前沙门菌的命名就依血清型别的差异，如今虽不以此定种，血清型仍需确定以资鉴别，且需将抗原结构写于菌种名后。

（2）大肠埃希菌的血清型鉴定：致腹泻性或尿道或血流感染性的大肠埃希菌的血清学鉴定有助于确定其致病性（如产志贺毒素大肠埃希菌 O157 等），也可鉴别各种类型的致腹泻大肠埃希菌也是流行病学和流行菌株调查的重要技术。

（3）志贺菌的血清学鉴定：志贺菌的种别与型别由与多价和单价抗血清的凝集而确定。

（4）在耶尔森菌、弯曲菌、军团菌，流感嗜血杆菌，脑膜炎奈瑟菌等的鉴定中也用直接凝集反应。分析菌株的血清型与其致病性、毒力和流行特征密切相关。

2.间接凝集反应

利用载体，如葡萄球菌 A 蛋白、链球菌 G 蛋白和固相载体，如含 A 蛋白的葡萄球菌菌体，聚苯乙烯（latex）粒子、明胶粒子、炭末、胶体金、胶体硒等包被已知的抗体用来检查抗原（病毒、细菌、支原题、衣原体等抗原）；也可包被已知的抗原来检查患者血清中的抗体。此类间接凝集试验应用很广，已有不少的商品试剂盒。主要有：

（1）筛查梅毒患者的 VDRL（veneral disease research laboratory，美国性病研究实验室）法，RPR（rapid plasma reaction，快速血浆反应）和 USR（unheated serum reaction，不加热血清反应）试验系将非梅毒螺旋体的抗原（心磷脂，反应原）结合于粒子表面来筛查梅毒患者血清中的抗体（反应素）。如以梅毒螺旋体的可溶性抗原结合在粒子表面则可检查患者血清中的特异性抗体，作为确证试验。

（2）同时检查多种病原体抗原的粒子凝集试验：如同时检查脑脊液中肺炎链球菌、流感嗜血杆菌和脑膜炎奈瑟菌的 Latex 凝集试验。同时检查脑脊液中疱疹病毒、腮腺炎病毒和腺病毒的 Latex 凝集试验。我国自行开发出自咽部标本检查 A 型流感病毒 H_5N_1 的快速诊断试验。

（3）直接自粪便悬液中检查轮状病毒的 Latex 凝集试验。

（4）检查产毒素大肠埃希菌的不耐热毒素（LT）耐热毒素（ST）的凝集试验需先裂解菌体。

（5）自体液或血液中检查真菌抗原的凝集试验以快速诊断深部真菌感染。

（6）链球菌的抗原分群，以分群抗体分别包被于 Latex 粒子，将自菌体提取的抗原进行凝集反应可用于链球菌的分群。

（7）自标本中检查病毒抗原的间接凝集试验。

（二）沉淀反应

原理：可溶性抗原与相应的抗体在合适的浓度比例、合适的反应条件（温度、pH、盐离子和反应时间等）可发生沉淀反应。

（1）用已知的微生物抗原或抗体通过双向琼脂扩散试验可鉴定相应的抗体或抗原。

（2）用单向琼脂扩散或火箭电泳试验可鉴定和粗略定量微生物抗原或抗体。

（3）免疫光散射或免疫浊度测定技术，可精密地定量微生物抗原或抗体。

（三）补体结合反应

此种技术较前两者的特异性和敏感性好。现虽已应用不多，但在一些病毒性疾患的诊断中仍有重要的作用。

二、现代的抗原-抗体反应

近年迅速发展起来的各种形式的标记免疫分析已成为微生物鉴定及其感染的重要诊断技术。各种均相和非均相的标记免疫分析有放射免疫分析（RIA）、酶免疫分析（EIA）、荧光免疫分析（FIA）、化学发光免疫分析（CIA）、生物发光免疫分析（BIA）和金标记免疫分析技术等，它们的技术原理与基本方法在免疫学检验的章节中已有介绍。需要强调的是以下方面：

（1）单克隆抗体和基因工程抗体以至噬菌体展示技术抗体或适体（aptamer）的迅速发展，可以更特异而敏感地直接自各种标本中检查微生物的抗原而实现快速而可靠的诊断。如今微生物感染的诊断技术已逐步由抗体检测向抗原检测转变。检测标本中含量极低的抗原用上述抗体可以有效地检出。

（2）金标记免疫技术与高特异性的抗体相结合，使之成为简便而快速的微生物感染的诊断技术，成为即时检验（point of care test，POCT）的重要组成部分，最有发展和临床应用前景。

三、免疫学技术检查患者血清中的抗体

（1）以微生物的抗原（菌体的、可溶性的、基因工程制备的）检查患者血清中的 IgM 抗体具有早期诊断的价值。因 IgM 抗体在血清中出现最早，常是感染急性期的标志。

（2）IgG 抗体主要用于回顾性的确诊，如 IgG 抗体持续升高，尤其是在感染的恢复期比急性期有 4 倍以上的升高则具有诊断价值。

（3）IgA 分泌型抗体对局部（尤其是黏膜部位）感染具有诊断价值。EB 病毒壳蛋白的 IgA 抗体与鼻咽癌有较明显的联系。

（4）抗体检查对新发的或起初病原不明的微生物感染性疾患有重要的诊断和鉴别诊断的价值。如 2003 年世界范围出现的传染性非典型性肺炎（SARS），在最初病原不明的情况下，保留患者的血清检查抗体，对明确诊断极有价值。

第九节 生物芯片技术

生物芯片技术是迅速兴起的高新技术，其特点是高通量（同时检查多种目标）、高集成、微量化且具有高敏感性和高特异性。它在微生物感染的诊断中具有独特的技术优势。目前还

主要用于科研，但其发展极为迅速，用于临床和微生物感染诊断的前景广阔。

生物芯片有多种，其分类方法也有不同；如按其用途大体可分为：①蛋白质芯片：依据免疫学原理，使多项抗原-抗体反应同时在一张芯片上进行，又可分为：测抗原的蛋白质芯片、测抗体的蛋白质芯片、测多肽的蛋白质芯片、测受体和酶的蛋白质芯片等。②基因（DNA）芯片：在固相支持物上合成或点加用于杂交的寡核苷酸探针。提取并扩增目的基因后与芯片探针杂交/以检测仪检出杂交信号，计算机软件自动判读结果。有多种检测技术，依其用途又可分为：测序 DNA 芯片、基因表达芯片、基因组比较芯片、微生物等目的基因检出芯片等。③液体芯片：靶基因或检测对象与探针在液相中杂交。探针是有两种荧光粒子按不同的比例混合制备而成。杂交后的信号由流式细胞仪检测，由检测到的荧光的差异而测知目的基因或目的物。

用于微生物感染诊断的芯片以基因芯片为主，但检测微生物的抗原或抗体也是诊断的重要手段，蛋白质芯片也是检查抗原或抗体的敏感而特异的方法，故本节也将蛋白质芯片包括在内。

一、基因芯片

基因芯片也称 DNA 芯片、DNA 微阵列、DNA 微集芯片、寡核苷酸阵列等。

（一）基本原理

将大量的核酸片段（寡核苷酸、cDNA、基因组 DNA）以预先设计好的方式固定在支持物即芯片上。此类芯片可依需要选用玻片、硅片、聚丙烯酰胺凝胶、尼龙膜等。在芯片上组成密集的阵列式探针，用来与经荧光或其他标记物标记的靶分子进行特异性结合。结合的荧光或其他标记物的信号由专用仪器自动检测、自动判读，从而判断标本中靶分子的性质与数量。

（二）主要制备过程

1.探针的设计

用于微生物分类和鉴定的寡核苷酸探针选择目的微生物的特异基因片段。登录 GenBank 检索为此提供重要的工具。对于细菌，选用核糖体的 16SrDNA、23SrDNA 或 16SrDNA 和 23SrDNA 间隔区基因片段可兼及细菌的保守序列和变异序列。

2.载体芯片的选择

固体片状材料可选用玻片、硅片或瓷片。薄膜材料可选用硝酸纤维素膜、尼龙膜或聚丙烯膜等。载体表面要经活化，一般用涂布多聚赖氨酸或包被氨基硅烷耦联试剂，使表面带有羟基或氨基等活性基团。

3.芯片的制备

基本方法有去光保护原点合成法，过程较复杂，已不多用。分子印章原位合成法和喷印合成法和合成点样法，后者采用较多，由专用微阵列点样仪完成。

（三）主要检测过程

标本中 DNA 或 RNA 的提取，已有商品成套试剂供应，关键是提取效率和避免污染。

1.PCR 扩增

关键在适当的引物设计和扩增体系的优化。

2.扩增物的标记

常用者有同位素、荧光物、生物素、地高辛、纳米金粒子、胶体金纳米粒子等。

3.与芯片上的探针杂交

重要的是选择合适的杂交条件，减少杂交错配。

4.杂交信号的检测分析

依标记物的不同应用荧光显像仪，质谱仪，化学发光仪等。信号再经自动搜集，处理进行定性或定量分析，判定结果。

二、蛋白质芯片

基本原理同上，但芯片上加有多种标记过的抗原经固定后与标本中的抗体结合，再检测标记信号可知标本中存在何种抗体。同样可用各种标记的已知抗体检查标本中的微生物抗原，进行感染的快速诊断。

三、生物芯片技术在微生物诊断中的应用

这方面的进展在飞速地进步。每天均有新的应用文章出现，仅据近期的应用资料可大体归纳如下：

1.各种病原体

包括病毒、细菌、支原体、衣原体、螺旋体、立克次体等的基因测序、DNA 指纹图谱和分类、定型。

2.病毒的检测和自标本中同时检查多种病毒

应用较多的有 HIV 的检出与分型，HBV 和 HCV 的分型，流感病毒的检出与分型，流感病毒 H_5N_1 的检查与抗原变异分析，引起传染性非典型性肺炎（SARS）的新型冠状病毒的检测与分型，西尼罗等新病毒的检测，自呼吸道标本总同时检查多种呼吸道病毒，自脑脊液中同时检查多种病毒，自粪便中检查多个型别的轮状病毒等。

3.自标本中同时检查多种不同的病原体

如性传播性疾病的检查芯片可同时检查病毒、细菌、衣原体和梅毒螺旋体等。

4.多种细菌的同时检定

如菌血症芯片、呼吸道细菌芯片、肠道病原菌芯片、致腹泻大肠埃希菌（包括产素性、致病性、侵袭性、产志贺毒素性、聚集性大肠埃希菌各型）芯片、食源性病原菌芯片、水中细菌芯片、海水中细菌芯片等。

5.病原菌的鉴定和分型芯片

葡萄球菌及分型芯片、耐苯唑西林葡萄球菌检出及分型芯片、链球菌分型芯片、葡萄球菌肠毒素芯片、厌氧菌鉴定芯片、类杆菌鉴定芯片、棒状杆菌鉴定芯片、结核与非结核分枝杆菌鉴定芯片、肺炎链球菌分型芯片、军团菌、流感嗜血杆菌、李斯特菌、白喉杆菌、炭疽杆菌、卡他摩拉菌等的鉴定与分型芯片等。

6.细菌耐药基因检测芯片

已研制出革兰阳性菌、革兰阴性菌的多种耐药基因同时检测的芯片、结核分枝杆菌耐药基因、ESBL 几百种基因同时检测、耐喹诺酮多种耐药基因同时检测的芯片等。

7.其他

多种真菌同时检出及分型芯片、衣原体诊断及分型芯片、支原体诊断及分型芯片、螺旋体诊断及分型芯片、朊粒（prion，朊毒体）研究用芯片。

第十节　菌株保存和管理

微生物菌种是指可培养的有一定科学意义或实用价值的细菌、真菌细胞株及其相关信息。它是一个国家重要和宝贵的生物资源之一。因此，必须重视微生物的保存，使其尽可能不发生变异或死亡，为科学研究和实验鉴定提供良好的菌种。

一、菌种类型

（一）参考菌株

参考菌株主要用于临床微生物实验室室内质量控制，也可作为实验室培训的示教材料。实验室必须长期保存一定种类和数量的参考菌株，以满足工作需要。参考菌株的基本特性如下。

（1）形态、生理、生化及血清学特征典型，并相当稳定。

（2）菌株对所测定抗菌药物的抑菌环直径或 MIC 值稳定一致。

（3）对测试项目反应敏感。如测试在巧克力琼脂平板的分离能力，应选择流感嗜血杆菌或脑膜炎奈瑟菌。

（二）临床菌株

根据临床检验、教学、科研的需要，从临床各类标本中分离的典型菌株或比较少见菌株，也可做短期或长期保存。

二、各类菌种的保藏方法

保存菌株所采用的培养基必须能使微生物长期维持生存与稳定，不出现生长或新陈代谢过于旺盛的情况，使菌株较长时间存活而保持性状稳定。

（一）培养基直接保存法

（1）将菌种接种在适宜的固体斜面培养基上，待菌充分生长后，棉塞部分用油纸包扎好，移至 4℃的冰箱中保藏。

（2）保藏时间依微生物的种类而有所不同，放线菌及有芽孢的细菌保存 2～4 个月移种一次。一般细菌每月移种一次。

此法为临床微生物实验室和教学实验室常用的保藏法，优点是操作简单，使用方便，不需特殊设备，能随时检查所保藏的菌株是否死亡、变异与污染杂菌等。缺点是屡次传代易使微生物发生变异，表现为代谢等生物学性状的改变，且污染杂菌的机会亦较多。

（二）液状石蜡保藏法

（1）将液状石蜡分装于三角烧瓶内，塞上棉塞，并用牛皮纸包扎，$1.05 kgf/cm^2$（$1 kgf/cm^2 = 0.098 MPa$）、121.3℃高压蒸汽灭菌 20min，然后放在 40℃温箱中，使水汽蒸发掉，备用。

（2）将需要保藏的菌种在最适宜的斜面培养基中培养，以得到健壮的菌体。

（3）用无菌吸管吸取灭菌的液状石蜡，注入已长好菌的斜面上，其用量以高出斜面顶端 1cm 为准，使菌种与空气隔绝。

（4）将试管直立，置于低温或室温下保存（有的微生物在室温下比冰箱中保存的时间还要长）。

此法实用且效果好。放线菌、芽孢细菌可保藏 2 年以上，一般无芽孢细菌也可保藏 1 年左右，甚至用一般方法很难保藏的脑膜炎球菌，在 37℃ 温箱内，亦可保藏 3 个月之久。其优点是制作简单，不需特殊设备，且不需经常转种。缺点是保存时必须直立放置，所占位置较大，同时也不便携带。从液状石蜡下面取培养物移种后，接种环在火焰上烧灼时，培养物容易与残留的液状石蜡一起飞溅，应特别注意。

（三）滤纸保藏法

（1）将滤纸剪成 0.5cm×1.2cm 的小条，装入 0.6cm×8cm 的安瓿管中，每管 1～2 张，塞以棉塞，1.05kgf/cm^2、121.3℃ 高压蒸汽灭菌 20min。

（2）将需要保存的菌种，在适宜的斜面培养基上培养，使其充分生长。

（3）取灭菌脱脂牛乳 1～2ml 滴加在灭菌平皿或试管内，取数环菌苔在牛乳内混匀，制成浓悬液。

（4）用灭菌镊子自安瓿管取滤纸条浸入菌悬液内，使其吸饱后再放回至安瓿管中，塞上棉塞。

（5）将安瓿管放入内有五氧化二磷作吸水剂的干燥器中，用真空泵抽气至干。

（6）将棉花塞入管内，用火焰熔封，保存于低温下。

（7）需要使用菌种进行复活培养时，可将安瓿管口在火焰上烧热，滴一滴冷水在烧热的部位，使玻璃破裂，再用镊子敲掉口端的玻璃，待安瓿管开启后，取出滤纸将其放入液体培养基内，置于温箱中培养。

细菌可保藏 2 年左右，此法较液氮、冷冻干燥法简便，不需要特殊设备。

（四）冷冻真空干燥保藏法

1.准备安瓿管

用于冷冻干燥菌种保藏的安瓿管宜采用中性玻璃制造，形状可用长颈球形底，亦称泪滴形安瓿管，大小要求外径 6～7.5mm，长 105mm，球部直径 9～11mm，壁厚 0.6～1.2mm。也可用没有球部的管状安瓿管。塞好棉塞，1.05kgf/cm^2、121.3℃ 高压蒸汽灭菌 20min，备用。

2.准备菌种

用冷冻真空干燥法保藏的菌种，其保藏期可达数年至十余年，为了在许多年后不出差错，故所用菌种要特别注意其纯度，不能有杂菌污染，然后在最适培养基中以最适温度培养。菌龄要求超过对数生长期，若用对数生长期的菌种进行保藏，其存活率反而降低。一般要求 24～48h 的培养物；放线菌则培养 7～10d。

3.制备菌悬液与分装

以细菌斜面为例，用脱脂牛乳 2ml 左右加入斜面试管中，制成浓菌液，每支安瓿管分装 0.2ml。

4.冷冻真空干燥

将分装好的安瓿管放入低温冰箱中冷冻，无低温冰箱可用冷冻剂如干冰（固体 CO_2）酒精液或干冰丙酮液。将安瓿管插入冷冻剂，只需冷冻 4～5min，悬液即可结冰。为在真空干燥时使样品保持冻结状态，需准备冷冻槽，槽内放碎冰块与食盐，混合均匀，可冷至-15℃。抽气一般若在 30min 内能达到 93.3Pa（0.7mmHg）真空度时，则干燥物不致熔化，继续抽气至肉眼观察被干燥物已趋干燥，一般抽到真空度 26.7Pa（0.2mmHg），保持压力 6～8h 即可。

5.封口

真空干燥后取出安瓿管，接在封口用的玻璃管上，用 L 形五通管继续抽气，约 10min 即可达到 26.7Pa。于真空状态下以煤气或酒精喷灯的细火焰在安瓿管颈中央进行封口。封口后保存于冰箱或室温暗处。

三、菌种保藏机构

目前，国内外有一些专门机构进行菌种保藏和供应。如：美国典型菌种保藏中心（ATCC）、英国国家典型菌种保藏中心（NCTC）、德国微生物菌种保藏中心（DSMZ）、法国巴斯德研究所菌种保藏中心（CIP）、荷兰微生物菌种保藏中心（CBS）、新西兰环境科学研究所医学部微生物保藏中心（ESR）、中国普通微生物菌种保藏管理中心（CGMCC）、中国医学细菌保藏管理中心[NMCC（B）]、中国抗生素菌种保藏管理中心（CACC）、中国典型培养物保藏中心（CCTCC）等。

四、菌种保存的注意事项

1.入库菌种应建立档案

菌种档案应包括菌种名称、编号、来源、保存日期、传代日期、定期鉴定的生化反应结果等，并详细记录菌种档案年限、菌种种类，分别归档管理，每一菌种一页，记录传代和复查结果。

2.菌种实行双人双管

保存菌种的冰箱应上锁，实验室保存的菌株不得擅自处理或带出实验室，如确因工作或科研需要而带离实验室，须经上级有关领导批准，并做好详细记录。

3.实验室保存菌种应按规定时间转种

每转种三代做一次鉴定，检查该菌株是否发生变异，并在菌种档案卡上做详细记录，包括菌名、来源、标号、保存转种日期、菌株是否发生变异等。如遇工作调动，应及时做好交接工作。

第十章 常见病毒检验

第一节 呼吸道病毒

呼吸道病毒是指一大类以呼吸道为侵入途径，引起呼吸道局部及全身感染的一类病毒。在急性呼吸道感染中90%以上由这类病毒引起。常见的呼吸道病毒包括流行性感冒病毒、冠状病毒、麻疹病毒、腮腺炎病毒、风疹病毒、腺病毒、呼吸道合胞病毒等。所致疾病具有发病急、潜伏期短、传染性强、传播迅速、病后免疫力不持久等特点。

一、流行性感冒病毒

流行性感冒病毒简称流感病毒，是引起人和动物流行性感冒（简称流感）的病原体，属正粘病毒科，包括甲（A）、乙（B）、丙（C）三型。其中甲型流感病毒是人类流感最重要的病原体，已引起多次界性大流行，仅1918－1919年的世界大流行，死亡人数就多达2000万，危害严重；乙型流感病毒一般引起局部或小流行；丙型流感病毒主要侵犯婴幼儿，多为散发感染，极少引起流行。

（一）生物学特性

1.形态结构

流感病毒为有包膜的单股RNA病毒，多为球形，直径为80～120nm，从人或动物体内新分离出的病毒有时呈丝状或杆状。其结构可分为内、中、外三层：

（1）内层：为病毒的核心，含病毒的核酸、核蛋白（NP）和RNA多聚酶。

核酸为分节段的单股负链RNA，甲型和乙型流感病毒有8个RNA节段、丙型只有7个RNA节段。每一个节段即为一个基因，能编码一种结构或功能蛋白，这一结构特点使病毒在复制过程中易发生基因重组导致新病毒株的出现。

核酸外包绕的为核蛋白，为病毒的主要结构蛋白，构成病毒衣壳，呈螺旋对称型。核蛋白为一种可溶性抗原，免疫原性稳定，很少发生变异，具有型的特异性，是流感病毒分型的依据。

（2）中层：为基质蛋白（M蛋白），位于包膜与核心之间，具有保护病毒核心和维持病毒形态的作用。M蛋白免疫原性稳定，具有型特异性，与核蛋白共同参与流感病毒的分型。

（3）外层：是由脂质双层构成的包膜，包膜上镶嵌有两种糖蛋白刺突，即血凝素（HA）与神经氨酸酶（NA）。两者具有重要的免疫原性，是划分流感病毒亚型的依据。①血凝素呈三棱柱状，可介导病毒包膜与宿主细胞膜融合，利于病毒吸附和穿入宿主细胞；能与鸡、豚鼠等多种动物和人的红细胞结合，引起红细胞凝集；具有型和株特异性，可刺激机体产生中和抗体，抑制病毒的感染。②神经氨酸酶呈蘑菇状，可水解宿主细胞表面的神经氨酸，利于成熟病毒的芽生释放；可破坏细胞膜上病毒的特异性受体，液化细胞表面的黏液，促使病毒从细胞上解离，利于病毒扩散；具有免疫原性，刺激机体产生的相应抗体，可抑制该酶的水解，从而抑制病毒的释放与扩散。

2.分型与变异

根据核蛋白和基质蛋白抗原性的不同将流感病毒分为甲、乙、丙三型。甲型流感病毒又根据 HA 和 NA 的抗原性不同分为若干亚型。目前已分离出 15 个 HA 亚型（$H_1 \sim H_{15}$）和 9 个 NA 亚型（$N_1 \sim N_9$）。三型流感病毒中甲型流感病毒最易发生变异，变异的形式有抗原性漂移和抗原性转变，变异的物质基础是 HA 和 NA，病毒变异幅度的大小直接影响流行规模的大小。乙型和丙型流感病毒不易发生抗原变异，至今尚未发现亚型。

（1）抗原性漂移：因病毒基因组自发点突变引起，变异幅度小，属量变，即亚型内变异，引起甲型流感的中小型流行。

（2）抗原性转变：因病毒基因组发生重组而引起，变异幅度大，属质变，大概每隔 10～15 年出现一个新的变异株，导致新亚型出现，由于人群对新亚型缺乏免疫力，往往引起流感大流行甚至暴发世界性大流行。

3.培养特性

流感病毒宜在鸡胚和培养细胞中增殖。初次分离病毒以接种鸡胚羊膜腔最好，传代适应后可接种于鸡胚尿囊腔。病毒增殖后游离于羊水或尿囊液中，取羊水或尿囊液进行红细胞凝集试验以确定病毒的存在。细胞培养可选用原代猴肾细胞或狗肾传代细胞。流感病毒在鸡胚和培养细胞中并不引起明显的细胞病变，需用红细胞吸附试验或免疫学方法测定有无病毒增殖。自人体分离的流感病毒能感染多种动物，但以雪貂最为敏感。

4.抵抗力

流感病毒对外界环境的抵抗力较弱，耐冷不耐热，室温下传染性很快丧失，加热 56℃ 30min 可被灭活，-70℃以下或冷冻真空干燥可长期保存。对干燥、日光、紫外线、脂溶剂和甲醛等敏感。

（二）临床意义

流感的传染源主要为急性期患者。病毒随飞沫进入呼吸道，通过其表面的血凝素吸附于呼吸道黏膜上皮细胞膜的受体上，然后侵入细胞内增殖，引起细胞变性脱落，黏膜充血水肿等局部病变。经 1～3d 的潜伏期，患者出现鼻塞、流涕、咳嗽、喷嚏、咽痛等症状，发病初期 2～3d，鼻咽部分泌物中病毒含量最高，传染性强。病毒一般不入血，但可释放内毒素样物质入血，引起畏寒、发热、疲乏无力、头痛、全身肌肉关节酸痛等全身症状。流感属于自限性疾病，无并发症者一般病程不超过 1 周，但婴幼儿、老年人及患有慢性疾病的人易继发细菌感染，使病程延长症状加重，如并发肺炎等病死率高。

流感病后可获得对同型病毒的短暂免疫力，主要是机体产生的 HA 和 NA 抗体。抗 HA 为中和抗体，其与病毒结合后可消除病毒的感染力，尤其呼吸道局部 sIgA 在清除病毒、抵抗再感染中发挥重要作用。抗 NA 在减轻病情和阻止病毒扩散中发挥作用。细胞免疫主要靠 $CD4^+T$ 淋巴细胞，可辅助 B 细胞产生抗体，$CD8^+T$ 细胞可清除病毒。

流感病毒传染性强，传播迅速，流行期间应尽量避免人群聚集，公共场所应经常通风换气和进行空气消毒，用乳酸或食醋熏蒸，可灭活空气中的流感病毒。接种流感疫苗可获得对同一亚型病毒的有效免疫力。盐酸金刚烷胺是目前防治甲型流感的常用药物，其作用机制主要是抑制病毒的穿入和脱壳。干扰素及中草药（板蓝根、金银花、大青叶等）在减轻症状缩短病程方面有较好效果。

（三）微生物学检验

1.标本采集

应在疾病的早期、最好在发病后 3d 内采集咽漱液、鼻咽拭子或鼻腔洗液等标本。

2.分离与鉴定

标本经抗生素处理后进行鸡羊膜腔或尿囊腔接种，35℃培养 3d，收集羊水或尿囊液做血凝试验检测病毒是否存在，血凝阳性的标本再进行血凝抑制试验以鉴定病毒的型别。原代人胚肾和猴肾细胞、传代狗肾细胞亦可用于流感病毒的分离，接种后经红细胞吸附试验和血凝试验检测病毒是否存在，阳性者用血凝抑制试验进行鉴定。

3.标本直接检查

（1）显微镜检查：电镜观察可见球形或丝状病毒颗粒，用特异性抗体进行免疫电镜观察可提高检出率。

（2）抗原检测：用 IF、EIA 和动态连续免疫荧光法等直接检测鼻咽部细胞内或细胞培养物中的流感病毒抗原。

4.核酸检测

可采用核酸杂交法、RT-PCR 法检测标本中或扩增标本中的流感病毒 RNA。

5.血清学诊断

取患者急性期（发病前 3 天）和恢复期（发病后 2～3 周）双份血清检测抗体。常用的方法有：血凝抑制试验、中和试验和补体结合试验等，若恢复期血清抗体效价高出急性期 4 倍以上有诊断意义。

二、其他呼吸道病毒

（一）SARS 冠状病毒

冠状病毒属于冠状病毒科，包括人冠状病毒和多种动物冠状病毒。该病毒呈多形性，核酸为单股正链 RNA，核衣壳呈螺旋对称，有包膜。电镜观察发现包膜表面有排列较宽的突起，形如日冕或花冠，故命名为冠状病毒。感染人类的冠状病毒主要有人呼吸道冠状病毒和人肠道冠状病分别引起人类呼吸道感染、腹泻或胃肠炎。

2002 年冬至 2003 年春在全世界流行的严重急性呼吸综合征（SARS）的病原体是一种新的冠状病毒，被命名为 SARS 冠状病毒。

2002 年 11 月，在我国广东省佛山首先发现了一类临床表现类似肺炎但症状及体征不典型的传染性疾病。随后这种不明原因的传染病迅速向世界各地传播，全球 32 个国家和地区相继出现疫情，累计病例 8465 例，死亡 919 例。2003 年 3 月，WHO 将该病正式命名为"严重急性呼吸综合征"，我国将其称为传染性非典型性肺炎。2003 年 4 月，WHO 确定该病病原体为一种新型冠状病毒，称为 SARS 相关冠状病毒。2003 年 4 月 8 日我国卫计委将 SARS 定为法定传染病。

1.生物学特性

（1）形态结构：SARS 冠状病毒的形态在电镜下与冠状病毒类似，病毒颗粒呈不规则球形，直径 60～220nm，核衣壳呈螺旋对称，核心为单股正链 RNA，有包膜。病毒包膜上有 3 种主要的糖蛋白：即 S 蛋白、M 蛋白和 E 蛋白。①S 蛋白：为刺突糖蛋白，可介导病毒与宿主细胞上的受体结合并与宿主细胞膜相融合，是一主要的抗原蛋白。②M 蛋白：为跨膜糖蛋白，参与病毒的出芽释放与病毒包膜的形成，负责营养物质的跨膜运输。③E 蛋白：为包膜糖蛋白，散在于包膜上，是一种小分子量蛋白。

（2）培养特性：SARS 冠状病毒可在 Vero-E6 细胞及 FRhK-4 等细胞内增殖并引起细胞病变。CPE 的特点主要为：病变细胞呈局灶、变圆、折光性强，晚期呈现葡萄串样表现。恢复期患者血清可抑制病毒复制。

（3）抵抗力：SARS 冠状病毒对乙醚等脂溶剂敏感。化学消毒剂如过氧乙酸、次氯酸钠、乙醇、甲醛等可灭活该病毒。不耐热或酸，但对热的抵抗力比普通冠状病毒强，加热56℃30 分钟可被灭活，在粪便和尿中可存活 1～2d，在液氮中可长期保存。

2.临床意义

SARS 患者是主要的传染源，传播途径以近距离飞沫传播为主，亦可通过接触患者的呼吸道分泌物、消化道排泄物、其他体液或接触被患者分泌液污染的物品而传播。人群对 SARS 病毒普遍易感，但患者家庭成员和医护人员等密切接触者是本病高危人群。流行季节主要是12 月至次年的 5 月。该病起病急，传播快，潜伏期短，一般为 4～5d，以发热为首发症状，体温持续高于 38℃，可伴有头痛、乏力和关节痛等，3～7d 后出现干咳、胸闷、气短等症状。肺部 X 线片双侧（或单侧）出现阴影，严重者肺部出现多叶病变，X 线胸片 48h 内病灶达50%以上，同时出现呼吸困难和低氧血症。进而出现呼吸窘迫，进展为呼吸窘迫综合征，出现休克、DIC，多器官功能障碍综合征等。若原有糖尿病、冠心病、肺气肿等基础病的老年患者，或并发其他感染性疾病者，病死率可达 40%～50%。目前认为，SARS 冠状病毒的致病机制主要是免疫病理损伤。

机体感染 SARS 冠状病毒后可产生特异性的体液免疫和细胞免疫。对 SARS 的预防应以严格隔离患者、切断传播途径、提高机体免疫力为主的综合措施。用于 SARS 特异性预防的疫苗已进入试用。治疗主要采取综合支持疗法和对症处理，给予抗病毒类药物和大剂量抗生素。流行期间应尽量避免大型集会，公共场所保持空气流通。

3.微生物学检验

（1）标本采集：可采集鼻咽拭子、气管分泌物、漱口液、痰液、粪便等标本，采集后应尽快接种，48h 内接种者可 4℃保存，48h 后接种者标本应放入-70℃保存。急性期血清标本应尽可能在发病初期，一般为发病后 1 周内采集；恢复期血清标本在发病后 3～4 周采集。

（2）病毒分离：为防止细菌或真菌生长，标本应加入抗生素（青霉素和链霉素）进行处理，接种 Vero-E6 细胞进行分离培养，以鉴定活病毒的存在。

（3）抗原检测：电镜直接观察病毒颗粒或 ELISA 法检测抗原。

（4）抗体检测：用 ELISA 和间接免疫荧光法检测患者急性期和恢复期双份血清中的特异性 IgM、IgG 抗体。若抗体增高 4 倍以上有诊断意义。

（5）核酸检测：用 RT-PCR 或 ER-PCR 法，从患者血液、粪便、呼吸道分泌物或体液等标本中检测 SARS 冠状病毒核酸。

（二）麻疹病毒

麻疹病毒是引起急性呼吸道传染病麻疹的病原体。临床以发热、口腔黏膜斑及全身斑丘疹为主要特征。WHO 已将其列为计划消灭的传染病之一。

1.生物学特性

麻疹病毒呈球形或丝状，直径 120～250nm。核酸为完整分节段的单股负链 RNA，不易发生基因重组和变异，只有一个血清型。核衣壳呈螺旋对称结构，外有包膜，表面有血凝素（HA）和血溶素（HL）两种刺突，HA 能凝集猴等动物的红细胞，并能与宿主细胞受体吸附，HL 具有溶解红细胞及使细胞发生融合形成多核巨细胞的作用，在胞质及胞核内均可出现嗜酸性包涵体。

麻疹病毒能在许多原代或传代细胞中增殖。麻疹病毒对理化因素的抵抗力较弱，加热 56℃30 分钟和一般消毒剂均易将病毒灭活，对日光、紫外线及脂溶剂敏感。

2.临床意义

急性期患者为传染源，主要通过飞沫经呼吸道传播，也可通过患者鼻腔分泌物、污染的玩具、日常用具等间接传播。麻疹病毒的传染性极强，易感者接触病毒后几乎全部发病，潜伏期至出疹期均有传染性，尤以出疹前、后 4～5d 传染性最强。冬春季发病率最高，潜伏期约为 1～2 周，病毒先在呼吸道上皮细胞内增殖，然后进入血流，形成第一次病毒血症，并随血流侵入全身淋巴组织和单核吞噬细胞系统，在其细胞内大量增殖后再次入血形成第二次病毒血症，患者出现发热、咳嗽、流涕、畏光、眼结膜充血等上呼吸道症状，此时多数患儿口颊黏膜出现中心灰白色外绕红晕的黏膜斑（Koplik），有助于早期诊断，随后 1～3d 患者皮肤相继出现红色斑丘疹。

麻疹一般可自愈，但年幼体弱者易并发细菌感染，引起支气管炎、中耳炎尤其肺炎等，是麻疹患儿死亡的主要原因。极个别患者，儿童期患麻疹痊愈后 2～17 年，可出现慢性进行性中枢神经系统疾患，称亚急性硬化性全脑炎（SSPE），该病是一种麻疹病毒急性感染后的迟发并发症，患者大脑功能发生渐进性衰退，表现为反应迟钝、神经精神异常、运动障碍，最后导致昏迷死亡。

麻疹病后可获牢固免疫力，包括体液免疫和细胞免疫。6 个月以内的婴儿因从母体获得 IgG 抗体，故不易感染，但随着年龄增长，抗体逐渐消失，自身免疫尚未健全，易感性随之增加。预防麻疹的有效措施是及时隔离患者，对儿童进行人工主动免疫，提高机体免疫力。

3.微生物学检验

（1）标本采集：取患者发病早期的鼻咽拭子或鼻咽洗液、痰、血液和尿等标本。

（2）病毒分离：患者标本经常规处理后接种原代人胚肾细胞、猴肾或羊膜细胞中培养，观察到多核巨细胞、细胞质和核内出现嗜酸性包涵体即可做出初步诊断。

（3）抗原检测：用直接或间接免疫荧光法、ELISA 法检测病毒抗原。

（4）抗体检测：取患者急性期和恢复期双份血清测特异性抗体，若恢复期血清抗体效价比急性期增高 4 倍以上即有诊断意义。常用 HI 试验，间接免疫荧光法和 ELISA 法。

（5）核酸检测：采用原位核酸杂交法或 RT-PCR 法检测细胞内有无病毒核酸存在。

（三）腮腺炎病毒

腮腺炎病毒是流行性腮腺炎的病原体。

1.生物学特性

病毒呈球形，核酸为单股负链 RNA，核衣壳呈螺旋对称，有包膜，包膜上含有 HA-NA 刺突和融合因子刺突。病毒易在鸡胚羊膜腔内增殖，在猴肾等细胞中培养能使细胞融合形成多核巨细胞。腮腺炎病毒只有一个血清型。病毒抵抗力较弱，56℃30min 可被灭活，对脂溶剂及紫外线敏感。

2.临床意义

人是腮腺炎病毒的唯一宿主。传染源为患者和病毒携带者，病毒主要通过飞沫经呼吸道传播，也可通过接触患者的唾液或污染的物品而传播。易感者为 5～14 岁儿童，冬春季易发。潜伏期一般 2～3 周，病毒在呼吸道上皮细胞和面部淋巴结内增殖，随后侵入血流引起病毒血症，病毒经血流侵入腮腺及其他器官如睾丸、卵巢、胰腺、肾脏等增殖，引起一侧或两侧腮腺肿大，患者有发热、腮腺疼痛和乏力等症状，若无并发感染，大多可自愈，病程一般为 1～2 周。青春期感染者，男性易并发睾丸炎，女性易并发卵巢炎，也可引起无菌性脑膜炎及获得性耳聋等，腮腺炎是导致男性不育症和儿童期获得性耳聋最常见的原因之一，病后可获得牢固免疫力。疫苗接种是最有效的预防措施，丙种球蛋白有防止发病或减轻症状的作用。

3.微生物学检验

（1）标本采集：取患者发病早期的唾液、尿液、脑脊液和血液等标本。

（2）病毒分离：用原代恒河猴细胞或人胚肾细胞分离培养。

（3）抗原检测：用免疫荧光法检测发病早期患者的唾液、脑脊液和尿液中的抗原成分作早期诊断。

（4）抗体检测：采用 ELISA 法、血凝抑制试验检测双份血清中 IgM、IgG 抗体，IgG 抗体在升高 4 倍或 4 倍以上有诊断意义。

（5）核酸检测：可采用 RT-PCR 或核苷酸测序检测病毒核酸。

第二节　人类肠道病毒

人类肠道病毒属于小 RNA 病毒科肠道病毒属，有 70 多个血清型，主要包括：①脊髓灰质炎病毒Ⅰ、Ⅱ、Ⅲ型；②柯萨奇病毒 A、B 组，A 组包括 A1～A22、A24 型（原 A23 型已归入埃可病毒 9 型），B 组包括 B1～B6 型；③人类肠道致细胞病变孤儿病毒（enteric cytopathogenic human orphan virus，ECHOV），简称埃可病毒，包括 1～9，11～27，29～33 型（10 型归到呼肠病毒、28 型归到鼻病毒 1A、34 型归到柯萨奇病毒 AM）；④新型肠道病毒，是 1969 年后陆续分离到的，有 4 个血清型，即 68～71 型。

肠道病毒属的共同特征有：①病毒体呈球形，直径 17～30nm，无包膜，衣壳为 20 面体对称；②核心为单股正链 RNA，有感染性；③在宿主细胞质内增殖，以溶原方式释放，引起细胞病变；④耐乙醚、耐酸，pH3～5 条件下稳定，不易被胃酸和胆汁灭活，对热和化学消毒剂抵抗力不强，56℃30min 可被灭活，对各种强氧化剂、紫外线、干燥敏感；⑤经粪-口途径传播，以儿童感染为主，临床表现多样化。

一、脊髓灰质炎病毒

脊髓灰质炎病毒是脊髓灰质炎的病原体，主要损害脊髓前角运动神经细胞，引起机体的迟缓性麻痹，主要在儿童期致病。脊髓灰质炎又叫小儿麻痹症，曾导致成千上万儿童瘫痪，是世界卫生组织（WHO）推行计划免疫进行重点防控的传染病之一。1988 年 WHO 提出要在 2000 年全球消灭脊髓灰质炎病毒野毒株引起的麻痹型病例，这是继天花后被要求消灭的第二个传染病。2001 年 10 月，WHO 在日本京都召开会议，做出了脊髓灰质炎已在包括中国在内的西太平洋地区消灭的结论。

（一）分类

脊髓灰质炎病毒可根据衣壳蛋白 VPI 抗原性不同，分为Ⅰ、Ⅱ、Ⅲ型。其物理性状相同，RNA 碱基组成相似，各型间的核苷酸有 36%～52% 的同源性。

（二）临床意义

传染源为患者或隐性感染者，后者不仅人数众多，且不易被发现和控制，因而对本病的扩散和流行起着重要作用。脊髓灰质炎病毒主要通过污染的饮食、生活用品等经消化道传播，也有报道经空气飞沫传播。未感染或接种人群普遍易感，出生 4 个月以下婴儿可能保留母体携带的抗体而具有保护性。

根据病程及病情，脊髓灰质炎临床疾病过程（图 10-1）可分为：隐性感染、顿挫型脊髓灰质炎、无麻痹性脊髓灰质炎、麻痹性脊髓灰质炎、恢复期及后遗症期。

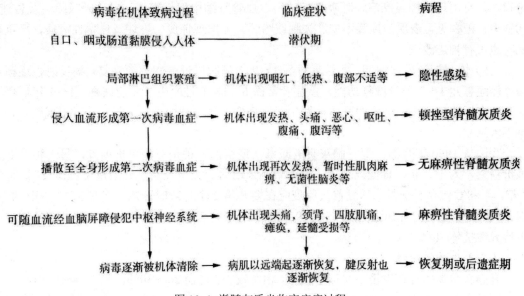

图 10-1　脊髓灰质炎临床疾病过程

（1）隐性感染：脊髓灰质炎病毒自口、咽或肠道黏膜侵入机体后，一天内即可到达扁桃体、咽壁淋巴组织、肠壁集合淋巴组织等局部淋巴组织中生长繁殖，并向局部排出病毒。潜伏期为 2～10d，起病缓急不一，大多有低热或中等热度，乏力不适，伴有咽痛、咳嗽等上呼吸道症状，或有恶心、呕吐、便秘、腹泻、腹痛等消化道症状，神经系统尚无明显异常。上述症状持续数小时至 4d，若此时人体免疫力较强，可将病毒控制在局部，形成隐性感染。

（2）顿挫型脊髓灰质炎：约 5% 的感染者体内病毒进一步侵入血流（第一次病毒血症），两天后到达各处非神经组织，如呼吸道、肠道、皮肤黏膜、心、肾、肝、胰、肾上腺及全身淋巴组织中繁殖。如果此时血循环中的特异性抗体足够中和病毒，则疾病发展至此为止，形成顿挫型脊髓灰质炎，患者仅有上呼吸道及肠道症状，而不出现神经系统病变，患者多于发病 1～4 日体温迅速下降而痊愈。

（3）无麻痹性脊髓灰质炎：当体内病毒量大、毒力强，机体免疫力低下时，病毒随血流播散至全身淋巴组织和易感的非神经组织处并繁殖，然后再次大量进入血液循环（第二次病毒血症），体温再次上升（称双峰热），此时病毒可经血脑屏障侵入脊髓前角运动神经细胞，引起无菌性脑膜炎。一部分患者进入瘫痪前期，出现神经系统症状如头痛，颈、背及四肢肌肉痛，感觉过敏。可因颈、背肌痛而出现颈部阻力及阳性克氏征、布氏征，肌腱反向及浅反射后期减弱至消失，但无瘫痪。轻症患者 3～4d 体温下降，症状消失而病愈。

（4）麻痹性脊髓灰质炎：1%～2%的患者在发病 2～7d 后体温开始下降，发展为麻痹性脊髓灰质炎，出现肢体瘫痪。瘫痪可突然发生或在短暂肌力减弱之后发生，腱反射常出现减弱或消失。在 5～10d 内可相继出现不同部位的瘫痪，并逐渐加重。临床上分为：①脊髓型麻痹：较多见，呈弛缓性瘫痪，可累及任何肌肉或肌群，病变大多在颈、腰部脊髓，故常出现四肢瘫痪，尤以下肢多见。病变出现在颈、胸部脊髓时，可影响呼吸。偶见尿潴留或失禁、便秘，常与下肢瘫痪并存，多见于成人。②延髓型麻痹：病情多严重，常与脊髓麻痹同时存在，可出现脑神经麻痹、呼吸中枢损害、血管舒缩中枢损害等，导致呼吸障碍及昏迷。③脑型；极少见，表现为烦躁不安、失眠或嗜睡，可出现惊厥、昏迷及痉挛性瘫痪，严重缺氧时也可有神志改变。

（5）恢复期及后遗症期：急性期过后 1～2 周病肌以远端起逐渐恢复，腱反射也逐渐正常。轻症患儿 1～3 个月恢复功能，重症者常需 6～18 个月或更久才能恢复。1～2 年后仍不恢复留有后遗症，长期瘫痪的肢体可发生肌肉痉挛、萎缩和变形，下肢受累者出现跛行，甚至不能站立。

我国从 1960 年开始自制脊髓灰质炎减毒活疫苗，一种是三型单价糖丸，另一种是混合多价糖丸，为Ⅰ、Ⅱ、Ⅲ型混合物。目前普遍采用后一类型疫苗，此型疫苗可在-20℃保存2 年，4～8℃保存 5 个月。一般首次免疫应在婴儿第 2 个月龄时开始，连服 3 次，间隔 4～6周，4 岁和 7 岁时再各加强免疫一次。95%以上的接种者可产生长期免疫，并可在肠道内产生特异性抗体 sIgA。

（三）生物学特性

脊髓灰质炎病毒在电镜下呈球形颗粒，相对较小，直径 20～30nm，呈 20 面体立体对称。病毒颗粒中心为单股正链 RNA，外围由 32 个衣壳微粒形成外层衣壳，无包膜。壳微粒含 4种结构蛋白 VP1、VP3 和由 VPO 裂解而成的 VP2 和 VP4。VP1 位于衣壳表面，可诱导中和抗体的产生，具有型特异性，据此将病毒分为Ⅰ、Ⅱ、Ⅲ型。VP1 对人体细胞膜上受体有特殊亲和力，与病毒的致病性和毒性有关。VP2 与 VP3 半暴露，具抗原性。VP4 为内在蛋白，与 RNA 密切结合，当 VP1 与敏感细胞上受体结合后，VP4 暴露，衣壳松动，病毒基因以脱壳方式侵入细胞。

脊髓灰质炎病毒培养以人胚肾、人胚肺、人羊膜及猴肾等原代细胞最为敏感，在 Hela、Vero 等细胞中也易培养，最适培养温度为 37℃，培养后可引起细胞圆缩、脱落等细胞病变。

脊髓灰质炎病毒无包膜，故可抵抗乙醚、乙醇和胆盐。在 pH3.0～10.0 的环境中病毒可保持稳定，对胃液、肠液具有抵抗力，利于病毒在肠道生长繁殖。病毒生存能力很强，在污水及粪便中可存活 4～6 个月，-20～-70℃可存活数年，但对高温及干燥敏感，煮沸立即死亡，加温 56℃ 半小时可被灭活，紫外线可将其杀死。各种氧化剂、体积分数 2%碘酊、甲醛、升汞及 1∶1000 高锰酸钾均可很快使病毒灭活，丙酮、苯酚的灭活作用较缓慢。体积分数 70%酒精、5%来苏水无消毒作用，抗生素及化学药物也无效。

（四）微生物学检验

1.肠道病毒检验程序

见图 10-2。

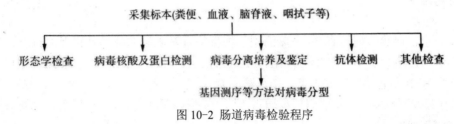

图 10-2 肠道病毒检验程序

2.标本采集

发病两周以内，间隔 24～48h，收集两份足量粪便标本（每份应在 8 克左右），密封后在冷藏条件下由专人运送至合格实验室尽快分离病毒，短期保存要在冷冻或冷藏条件下（2～8℃），长期保存要在-80℃。发病早期 1 周内可采集咽部标本，整个病程中均可采集粪便标本用于病毒的分离。

3.标本直接检查

（1）显微镜检查：通过电子显微镜观察标本中的病毒颗粒，或用病毒特异性抗体对病毒进行免疫电镜检查。

（2）核酸检测：标本可采用病毒 cDNA 做核酸杂交或设计特异性核酸序列引物做 RT-PCR，设阴性对照和阳性对照，扩增出特异性产物为阳性结果。也可通过实时荧光定量 RT-PCR 对标本中病毒特异性核酸进行半定量。

（3）抗原检测：可采用免疫荧光、ELISA 等方法直接检测标本中的病毒抗原。

4.分离培养和鉴定

粪便标本需要预处理，在生物安全柜中取大约 2g 粪便标本加至标记好的含 1g 玻璃珠、1ml 氯仿、10ml PBS 的离心管中；拧紧离心管，剧烈震荡 20min；4℃ 4000r/min 离心 20min；在生物安全柜中收集上清液并加至有外螺旋盖的冻存管中（如果上清液不清澈，应再用氯仿处理一次）；于 4℃ 4000r/min 离心 30min。取上清液接种人或猴肾原代细胞或 Hela、Vero 等细胞分离病毒。病毒在细胞内增殖迅速，于 24～48h 可出现典型细胞病变，细胞圆缩、堆积、坏死、脱落，3 天后细胞全部发生病变。对分离出的病毒可通过免疫学检测或基因测序等技术进行鉴定和分型。

5.抗体检测

单份血清 IgG 抗体阳性不能鉴别曾经或近期感染，需要动态观察。采集双份血清，第 1 份在发病后尽早采集，第 2 份相隔 2～3 周之后。脑脊液或血清抗脊髓灰质炎病毒 IgM 抗体阳性或双份血清 IgG 抗体效价有 4 倍升高者，有诊断意义。中和抗体诊断价值较高，可以对病毒分型，在发病时出现，病程 2～3 周后达高峰，终身保持。

二、柯萨奇病毒与埃可病毒

柯萨奇病毒（Coxsackievirus，CV）是 1948 年 Dalldorf 和 Sickles 从美国纽约州柯萨奇镇（Coxsackie）两名临床症状疑似麻痹型脊髓灰质炎患儿粪便中分离出来的，因而得名。埃可病毒（ECHO virus）最早是 1951 年在脊髓灰质炎病毒流行期间，从健康儿童粪便中分离出来的。当时不清楚这类病毒与人类疾病的关系，故命名为人类肠道致细胞病变孤儿病毒，简称埃可病毒。

（一）分类

迄今为止，柯萨奇病毒有 29 个血清型，根据病毒对乳鼠的致病特点及对细胞敏感性不同，分为 A（CVA）和 B（CVB）两组，A 组包括 A1～A22、A24 型（原 A23 型已归入埃可病毒 9 型），B 组包括 B1～B6 型。埃可病毒有 31 个血清型，包括 1～9，11～27，29～33型（10 型归到呼肠病毒、28 型归到鼻病毒 1A、34 型归到柯萨奇病毒 A24）。病毒各型间致病力和致病类型均不同。

（二）临床意义

传染源是患者或无症状病毒携带者，主要通过粪-口途径传播，也可通过呼吸道或眼部黏膜感染。

柯萨奇病毒和埃可病毒均可经消化道感染人体，在咽部和肠道淋巴组织中增殖，潜伏期为 1～2 周，经过两次病毒血症后侵入靶器官（脊髓、脑、脑膜、心肌和皮肤等），产生浸润性感染，靶器官出现继发性炎症。两种病毒均以隐性感染为主，隐性感染与显性感染的比例约为 100：1，出现症状者也大多为轻型或顿挫感染，严重感染者少见，可引起以下疾病：

（1）脑膜炎和轻度麻痹：脑膜炎的早期症状为发热、头痛、恶心、腹痛及全身不适。1～2d 后可出现背项僵硬、脑膜刺激征，也可出现呕吐、肌无力等。几乎所有的柯萨奇病毒和大部分埃可病毒都可引起脑膜炎和麻痹性中枢神经系统疾病。

（2）疱疹性咽峡炎：常发生在幼儿，主要由柯萨奇病毒 A 组 A1、A6、A8、A10 和 A22型引起，表现为突然发热和喉痛，咽部充血、出现小红色囊疱疹，伴有吞咽困难、呕吐和腹痛等症状。

（3）手足口病：柯萨奇病毒 A16 为手足口病常见病原体，可造成暴发流行。特点是出红疹，最早出现在口腔黏膜，最后出现在手和脚。EV71 也是该病的常见病原体，柯萨奇病毒 A4、A5、A9、A10 和 B5 也可以引起该病。

（4）流行性胸痛：常由 CVB 引起，个别与 CVA 有关。症状为突发性发热和两侧胸部阵发性胸痛，常伴有腹痛和全身不适，症状可持续 2～3 周。

（5）心肌炎和心包炎：柯萨奇病毒与心肌疾病的关系密切，CVB 是原发性心肌疾病的主要病原体，成人和儿童均可受感染，可引起急、慢性心肌疾病。

（6）结膜炎：一般由柯萨奇病毒引起，也可由埃可病毒引起。CVA24 曾在历史上引起几次大流行，感染者患充血性结膜炎，少数患亚急性结膜炎，恢复常需 1～2 周。

（7）新生儿疾病：新生儿中柯萨奇病毒所致的感染比较常见，一部分是通过胎盘感染，另一部分是医院内感染，感染患儿出现嗜睡、喂养困难、发热、呕吐等症状。严重者出现心肌炎、心包炎、呼吸窘迫、胸膜炎、脑膜炎等，临床过程可以很快发展，甚至会导致死亡。

（8）胰腺疾病：还有一些关于柯萨奇病毒感染造成胰腺炎的病例，特别是在新生儿中由 CVB 引发的胰腺炎。

（三）生物学特性

柯萨奇病毒和埃可病毒在电镜下呈球形颗粒，较小，直径 17～30nm，呈 20 面体立体对称。病毒颗粒中心为单股正链 RNA，无包膜，核衣壳含 4 种结构蛋白 VP1、VP2、VP3 和 VP40 柯萨奇与埃可病毒的抗原性复杂，型别多，型内有抗原变异，故给病毒的血清学诊断和鉴定带来困难。

柯萨奇病毒和埃可病毒除少数几个型别必须在乳鼠、猴肾细胞中增殖外，其余都能在人二倍体细胞中培养，最适培养温度为 37℃，培养后可引起细胞圆缩、脱落等细胞病变。

两种病毒无包膜，故可抵抗乙醚、乙醇和氯仿等有机消毒剂，在 pH3.0～10.0 的环境中病毒可保持稳定，-4℃可存活数周，-20～-70℃可存活数年，但对高温及干燥敏感，煮沸立即死亡，加温 56℃：半小时、紫外线照射均可将其灭活。0.1mol/L 的盐酸、游离氯、3%～5%甲醛均可很快使病毒灭活。

（四）微生物学检验

1.柯萨奇病毒和埃可病毒检验程序

见图 10-2。

2.标本采集

发病早期采集粪便、直肠拭子、咽拭子和血液标本等，密封后在冷藏条件下由专人运送至合格实验室尽快分离病毒，冷冻或冷藏条件下（2～8℃）可短期保存。送检的粪便标本在接种前要做预处理。

3.标本直接检查

通过电子显微镜或免疫电镜观察；用核酸杂交或 RT-PCR、基因芯片、荧光免疫等技术来检测标本中病毒特异性的核酸序列和蛋白。

4.分离培养和鉴定

脑膜炎患者可以从脑脊液中分离出病毒，发病早期咽拭子也可以分离出病毒。患儿发病早期可从血液中分离病毒，之后可从肛拭子和粪便中分离。根据不同临床症状，可以从患者尿液、疱疹液、结膜液或鼻咽分泌液中分离到病毒，尤其是 CVA24、CVA21 等。用 Hela 等细胞 37℃培养病毒 24～48h 可出现典型细胞病变，细胞圆缩、堆积、坏死、脱落，3 天后细胞全部发生病变，离心去除细胞碎片，病毒留在上清液中。对分离出的病毒可通过免疫学方法、基因测序等技术来进行鉴定和分型。

5.抗体检测

用免疫学方法检测患者血清中特异性抗体，作为辅助诊断。

三、新型肠道病毒

国际病毒分类委员会在 1976 年决定，对一些与柯萨奇病毒和埃可病毒在性质上重叠的新病毒，将不再划分到脊髓灰质炎病毒、柯萨奇病毒和埃可病毒，而是统一按发现的序号命名。当时已分类的有 67 型，故新命名的肠道病毒从 68 开始，为肠道病毒 68 型（enterovirus 68，EV68）、EV69、EV70 及 EV71。EV68 主要引起儿童毛细支气管炎和肺炎，EV70 主要引起急性出血性结膜炎，EV71 主要引起手足口病等，后两型在临床上较为常见，尤其是 EV71 近年来引起世界各国以及我国大陆和周边地区的暴发流行。

（一）肠道病毒 70 型

肠道病毒 70 型引起的急性出血性结膜炎在世界很多地区发生过大流行，1980 年中国也发生九次流行。病毒可经手、毛巾、眼科器械和昆虫媒介等传播，潜伏期一般为 1d，少数可延至 6d。起病急，迅速出现眼睑水肿、结膜充血、眼痛、畏光及流泪等症状。2～3d 后出现结膜下出血的典型表现，出血程度从小的出血点到片状出血。儿童病程较短，一般为 2～3d，成人病程为 8～10d，可痊愈。个别病例累及神经系统出现急性腰脊髓脊神经根病，该病多见于成年男性，在眼病几周后发生，临床症状类似脊髓灰质炎，可留后遗症，另还可伴发面神经瘫痪。

EV70 不同于其他肠道病毒，无嗜肠性，而是存在于眼结膜，最适生长温度为 33℃。发病早期（1～3d），患者眼分泌物中病毒分离率高达 90% 以上，可用人源细胞系分离培养，用 RT-PCR 或免疫学方法检测病毒特异性核酸和蛋白，也可用 ELISA 检测患者血清中特异性抗体。

（二）肠道病毒 71 型

1974 年 Schmidt 等学者首次从患神经系统疾病的患者中分离到 EV71 病毒，随后，世界上许多国家相继报道了 EV71 在不同地区的流行情况。近年来，EV71 的感染在世界各地及我国呈上升趋势，1998 年我国台湾、深圳等地暴发了 EV71 大流行，2008 年我国安徽阜阳等地区相继暴发了 EV71 大流行。EV71 是手足口病的主要病原体之一，另柯萨奇病毒 A 组的 CVA16 型引起的手足口病也较为常见，其他型柯萨奇病毒及埃可病毒等也可致手足口病。低龄患儿和免疫功能低下的成人可出现脑膜炎、脑脊髓炎、神经源性肺水肿、心肌损害、循环障碍等重症，病情凶险，可致死亡或留有后遗症。目前尚无预防性疫苗和特异的抗病毒药物进行预防和针对性治疗。

EV71 的流行多见于春、夏、秋季，多发生于 6 岁以下儿童，偶尔也见成人感染病例。EV71 主要通过粪-口途径或密切接触传播，污染的水源、昆虫均可成为传播媒介。

EV71 病毒颗粒大致呈球形，无包膜，直径 24～30mn。病毒核心为单股正链 RNA，由 VP1、VP2、VP3、VP4 四种多肽构成的原聚体拼装成具有五聚体样结构的亚单位（壳微粒），60 个亚单位相互连接形成病毒的衣壳。同其他肠道病毒一样，EV71 对有机溶剂有抵抗性，但不耐高温和紫外线。

可根据 EV71 的流行季节和临床表现等对患者进行初步诊断。应在发病早期采集粪便、咽拭子、疱疹液等标本，出现神经系统症状时采集脑脊液标本。血清学诊断需要在急性期和恢复期采集双份血清标本。临床标本在运输和贮存过程中要避免反复冻融，如果不能确保 -20℃ 的条件，应该在 0～8℃ 运输和保存。常用 RD 细胞等人源细胞系来分离培养 EV71。当从患者标本中分离出病毒；或肠道病毒型特异性中和抗体滴度 ≥1∶256；或来自患者血清、疱疹液或脑脊液等标本中检测到病原体核酸；或恢复期血清中肠道病毒型特异性中和抗体较急性期有 4 倍或 4 倍以上增高；即认定为实验室确诊病例。

第三节 甲型肝炎病毒

甲型肝炎病毒属于小 RNA 病毒科肝 RNA 病毒属。

一、临床意义

HAV 是甲型病毒性肝炎的病原体。其感染呈全球分布。1988 年春季上海曾发生因生食毛蚶而暴发甲型肝炎流行，患者达 31 万人，死亡 47 例。HAV 主要通过肠道传播，有隐性感染和显性感染两种，后者引起急性甲型肝炎，传染源为患者或隐性感染者。病毒通常由患者粪便排出体外，经污染食物、水源、海产品及食具等传播而引起暴发或散发流行，潜伏期平均 28d（15～50d），发病较急，多出现发热、肝大、疼痛等症状，一般不发展为慢性肝炎和慢性携带者，除重症肝炎外，患者大多预后良好。甲型肝炎患者潜伏末期及急性期粪便有传染性。好发年龄为 5～30 岁。

甲型肝炎临床分为急性黄疸型、急性无黄疸型、亚临床型、急性淤胆型。临床表现从急性无黄疸型肝炎到急性重型肝炎。临床表现与患者年龄、感染病毒量有关。年龄越小症状越轻，3 岁以下多为隐性感染或无黄疸型肝炎，随着年龄增长，临床症状加重，成年人多表现为急性黄疸型肝炎。甲型肝炎感染后，机体在急性期和恢复早期出现 HAV IgM 型抗体，在恢复后期出现 HAV IgG 型抗体，并维持多年，对甲肝病毒的再感染具有免疫防御能力。

二、生物学特性

HAV 为直径约 27nm 球形颗粒，无包膜，衣壳蛋白呈 20 面体立体对称，单股正链 RNA 病毒。只有一个血清型。电镜下可见实心颗粒和空心颗粒两种。前者是由衣壳蛋白和 RNA 基因组构成的完整成熟病毒体，有感染性和抗原性。后者为缺乏病毒核酸的空心衣壳，无感染性但有抗原性。

HAV 基因组全长约 7.5kb，由 5'末端非编码区（5'noncoding region，5'NCR）、开放读码框架（open reading frame，ORF）和 3'NCR 组成，G+Cmol%仅为 38%，明显低于肠道病毒属。5'NCR 区约占全长 10%，是基因组的起始区和基因组中最保守的序列，在翻译过程中有重要作用。ORF 分为 P1、P2 和 P3 三个功能区，编码约 2200 个氨基酸的前体蛋白。P1 区编码衣壳蛋白，衣壳蛋白主要由 VP1、VP2 和 VP3 多肽组成，具有抗原性，可刺激机体产生中和抗体；而 VP4 多肽缺如或很少，一般检测不到。P2 和 P3 区编码非结构蛋白。P2 区编码 2A、2B 和 2C 蛋白。P3 区编码 3A、3B、3C 和 3D 蛋白，其中 3A 蛋白由一段 21 个疏水氨基酸残基组成，锚定细胞膜；3B 蛋白为病毒基因组连接蛋白（Viral genome-linked protein，VPg），与病毒基因组的 5'端结合，具有启动病毒 RNA 复制的作用；3C 蛋白是蛋白酶，将前体蛋白进行剪切、加工，使之成为具有功能的结构和非结构蛋白；3D 蛋白是依赖 RNA 的 RNA 聚合酶。3'NCR 区位于编码区之后，后接-poly A 尾，与 HAV RNA 的稳定性有关。

根据 HA 核苷酸序列差异，将其分为 Ⅰ～Ⅶ基因型，其中 Ⅰ、Ⅱ、Ⅲ 和Ⅶ型为感染人 HAV（hHAV），我国多为 Ⅰ 型；Ⅳ、Ⅴ 和Ⅵ型为感染猿猴 HAV。

三、微生物学检验

HAV 虽可在培养细胞中增殖，但不引起明显的细胞病变，难以判定病毒是否增殖，故实验室诊断一般不依靠分离病毒；病毒核酸检测目前尚未推荐用于常规临床检测，所以临床主要以免疫学检测为主。

（一）标本采集

依据标准操作规程（standard operation procedure，SOP）进行血清或血浆的采集、运送、处理和贮存，血清或血浆在4℃可保存数周。粪便标本应在发病前2周或出现症状后数天内采集，儿童粪便排病毒的时间较长。

（二）检验方法

1.显微镜检查

由于粪便标本中病毒含量较低且干扰因素多，直接电镜方法检测HAV难以在临床上常规开展。采用免疫电镜检测患者粪便上清液，与高效价的特异性抗体相互作用，观察形成的病毒-抗体聚集物，即采用单克隆抗体使HAV病毒颗粒聚集，病毒-抗体聚集物通过A蛋白或者抗免疫球蛋白结合到铜网上。尽管电镜技术非常有用，但因其耗时、烦琐、昂贵且需要训练有素的人员，难以适用于临床大量标本检测，故作为临床诊断技术已逐渐被其他方法所取代。

2.免疫学检测

（1）抗体检测：①抗HAV IgM是诊断甲型病毒性肝炎的最重要和常用的特异性诊断指标。目前常用IgM抗体捕捉ELISA检测法，敏感性与特异性均较高。其原理是用抗人IgM重链（抗人链）包被ELISA微孔，样本中的人IgM抗体被捕捉，其中的抗HAV IgM与随后加入的HAV抗原及其酶标记的HAV IgG抗体（抗HAV IgG-HRP）的结合物顺序结合，在反应孔表面形成抗人链，抗HAV IgM-HAV Ag-抗HA IgG-HRP的免疫复合物，使底物显色。②抗HAV IgG或HAV总抗体，采集患者发病早期和恢复期血清，用ELISA或其他方法检测血清中抗HAV IgG或总抗体变化，有助于HA感染的流行病学调查、了解个体既往感染或HAV疫苗接种后的效果。

（2）抗原检测：最早用于检测HAV抗原的方法为RIA，但由于需要特殊设备及存在放射性污染等问题，已基本被EIA技术所取代。用ELISA检测时多采用双抗体夹心法检测，即用HAV抗体包被ELISA微孔板，后加入待测标本，标本中HAV抗原与固相表面的HAV抗体结合，再加入酶标记的HAV抗体，通过底物显色判断是否存在HAV抗原。若用硝基纤维素膜（nitrocellulose，NC）作为非特异性抗原捕获的高效固相载体，即NC-ELISA法，可提高检测的灵敏度。但由于HAV抗原检测缺乏商品化试剂，难以常规开展。

3.核酸检测

检测HAV核酸的方法包括两大类，即核酸分子杂交与反转录PCR（RT-PCR）。核酸检测法目前尚未推荐用于疑似急性甲型肝炎的常规检验方法。

（1）核酸分子杂交法：提取临床标本中的HAV RNA，用非放射性核素（如地高辛或生物素）或放射性核素（如 ^{32}P）标记的HAV基因片段作为探针进行杂交反应，通过检测杂交信号判断标本中是否存在HAV RNA。核酸分子杂交法比ELISA或者RIA检测HAV抗原的方法更为敏感。

（2）RT-PCR：提取标本中HAV RNA，将其反转录成cDNA，用PCR方法对HAV特异性cDNA进行扩增，PCR扩增产物经琼脂糖凝胶电泳后进行溴化乙啶染色或经Southern

杂交或者斑点杂交鉴定。利用包被在 PCR 反应管壁（微孔）上的 HAV 单克隆抗体吸附样本中的 HAV，然后加热变性释放出病毒 RNA，再进行 RT-PCT，进一步提高检测的敏感性，可检出样本中极微量的 HAV。PCR 引物多依据 5'NCR 中的保守序列设计合成。

（三）报告及解释

抗体检测是临床最主要的检验方法，用于患者有急性肝炎的临床症状（如疲乏、腹痛、食欲下降、恶心和呕吐等）和黄疸或血清氨基酸转移酶水平升高，或者患者可能曾暴露于甲肝病毒。抗 HAV IgM 是诊断甲型病毒性肝炎的最重要和常用的特异性诊断指标。抗 HAV IgG 或 HAV 总抗体在患者发病早期和恢复期，血清有 4 倍以上变化，提示甲型肝炎感染；单次测定用于流行病学调查、个体的既往感染或疫苗接种后的效果评价；抗 HAV IgG 出现于病程恢复期，较持久，甚至终生阳性，是获得免疫力的标志，一般用于流行病学调查。

做出急性或者既往感染的判断时，应考虑：①标本中检出病毒抗原和核酸，提示急性感染，但阴性结果不能排除感染。②存在 IgM 型抗体可确定急性或近期感染，但是阴性结果也不能排除感染。③总抗体或 IgG 型抗体是在所有急性感染者或既往感染者中均可检出，但难以确定初始感染时间。

甲型肝炎的临床经过与病毒标志变化见图 10-3。

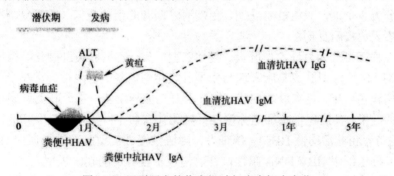

图 10-3 甲型肝炎的临床经过与病毒标志变化

第四节 乙型肝炎病毒

人类乙型肝炎病毒于 1998 年被国际病毒命名委员会正式划归新的病毒科—肝 DNA 病毒科，属于正嗜肝病毒属。

一、临床意义

HBV 是乙型病毒性肝炎的病原体。HBV 感染呈世界性流行，但不同地区感染的流行程度差异很大。据世界卫生组织报道，全球约 20 亿人曾感染过 HBV，其中 3.5 亿人为慢性感染者，每年约有 100 万人死于 HBV 感染所致的肝硬化、肝衰竭和原发性肝细胞癌。我国属高流行地区，2006 年全国乙型肝炎流行病学调查表明，我国 1～59 岁一般人群 HBsAg 携带率为 7.18%，5 岁以下儿童的 HBsAg 携带率仅为 0.96%。据此推算，我国现有的慢性 HBV 感染者约 9300 万，其中慢性乙型肝炎患者约 2000 万例。血清型主要是 adw、adr、ayw 和 ayr 4 种，我国长江以北 adr 占优势，长江以南 adr 和 adw 混存，新疆、西藏和内蒙古当地民族几乎均为 ayw。我国 HBV 基因型以 B 型和 C 型为主，其中北方以 C 型为主，而南方以 B 型为主，部分地区两者大致相当。

HBV 传播途径主要有三类：

1.血液、血制品等传播

可经各种血制品、注射、手术、拔牙、针刺等传播。医院内污染的器械（如内镜、器械等）也可导致医院内传播。

2.接触传播

通过唾液、剃须刀和共用牙刷等均可引起 HBV 感染。性行为，尤其男性同性恋之间也可传播 HBV。但尿液、鼻液和汗液传播的可能很小。

3.母婴传播

包括母体子宫内感染、围产期感染和产后密切接触感染三种，其中主要是围产期感染，即分娩前后 15d 及分娩过程中的感染。

人感染后，病毒持续 6 个月仍未被清除者称为慢性 HBV 感染。感染时年龄是影响慢性化最主要因素。在围生（产）期、婴幼儿期感染 HBV 者中，分别有 90%和 50%～80%将发展成慢性感染，而在青少年和成人期感染 HBV 者仅 5%～10%发展成慢性感染。其感染的自然史一般可分为 3 个期，即免疫耐受期、免疫清除期和非活动或低（非）复制期，而在成人期感染者一般无免疫耐受期。

乙型肝炎临床可分为急性乙型肝炎、慢性乙型肝炎、乙型肝炎肝硬化、携带者和隐匿性慢性乙型肝炎。急性乙型肝炎临床表现与甲型肝炎相似，多呈自限性，常在半年内痊愈。慢性乙型肝炎病程超半年，仍有肝炎症状、体征及肝功能异常者。乙型肝炎肝硬化是由慢性乙型肝炎发展的结果，其病理学特征是弥漫性纤维化伴有假小叶形成。乙型肝炎携带者又分为慢性 HBV 携带者和非活动性 HBsAg 携带者。隐匿性慢性乙型肝炎是指血中 HBsAg 阴性，但血和（或）肝组织中 HBV DNA 阳性，并有慢性乙型肝炎的临床表现。

二、生物学特性

在 HBV 感染患者血液中，可见到 3 种不同形态与大小的 HBV 颗粒。①大球形颗粒：又称 Dane 颗粒，是完整的感染性病毒颗粒，呈球形，直径 42nm，具有双层衣壳。外衣壳由脂质双层与蛋白质组成，镶嵌有乙肝表面抗原（hepatitis B surface antigen，HBsAg）和少量前 S 抗原。病毒内衣壳是直径为 27nm 的核心结构，其表面是乙肝核心抗原（hepatitis B core antigen，HBcAg），核心内部含有 DNA、DNA 聚合酶和蛋白酶。血液中检出 Dane 颗粒标志着肝内病毒复制活跃。②小球形颗粒：是乙型肝炎患者血液中常见的颗粒，其直径 22nm，成分为 HBsAg 和少量前 S 抗原，不含 HBV DNA 和 DNA 聚合酶，无感染性，由组装 Dane 颗粒时产生的过剩病毒衣壳装配而成。③管形颗粒：成分与小球形颗粒相同，直径 22nm，长 100～700nm，由小球形颗粒连接而成。

HBV 基因组是不完全闭合环状双链 DNA，长链即负链，完全闭合，具有固定的长度，约 3.2kb，其 5'端有一短肽；而短链即正链，呈半环状，长度可变，其 5'端有一寡核苷酸帽状结构，可作为合成正链 DNA 的引物。长链和短链 5'端的黏性末端互补，使 HBV 基因组 DNA 形成部分环形结构。在正、负链的 5'端互补区的两侧有 11 个核苷酸（5'TTCACCTCTGC3'）

构成的直接重复序列（direct repeat，DR）DR1 和 DR2，其中 DR1 在负链，DR2 在正链。DR 区在 HBV 复制中起重要作用。HBV 含 4 个部分重登的 ORF，即前 S/S 区、前 C/C 区、P 区和 X 区。前 S/S 区编码大、中、小 3 种包膜蛋白；前 C/C 区编码 HBeAg 及 HBcAg；P 区编码 DNA 聚合酶，具依赖 DMA 的 DNA 聚合酶、依赖 RNA 的 DMA 聚合酶、反转录酶和 RNA 酶 H 活性；X 区编码 X 蛋白，具有抗原性。

根据 HBV 全基因序列差异≥8%或 S 区基因序列差异≥4%，目前 HBV 分为 A～H 共 8 种基因型。其中 A 型常见于欧洲、北美和非洲，B 型和 C 型流行于亚洲，D 型见于全世界，E 型分布在非洲，F 型见于南美和阿拉斯加，G 型见于北美，H 型存在于中美。

三、微生物学检验

（一）标本采集

依据 SOP 进行血清或血浆采集、运送、处理和贮存。免疫学检测可用血清或血浆。核酸检测多用血清，如采用血浆，应为柠檬酸盐或者 EDTA 抗凝，因肝素可与 DNA 结合，从而干扰 Taq DNA 聚合酶作用，导致 PCR 假阴性。标本应在采集后 6h 内处理，24h 内检测，否则存放于-70℃。

（二）检验方法

1.显微镜检查

由于电子显微镜检查难以临床常规开展，故检查 HBV 感染一般不用该类方法。

2.免疫学检测

检测 HBV 标志物是临床最常用的病原学诊断方法。目前常用 ELISA 定性测定 HBV 标志物用于判断是否感染 HBV；CLIA 定量/半定量测定用于 HBV 治疗效果的评估，HBV 疫苗接种效果的评价。HBV 标志物包括三个抗原抗体系统，HBsAg 与抗 HBs，HBeAg 与抗 HBe、HBcAg 与抗 HBc，由于 HBcAg 在血液中难以测出，故临床免疫学检测不包括 HBcAg，而抗 HBc 分为抗 HBc IgM 和抗 HBc IgG，因此 HBV 标志物检测俗称乙肝两对半检测。

（1）HBsAg 和抗 HBs：HBsAg 是 HBV 感染后第一个出现的血清学标志物，是诊断的重要指标之一。HBsAg 阳性见于急性肝炎、慢性肝炎或无症状携带者。急性肝炎恢复后，HBsAg 一般在 1～4 个月内消失，持续 6 个月以上则认为转为慢性肝炎。无症状 HBsAg 携带者是指肝功能正常的乙肝患者，虽然肝组织已有病变，但无临床症状。在急性感染恢复期可检出抗 HBs，一般是在 HBsAg 从血清消失后发生抗 HBs 阳转。抗 HBs 是一种中和抗体，是乙肝康复的重要标志。抗 HBs 对同型病毒感染具有保护作用，可持续数年。抗 HBs 出现是 HBsAg 疫苗免疫成功的标志。

（2）HBeAg 和抗 HBe：HBeAg 是一种可溶性抗原，是 HBV 复制及传染性强的指标，在潜伏期与 HBsAg 同时或在 HBsAg 出现稍后数天就可在血液中检出。HBeAg 持续存在时间一般不超过 10 周，如超过 10 周则提示感染转为慢性化。抗 HBe 出现于 HBeAg 阴转后，比抗 HBs 晚但消失早，其阳性表示 HBV 复制水平低，传染性下降，病变趋于静止（但有前 C 区突变者例外）。

（3）HBcAg 和抗 HBc：HBcAg 存在于病毒核心部分以及受染的肝细胞核内，是 HBV 存在和复制活跃的直接指标。血液中量微，不易检测。HBcAg 抗原性强，在 HBV 感染早期即可刺激机体产生抗 HBc，较抗 HBs 出现早得多，早期以 IgM 为主，随后产生 IgG 型抗体。抗 HBc IgM 阳性多见于乙型肝炎急性期，但慢性乙肝患者也可持续低效价阳性，尤其是病变活动时；HBc 总抗体主要是抗 HBc IgG，只要感染过 HBV，无论病毒是否被清除，此抗体均为阳性，可持续存在数年。抗 HBc 不是保护性抗体，不能中和乙肝病毒。

3.核酸检测

血清中存在 HBV DNA 是诊断感染最直接依据，可用定性 PCR 法、荧光定量 PCR 法和核酸杂交法检测。HBV DNA 定性和定量检测反映病毒复制情况或水平，主要用于慢性感染的诊断、血清 DNA 及其水平的监测以及抗病毒疗效。核酸杂交技术直接检测血清中 DNA。目前最常用的方法是定性 PCR 法和实时荧光定量 PCR 法。定性 PCR 法可使 DNA 在体外成百万倍扩增，提高敏感性，可在 HBsAg 阳性前 2~4 周检出 HBV DNA。实时荧光定量 PCR 法是指 PCR 反应体系中加入荧光基团，利用荧光信号积累实时监测整个 PCR 过程，通过测定每个反应管内的荧光信号值达到设定阈值时所经历的循环数来反映未知模板的核酸量，最后通过标准曲线对未知模板核酸量进行定量分析的方法。

4.HBV 基因型

目前 HBV 基因型主要使用 S 区基因测序或反转录酶（reverse transcri-ptase，RT）区基因测序的方法。常用的方法有：①基因型特异性引物 PCR 法；②限制性片段长度多态性（restricted fragment length polymorphisms，RFLP）分析法；③线性探针反向杂交法（Inno-line probe assay，INNO-LiPA）；④PCR 微量板核酸杂交酶联免疫法；⑤基因序列测定法等。

5.HBV 耐药突变位点检测和 YMDD 突变的检测

（1）HBV 耐药突变位点检测：目前主要使用 P 基因区的 RT 区基因测序的方法，用来预测核苷类药物耐药情况，如拉米夫定、阿德福韦、恩曲他滨、恩替卡韦、替诺福韦酯和替比夫定等。

（2）YMDD 突变的检测：HBV 的 P 基因区存在基因变异（如 YMDD、YIDD 及 YVDD 变异等），采用溶解曲线方法进行检测，可预测拉米夫定耐药，其原理是耐药基因位占 YMDD 位于聚合酶 P 区（rtM204I 或 rtM204V），形成 YIDD 或 YVDD 变异[分别是 YMDD 中蛋氨酸（M）被异亮氨酸（I）或缬氨酸（V）所替代]。由于仅能检测 1 个突变位点，现逐渐被 HBV 耐药突变位点检测所取代。

（三）报告及解释

1.免疫学检测

HBV 免疫学标志与临床关系较为复杂，必须对几项指标综合分析，可估计感染阶段及临床疾病预后（图 10-4，表 10-1）。对于临床治疗监测可用 HBsAg 定量检测和 HBeAg 血清学转换。

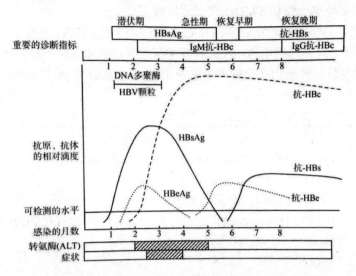

图 10-4 急性乙型肝炎病毒感染的临床与血清学反应

表 10-1 HBV 抗原、抗体检测结果的临床分析

HBsAg	抗 HBs	HBeAg	抗 HBe	抗 HBc	临床意义
+	−	−	−	−	潜伏期或急性乙肝早期
+	−	+	−	+	急性或慢性乙肝，传染性强（"三大阳"）
+	−	−	+	+	乙肝后期或慢性乙肝，复制能力低（"小三阳"）
−	+	−	+	+	乙肝康复，有免疫力
−	−	−	+	−	乙肝康复，有免疫力
−	+	−	−	−	乙肝康复或接种过疫苗，有免疫力
−	−	−	−	−	未感染过 HBV，为易患者

2.核酸检测

HBV DNA 能反映病毒复制情况或水平，可用于评价疾病活动度（活动与非活动），筛查抗病毒治疗对象，判断治疗效果，优化抗病毒治疗，启动抗病毒治疗时的监测等。但 DNA 阳性及其拷贝数与肝脏病理损害程度不相关。

3.HBV 基因型

HBV 的基因型可能与感染慢性化及感染后病情转归有一定关系。基因型与预后的关系：C 型比 B 型更容易诱导与肝硬化和肝癌等相关疾病的发生，HBeAg 阳性率高，病毒复制较活跃，易形成持续病毒血症，免疫清除更晚。基因型与干扰素治疗的关系：不同基因型对抗病毒治疗药物的反应也存在着相当大的差异，其应答率依次为：B 型＞A 型＞C 型＞D 型＞其他型。基因型与聚乙二醇干扰素（PEG IFN）治疗的关系：不同基因型的适宜条件不同，对于 A、B 或 C 型 HBeAg 阳性慢性乙肝患者，PEG IFN 治疗适宜人群为 ALT＞2 倍高限或 HBV DNA＜10^9 拷贝/ml，而 D 基因型患者不宜选用 PEG IFN 治疗。

4.HBV 耐药突变位点检测和 YMDD 突变的检测

HBV 耐药突变位点检测在治疗前检测有助于判断用药是否有效；治疗中每 3～6 个月检测，有助于观察疗效，及时调整用药。注意核苷类药物耐药率随着服药时间延长而增加。各耐药突变位点检测与核苷类药物耐药的关系见表 10-2。YMDD 突变的检测常用于预测拉米夫定耐药。

表 10-2 耐药突变位点检测与核苷类药物耐药的关系

药物名称	检测位点
拉米夫定（LAM）	L80I、L80V、V173L、L180M、M204V、M204I
阿德福韦酯（ADV）	A181T、A181V、N236T
恩典他滨（ADV）	V173L、L180M、M204V、M204I
恩典卡韦（ETV）	I169T、L180M、M204V、S202I、S202G、T184G、T184A、T184I、T184L，T184F、M250V、M250I、M250L
替诺福韦酯（TDF）	A194T
替比夫定（LdT）	M204I

第五节　丙型肝炎病毒

丙型肝炎病毒属于黄病毒科（Flaviviridae）的肝病毒属（Hepacivirus）。

一、临床意义

HCV 是丙型病毒性肝炎的病原体，也是肠道外传播非甲非乙型肝炎的主要病原体，常引起肝炎慢性化。据世界卫生组织报道，全球 1.3 亿～1.7 亿慢性 HCV 感染者，每年新发感染者达 300 万～400 万，有超过 35 万人死于 HCV 相关肝脏疾病。所致感染呈世界分布，但各地人群感染率差异明显，例如在英国仅 0.04%～0.09%，而在埃及却高达 22%。我国各地抗 HCV 阳性率有一定差异，以长江为界，北方高于南方；随年龄增长而逐渐上升；男女间无明显差异。HCV 传染源包括患者和隐性感染者，传播途径多种多样，包括：①血液传播，如注射毒品、输血或血制品、血液透析、器官移植等；②经破损的皮肤和黏膜传播；③母婴传播；④性接触传播。丙型肝炎能引起急性肝炎和慢性肝炎，其感染慢性化占 75%～85%，且慢性丙型肝炎与肝硬化和原发性肝癌关系十分密切。

二、生物学特性

HCV 呈球形，直径 30～60nm，由包膜、衣壳和核心三部分组成，其表面突起。包膜来源于宿主细胞膜，其中镶嵌病毒包膜蛋白；衣壳主要由核心蛋白构成；核心为一单正链 RNA。HCV 在体内的存在形式有 4 种，即完整 HCV 颗粒、不完整 HCV 颗粒、与免疫球蛋白或脂蛋白结合的颗粒和由感染细胞释放含 HCV 成分的小泡。

HCV 基因组是单正链 RNA，全长约 9.6kb，仅含有单一 ORF，编码 4 种结构蛋白和 6 种非结构蛋白（NS2、NS3，NS4A、NS4B、NS5A 和 NS5B）。自 5'端开始依次为 5'NCR、C（核心蛋白）、E1（包膜蛋白）、E2（包膜蛋白）、p7（跨膜蛋白）、NS2、NS3、NS4A、NS4B、

NS5A、NS5B 及 3'NCR。5'NCR 对病毒复制及病毒蛋白转译有重要调节作用，其核苷酸序列最保守，可用于基因诊断。C 区和 E 区分别编码病毒核心和包膜蛋白。核心蛋白具有强的抗原性，可刺激机体产生抗体，几乎存在于所有患者血清且持续时间较长，有助于感染的诊断。E 区为基因中变异最大的部位，不同分离株的核苷酸差异可达 30%左右，由于包膜蛋白抗原性改变而逃避免疫细胞及免疫分子识别，这是 HCV 容易慢性化的原因。NS2～NS5B 区编码非结构蛋白及酶类，对病毒复制和生长很重要，如 NS5B 编码依赖 RNA 的 RNA 聚合酶。3'NCR 对 RNA 结构稳定性的维持及病毒蛋白翻译有重要功能。根据 HCV 核苷酸序列差异，将 HCV 分为 6 个主要的基因型，即基因型 1～6，基因 1 型呈全球分布，占所有 HCV 感染的，70%以上。我国较常见的是 1b 和 2a 基因型，其中以 1b 型为主。

三、微生物学检验

HCV 病毒颗粒在宿主外周血中的含量非常低，常规方法很难直接检测；到目前为止 HCV 没有常规培养的方法。目前丙型肝炎相关检验方法主要包括免疫学检测、核酸检测和 HCV 基因型检测。

（一）检验程序

丙型肝炎病毒检验程序见图 10-5。

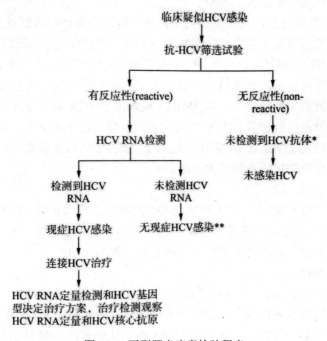

图 10-5 丙型肝炎病毒检验程序

*：如果患者 6 个月内暴露于 HCV，推荐进行检测 HCV RNA 或随访抗 HCV；对于免疫低下患者，可考虑检测 HCV RNA；

**：如果尚要确定抗 HCV 是真阳性或生物学假阳性，以及如果样本重复测定阳性，可进行另一种抗 HCV 的测定；如果患者 6 个月内暴露于 HCV，或具有 HCV 临床表现，可进行 HCVRNA 随访和专科医生咨询

（二）标本采集

免疫学检测标本可用血清或血浆。HCV RNA 检测多采用血清，如用血浆，应为柠檬酸盐或者 ED-TA 抗凝，避免用肝素抗凝，因其对 DNA 聚合酶有抑制作用。由于血液中存在高浓度的蛋白酶和 RNA 酶，因此标本应在采集后尽快分离血清或血浆，并于 4～6h 内冷藏或冻存。最好冻存在-70℃及以下，因为在-20℃时 HCV RNA 易发生明显降解。解冻后标本应持续保持在低温状态，避免反复冻融。

（三）检验方法

1.免疫学检测

包括抗 HCV 和核心抗原检测两种。目前主要是检测抗 HCV。

（1）抗 HCV 检测：主要采用 ELISA 法或化学发光法，用重组或合成 HCV 多肽（如 C22、NS3～NS5 等非结构蛋白）作为包被抗原。目前试剂为第三代检测试剂，以 C22、C33、NS3 或 NS5 区的蛋白为抗原，敏感性和特异性均有所提高，但有部分 ALT 正常者或健康献血者存在假阳性问题。

（2）HCV 核心抗原检测：应用 ELISA 和 CLIA 检测血中 HCV 核心抗原是一种新近发展起来的检验方法，该法灵敏、准确、特异，可用于 HCV 感染诊断和监测。

2.核酸检测（nucleic acid test，NAT）

RNA 是感染的直接证据，尤其是感染早期体内抗体产生前的诊断以及疗效评价方面具有特殊价值。核酸检验方法主要有 RT-PCR 和 bDNA。前者将靶序列反转录为 cDNA，再把 cDNA 进行扩增，用荧光探针实时定量测定，具有较好的敏感性。后者基于 bDNA 信号扩增系统，易于操作且适合定量，所谓 bDNA 是指人工合成的带有侧链的 DNA 片段，在每条侧链上都可以标记能被激发的标记物。HCV RNA 检测用于 HCV 血清学阳性患者、HCV 血清学阴性但无法解释肝脏疾病患者、HCV 血清学阴性且免疫低下的患者、怀疑急性 HCV 感染的患者以及需要治疗的患者。RNA 定性实验用于诊断 HCV 病毒血症，RNA 定量实验用于预测抗病毒治疗的反应和抗病毒治疗的监测。

3.基因分型

HCV 的基因分型方法较多，主要包括直接双向测序、反向杂交、RFLP 和 FQ-PCR 等。HCV 基因分型有助于判定治疗的难易程度，制定抗病毒治疗的个体化方案，对治疗应答情况的预测和疗程的优化，同时对于流行病学研究具有重要作用。

（四）报告及解释

目前尚无证据说明抗 HCV 是保护性抗体，抗 HCV 存在仅表明 HCV 的感染。HCV RNA 为丙型肝炎早期诊断最有效指标。在急性丙型肝炎过程中，HCV RNA 可以由阳性转阴性，而多数慢性 HCV 感染者，其 RNA 可持续阳性。美国疾病预防控制中心 2013 年关于丙型肝炎感染检测的更新指南，指出抗 HCV 和 HCV RNA 检测结果的解释及处理，见表10-3。通常 HCV 基因分型和 HCV RNA 定量检测用于需要治疗的患者，HCV RNA 定量用于丙型肝炎患者治疗监测。

表 10-3　丙型肝炎感染试验检测结果解释及处理

实验结果	解释	处理
抗 HCV 阴性	没有检测到 HCV 抗体	报告抗 HCV 阴性，不需要进一步处理；如果患者 6 个月内暴露于 HCV，推荐进行检测 HCV RNA 或随访 HCV；对于免疫低下患者，可考虑检测 HCV RNA
抗 HCV 阳性	推测 HCV 感染	重复阳性见于现症 HCV 感染，或既往 HCV 感染已治愈，或抗 HCV 的生物学假阳性；检测 HCV RNA 确定现症感染
抗 HCV 阳性 HCV RNA 阳性	现症 HCV 感染	建议患者进行专业医生咨询和连接医疗服务并治疗
抗 HCV 阳性 HCV RNA 阴性	不是现症 HCV 感染	多数情况下不需要进一步处理；如果需要确定 HCV 是真阳性或生物学假阳性，以及如果样本重复测定阳性，可进行另一种抗 HCV 的测定；如果患者 6 个月内暴露于 HCV，或具有 HCV 临床表现，可进行 HCV RNA 随访和专科医生咨询

第六节　丁型肝炎病毒

丁型肝炎病毒属于 δ 病毒属（Detavirus）。

一、临床意义

HDV 是与 HBV 密切相关的引起急性和慢性肝病的亚病毒病原体。其感染途径和疾病模式各地有所差异，如美国流行率低，主要通过静脉吸毒传播；希腊和意大利部分地区流行率较高，主要通过家庭密切接触传播。其传染源为患者，经输血或血制品、密切接触和母婴传播。HDV 属于缺陷病毒，必须在嗜肝 DNA 病毒辅助下才能复制，故 HDV 流行病学特点类似 HBV，HDV 与 HBV 的感染关系决定 HDV 感染的类型与病程。根据与 HBV 感染关系，可将 HDV 感染分为两种类型：同步感染（coinfection）和重叠感染（superinfection），前者是指与 HBV 同时或先后感染，可引起典型的急性病毒性肝炎，个别病例易发展为危及生命的重症肝炎，后者是指在慢性 HBV 感染的基础上发生 HDV 感染，这种感染中 HDV 复制水平较高，极易导致慢性乙型肝炎患者症状加重和慢性化，与肝硬化的发生也密切相关。

二、生物学特性

成熟 HDV 呈球形，直径为 35～37nm。颗粒内部由病毒 RNA 和丁型肝炎抗原（HDAg）组成，其包膜是 HBsAg。HDAg 是 HDV 编码的唯一蛋白质，仅有一个血清型。HDV 是一单股负链 RNA 病毒，以环状或线状两种形式存在，共有 9 个 ORF，其中 ORF5 能编码特异性抗原 HDAg。基因组长 1.7kb，是已知动物病毒基因组中最小者。HDAg 刺激机体产生抗HD，但抗 HD 是非保护性抗体，不能中和与清除病毒，若呈持续高效价存在，可作为判定慢性丁型肝炎的指标。

三、微生物学检验

（一）标本采集

参阅 HBV 部分相关内容。

（二）检验方法

1.显微镜检查

对于 HDV 显微镜检查迄今未用于临床。

2.免疫学检测

免疫学检测主要包括抗原和抗体的检测。

（1）抗原检测：直接检查血或肝活检组织中 HDV 抗原，需用去垢剂处理去除其表面 HBsAg，然后再用荧光免疫或 ELISA 法检测。HDV 抗原主要存在于受感染的肝细胞核和胞质内，在 HDV 血症时血清中也可查到。

（2）抗体检测：①抗 HDV IgM 常采用捕获法 ELISA：检测原理是将抗人 IgM 重链（抗人链）包被 ELISA 微孔，加入待检血清，IgM 抗体被捕捉，其中的抗 HDV IgM 与随后加入的 HDV 抗原及其 IgG 抗体的辣根过氧化物酶（抗 HDV IgG-HRP）的结合物顺序结合，在反应孔表面形成抗人链-抗 HDV IgM-HDVAg-抗 HDV IgG-HRP 的免疫复合物，使底物显色。②HDV 总抗体常采用竞争法检测：检测原理是将 HDAg 包被微孔，加入待检血清，同时加入标记的 HD 抗体，血清中的 HD 抗体与标记的 HD 抗体竞争结合包被 HDAg，加入底物显色，颜色的深浅与血清中抗体的量成反比。

3.核酸检测

HDV RNA 是病毒存在的直接证据。常用 RT-PCR 和核酸杂交法检测，敏感性和特异性均较高。HDV RNA 阳性提示存在 HDV 感染及病毒复制。

（三）报告及解释

血液中 HDV 抗原阳性主要见于急性 HDV 早期。在慢性 HDV 感染中，HDV 抗原可呈波动性反复阳性。在急性 HDV 感染时，抗 HDV IgM 是首先可以检出的抗体，尤其是联合感染时，抗 HDV IgM 往往是唯一可检出的标志物。在慢性 HDV 感染中，HDV 总抗体持续保持高滴度，即使 HDV 感染终止后仍可存在数年。HDV RNA 是 HDV 存在及复制的一个有用指标。

第七节　戊型肝炎病毒

戊型肝炎病毒属于肝炎病毒科肝炎病毒属。

一、临床意义

HEV 是戊型病毒性肝炎的病原体，是一种严重危害人类健康的肝炎病毒。我国新疆南部在 1986－1988 年发生 HEV 大流行，近 12 万人发病，72%为 15～44 岁的青壮年，其原因可能与 1986 年 7 月和 1987 年 6 月的两次大暴雨有关。主要通过肠道传播，易通过污染水源而导致大规模暴发流行，其传染源包括潜伏末期、急性早期患者或隐性感染者，迄今未见慢性化患者。HEV 传播具明显季节性，多发生于雨季或洪水后。HEV 主要侵犯青壮年，表现为重型肝炎的比例较高。戊型肝炎潜伏期 2～9 周，感染后主要为临床显性感染及隐性感染两类。该病为自限性疾病，发病后 6 周可自然康复。一旦病愈，获终生免疫。

二、生物学特性

HEV 为 20 面体球形颗粒，直径 27～34nm，无包膜，表面有锯齿状突起，形似杯状。HEV 有空心和实心两种颗粒，实心颗粒内部致密，是完整的 HEV 结构；空心颗粒内部含电荷透亮区，为缺陷的、含不完整 HEV 基因的病毒颗粒。

HEV 为单正链 RNA 病毒，基因组全长约 7200kb，基因组结构为 5'-NCR-NS-S-NCR-Poly（A）-3'共有 3 个互相重叠 ORF。不同地区来源的基因组结构基本相似，但基因序列有一定差异，同一地区 HEV 基因序列相对保持稳定。ORF1 主要编码病毒复制所需的依赖 RNA 的 RNA 聚合酶等非结构蛋白。ORF2 的核苷酸序列最保守，其中与 ORF3 重叠的部分又是 ORF2 中最保守的部分，主要编码病毒衣壳蛋白。ORF3 与 ORF1 和 ORF2 有部分重叠，其产物与细胞结构支架及病毒特异性免疫反应有关。

三、微生物学检验

戊型肝炎的诊断依据临床表现、流行病学资料和实验室检查。HEV 分离培养困难，因此病毒分离不适于 HEV 检查。采用 IEM 检查患者粪便中 HEV 病毒颗粒是一种特异性诊断技术，但由于技术困难和敏感性低，临床难以常规开展。检测 HEV 抗原的其他方法尚不成熟。因此，目前常用的 HEV 感染病原学诊断主要依据检测患者血清抗 HEV 抗体和 HEV RNA。

（一）标本采集

对疑似戊型肝炎的患者，尽早采集急性期血清标本。尽可能低温条件下运送和保存标本。4℃可保存数天，-20℃有利于保存 HEV 抗体活性。

（二）检验方法

1.免疫学检测

目前商品化的 HEV 抗体 ELISA 检测试剂采用的抗原是 HEV 重组蛋白或合成肽。急性期血清抗 HEV IgM 阳性或恢复期血清抗 HEV IgG 滴度比急性期血清高 4 倍以上，提示 HEV 感染。在血清学诊断方法的选择及其结果的解释时，应当考虑到各种试剂在特异性和敏感性方面差异、对不同抗原的血清学反应模式以及不同地区 HEV 临床感染率方面的差异。

2.核酸检测

应用 RT-PCR 检测患者血清、胆汁和粪便中的 RNA，是诊断急性戊型肝炎特异性最好的方法。急性期血清中 RNA 的检出率达 70%。由于有一定技术难度，RT-PCR 尚难以在临床上常规开展。

（三）报告及解释

HEV 报告及解释与 HAV 相似。